凤凰医学

“十二五”职业教育国家规划教材

经全国职业教育教材审定委员会审定

全国高职高专教育医药卫生类专业课程改革“十三五”规划教材

Introduction to Rehabilitation Medicine

◆ 供临床医学、预防医学、口腔医学、医学检验技术、药学、医学影像技术等专业用

康复医学概论

（第3版）

主　编　章　稼　吴　毅

副主编　沈爱明　连家国　陈正平　林　清

编　委（按姓氏笔画排序）

冯传博（商丘医学高等专科学校）

石春健（信阳职业技术学院）

叶泾翔（皖西卫生职业学院）

陈正平（江苏医药职业学院）

连家国（曲阜中医药学校）

林　清（苏州卫生职业技术学院）

沈爱明（南通体臣卫生学校）

吴　毅（复旦大学附属华山医院）

高凤明（苏州大学）

章　稼（苏州卫生职业技术学院）

秘　书　邓　婕（苏州卫生职业技术学院）

U0247123

江苏凤凰科学技术出版社

国家一级出版社 全国百佳图书出版单位

南　京

图书在版编目(CIP)数据

康复医学概论 / 章稼,吴毅主编. —3 版. —南京:
江苏凤凰科学技术出版社,2020.8

全国高职高专教育医药卫生类专业课程改革"十三五"
规划教材

ISBN 978-7-5713-1156-8

Ⅰ.①康… Ⅱ.①章… ②吴… Ⅲ.①康复医学—高
等职业教育—教材 Ⅳ.①R49

中国版本图书馆 CIP 数据核字(2020)第 084159 号

康复医学概论

主　　　编	章　稼　吴　毅
责 任 编 辑	钱新艳
责 任 校 对	杜秋宁
责 任 监 制	刘文洋
出 版 发 行	江苏凤凰科学技术出版社
出版社地址	南京市湖南路 1 号 A 楼,邮编:210009
出版社网址	http://www.pspress.cn
照　　　排	南京紫藤制版印务中心
印　　　刷	盐城市华光印刷厂
开　　　本	880 mm×1 230 mm　1/16
印　　　张	16.25
字　　　数	430 000
版　　　次	2020 年 8 月第 3 版
印　　　次	2020 年 8 月第 1 次印刷
标 准 书 号	ISBN　978-7-5713-1156-8
定　　　价	49.90 元

图书如有印装质量问题,可随时向我社出版科调换。

再版说明

全国高职高专教育医药卫生类专业课程改革"十二五"规划教材自2012年出版以来,在50余所医学高职高专院校的推广使用中,得到了广大师生的普遍认可,并通过了新一轮"十二五"职业教育国家规划教材建设的评审工作,被列为"'十二五'职业教育国家规划教材"。为了全面深入推进医学高职高专教育改革,凤凰出版传媒集团、江苏凤凰科学技术出版社积极响应教育部的教改工作和教材建设的部署,与时俱进,于2018年再次组织全国从事一线教学、科研、临床工作的中青年专家、教授,对全套教材进行了整体修订,推出第3版教材。

本套教材修订后仍包括基础课程、专业课程和公共课程27种,配套教材2种。其编写特点如下:

1. 遵循教材编写的"三基""五性""三特定"的原则,在保证科学性的前提下,力求使教材内容从深度和广度上全面贴近高职临床医学岗位的定位,并兼顾了全国范围的代表性和适用性。

2. 充分吸收和借鉴了国内外有关临床医学专业的最新研究成果,削减了第2版超出高职高专教育教学大纲的研究性知识,做到了基础课程与专业课程紧密结合,临床课程与医疗实践无缝链接,充分体现行业标准、规范和程序,将培养高素质技能型人才的宗旨落到实处。

3. 保留了第2版注重实践、重点突出、激发学生学习兴趣、开拓思维的特色编写板块。教材将内容分为基础模块、实践模块和选修模块三大部分:基础模块是学生必须掌握的部分,实践模块的安排体现了以学生为主体的现代教学理念,选修模块为学生提供了个性化的选择空间。同时注意到了当下高职高专学生的思维特点和学习接受能力,体现了以学生为主体的现代教学理念。

4. 体现了国家临床执业助理医师资格考试偏重实践应用、淡化理论知识死记硬背的理念,切合了新的考试大纲的要求。

5. 进一步完善了整套教材的系统性和整体性,突出专业特色,减少学科交叉,避免了相关学科间内容重复甚至表述不一致的情况。

6. 各科严格按照实际教学时数编写,文字精炼,篇幅把控较好,有利于学生对重要知识点的掌握。

7. 在不增加学生负担的前提下,根据学科需要,部分教材采用彩色印刷,以提高教材的成书品质和内容的可读性。

8. 根据教学需要,部分课程设有配套教材。

本套教材通过这次全面修订,质量提升较大,相信通过扩大推广,新版教材对我国医学高职高专教育的教学改革和人才培养将会起到强有力的推动作用。

第3版前言

根据教育部"关于开展'十二五'职业教育国家规划教材选题立项工作的通知"（教职成司函〔2012〕237号），为大力贯彻落实《国家中长期教育改革和发展规划纲要（2010—2020年）》《教育部关于"十二五"职业教育教材建设的若干意见》（教职成〔2012〕9号）要求，配合《高等职业学校专业教学标准（试行）》贯彻实施，以及全国高职高专教育医药卫生类专业课程改革确定的培养目标定位的指导原则，我们力邀全国多所医学院校从事康复医学教学、研究工作的骨干教师和专家，对《康复医学概论》第2版教材进行了修订。

第2版教材经过5年的使用，广大师生反映良好。本次修订在承接第2版精华的基础上，仍然依据教育部、卫生健康委对高职高专教育临床医学专业人才培养目标的规定，坚持"以服务为宗旨、以就业为导向、以岗位为前提、以能力和素质为本位"的原则，满足临床医学职业教育的学历证书和执业助理医师资格证书"双证"制度的要求，努力提高学生的实践能力、创新能力、就业能力和创业能力，突出临床医学专业特色，体现专业思想与人文精神相结合。

本教材在章节结构上分为8章，在内容上涵盖四大部分，即康复医学基本概念及理论基础、康复医学评定方法、康复治疗技术，以及常见疾病的康复。在本次修订过程中，我们始终坚持"三基""五性"的基本原则，对部分章节的内容进行了适当的调整，也汲取了近年来康复医学领域发展的成果。我们希望通过本教材的学习，使临床医学专业的学生明确康复医学在现代医学中的重要性，树立早期康复、全面康复的理念，掌握康复医学的主要内容和康复治疗的基本技术，为其今后的医疗实践提供康复策略。

在本书付梓之际，请允许我们向对本书编写工作和出版发行提供帮助和支持的老师、同仁表示衷心的感谢！感谢励建安教授在百忙中审阅了编写大纲，感谢常冬梅主任在教材编写过程中给予的亲切指导，感谢苏州卫生职业技术学院在本教材的编写过程中给予的大力支持，感谢编委会同行使教材得以顺利出版所做的努力！

由于编者水平所限，书中难免存在不足之处，还需要在教学实践中不断完善，恳请广大师生、同仁提出宝贵意见和建议，以便及时更正。

章 稼 吴 毅

2020年4月

目　　录

第一章　绪论 ·· 1

　第一节　概述 ·· 1

　　一、基本概念 ·· 1

　　二、发展历史 ·· 2

　　三、康复医学的主要内容 ·· 4

　　四、服务对象 ·· 5

　　五、康复医学的发展基础及重要地位 ·· 5

　第二节　残疾分类 ·· 6

　　一、基本概念 ·· 6

　　二、世界卫生组织残疾分类标准 ·· 7

　　三、《国际功能、残疾和健康分类》标准 ·· 9

　　四、中国残疾分类标准 ·· 11

　第三节　社区康复 ·· 16

　　一、社区康复的目标 ·· 16

　　二、社区康复的基本原则 ·· 16

　　三、社区康复的工作内容 ·· 16

　　四、社区康复的基本模式 ·· 17

第二章　康复医学理论基础 ·· 18

　第一节　生物力学基础 ·· 18

　　一、概述 ·· 18

　　二、骨骼的生物力学 ·· 19

　　三、关节的生物力学 ·· 19

　　四、肌肉的生物力学 ·· 20

　　五、肌腱和韧带的生物力学 ·· 21

　第二节　运动的生理学基础 ·· 21

　　一、运动对肌肉、骨骼系统的影响 ·· 21

　　二、运动对心血管系统的影响 ·· 22

　　三、运动对呼吸系统的影响 ·· 23

四、运动对神经系统的影响 ……………………………………………………… 23

五、运动对代谢的影响 ……………………………………………………… 24

第三节　人体发育学基础 ……………………………………………………… 24

一、正常发育规律 ……………………………………………………… 24

二、异常发育 ……………………………………………………… 26

三、发育评定 ……………………………………………………… 27

第四节　运动控制理论 ……………………………………………………… 27

一、概述 ……………………………………………………… 27

二、脊髓对躯体运动的调节 ……………………………………………………… 28

三、脑干在运动中的作用 ……………………………………………………… 28

四、小脑在运动控制中的作用 ……………………………………………………… 28

五、基底神经节在运动控制中的作用 ……………………………………………………… 29

六、大脑皮质在运动控制中的作用 ……………………………………………………… 29

第五节　神经功能恢复的理论基础 ……………………………………………………… 29

一、中枢神经系统的可塑性 ……………………………………………………… 30

二、周围神经系统的可塑性 ……………………………………………………… 31

第三章　康复医学评定方法 ……………………………………………………… 33

第一节　运动功能评定 ……………………………………………………… 33

一、人体形态评定 ……………………………………………………… 33

二、肌力评定 ……………………………………………………… 35

三、肌张力评定 ……………………………………………………… 36

四、关节活动度评定 ……………………………………………………… 37

五、平衡协调能力评定 ……………………………………………………… 40

六、步态分析 ……………………………………………………… 45

第二节　日常生活活动能力评定 ……………………………………………………… 51

一、基本概念 ……………………………………………………… 51

二、评定内容 ……………………………………………………… 52

三、评定方法 ……………………………………………………… 52

第三节　其他常用的临床评定方法 ……………………………………………………… 56

一、言语—语言功能评定 ……………………………………………………… 56

二、认知功能评定 ……………………………………………………… 59

三、心理评定 ……………………………………………………… 62

四、心功能评定 ……………………………………………………… 67

五、呼吸功能评定 ……………………………………………………… 69

六、气体代谢和能量代谢功能测定 ……………………………………………………… 69

七、神经肌电电生理检查 ·· 72

第四章　康复治疗技术 ·· 77

第一节　运动治疗 ·· 77

一、关节活动度训练 ·· 77

二、肌力训练 ·· 78

三、牵伸技术 ·· 80

四、关节松动技术 ·· 81

五、呼吸训练 ·· 82

六、平衡协调训练 ·· 83

七、步态训练 ·· 85

八、神经发育疗法 ·· 86

九、运动再学习技术 ·· 91

第二节　物理因子治疗 ·· 93

一、电疗法 ·· 93

二、光疗法 ·· 97

三、超声波疗法 ·· 99

四、磁疗法 ·· 99

五、生物反馈疗法 ·· 100

六、传导热疗法 ·· 101

七、水疗法 ·· 101

八、低温疗法 ·· 102

第三节　作业治疗 ·· 103

一、基本概念 ·· 103

二、分类及作用 ·· 103

三、作业分析 ·· 104

四、临床应用 ·· 105

第四节　言语和吞咽治疗 ·· 105

一、失语症 ·· 105

二、构音障碍 ·· 107

三、吞咽困难 ·· 108

第五节　心理治疗 ·· 109

一、心理治疗原则 ·· 110

二、支持性心理治疗 ·· 110

三、认知疗法 ·· 111

四、行为疗法 ·· 112

五、家庭治疗 ·· 112

六、集体心理治疗 ·· 113

第六节　辅助具的应用 ·· 113
　一、矫形器 ··· 113
　二、假肢 ··· 114
　三、轮椅 ··· 115
　四、助行器及生活辅助用具 ··· 115
第七节　中国传统康复治疗 ·· 116
　一、针灸 ··· 116
　二、推拿 ··· 117
　三、拔罐 ··· 117
　四、传统运动疗法 ·· 118

第五章　神经系统疾病康复 ···120

第一节　脑卒中 ·· 120
　一、临床诊断和治疗 ··· 120
　二、主要功能障碍 ·· 122
　三、康复评定 ·· 123
　四、康复治疗内涵 ·· 126
　五、早期康复治疗 ·· 127
　六、恢复期康复治疗 ··· 129
　七、后遗症期康复治疗 ·· 131
第二节　颅脑外伤 ·· 132
　一、临床诊断和治疗 ··· 132
　二、康复评定 ·· 134
　三、康复治疗 ·· 135
第三节　小儿脑性瘫痪 ·· 138
　一、临床诊断 ·· 138
　二、康复评定 ·· 139
　三、康复治疗 ·· 141
第四节　脊髓损伤 ·· 143
　一、临床诊断和治疗 ··· 143
　二、康复评定 ·· 143
　三、康复治疗 ·· 145
第五节　周围神经损伤 ·· 148
　一、基本概念及分类 ··· 148
　二、临床诊断和治疗 ··· 148
　三、康复评定 ·· 148
　四、康复治疗 ·· 148
　五、常见周围神经损伤的康复 ··· 149

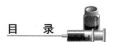

第六节 老年期痴呆 ……………………………………………………… 154
　　一、临床诊断和治疗 ………………………………………………… 154
　　二、康复评定 ………………………………………………………… 157
　　三、康复治疗 ………………………………………………………… 158

第六章 骨关节疾病的康复 ……………………………………………… 160
第一节 骨折 ……………………………………………………………… 160
　　一、概述 ……………………………………………………………… 160
　　二、康复评定 ………………………………………………………… 161
　　三、康复治疗分期 …………………………………………………… 161
　　四、临床常见骨折的康复 …………………………………………… 163
第二节 关节炎 …………………………………………………………… 164
　　一、类风湿关节炎的康复 …………………………………………… 164
　　二、骨关节炎的康复 ………………………………………………… 166
第三节 关节置换术 ……………………………………………………… 168
　　一、全髋关节置换术后康复 ………………………………………… 169
　　二、全膝关节置换术后康复 ………………………………………… 171
第四节 原发性脊柱侧弯 ………………………………………………… 172
　　一、康复评定 ………………………………………………………… 172
　　二、康复治疗 ………………………………………………………… 172
第五节 截肢 ……………………………………………………………… 174
　　一、概述 ……………………………………………………………… 174
　　二、康复评定 ………………………………………………………… 174
　　三、康复治疗 ………………………………………………………… 175
第六节 手外伤 …………………………………………………………… 176
　　一、康复评定 ………………………………………………………… 176
　　二、康复治疗 ………………………………………………………… 176
第七节 颈椎病 …………………………………………………………… 179
　　一、颈椎病分型 ……………………………………………………… 179
　　二、康复评定 ………………………………………………………… 180
　　三、康复治疗 ………………………………………………………… 181
第八节 肩周炎 …………………………………………………………… 182
　　一、概述 ……………………………………………………………… 182
　　二、康复评定 ………………………………………………………… 182
　　三、康复治疗 ………………………………………………………… 183
第九节 下腰痛 …………………………………………………………… 183
　　一、腰椎间盘突出症的康复 ………………………………………… 183
　　二、腰椎滑脱症的康复 ……………………………………………… 185

三、腰椎椎管狭窄症的康复 ································· 186

第十节　运动损伤 ·· 187

一、运动损伤的分类 ····································· 187

二、运动损伤的治疗原则和方法 ··················· 187

三、常见运动损伤的康复 ····························· 188

第七章　内脏疾病康复 ································· 191

第一节　冠心病 ·· 191

一、临床诊断和分期 ··································· 191

二、康复治疗 ·· 191

第二节　高血压 ·· 194

一、临床诊断和分期 ··································· 195

二、康复机制 ·· 195

三、康复治疗 ·· 196

第三节　支气管哮喘 ······································ 197

一、病理生理 ·· 198

二、症状与体征 ······································· 198

三、康复评定 ·· 199

四、运动康复 ·· 200

五、健康教育 ·· 201

第四节　慢性阻塞性肺疾病 ······························ 202

一、概述 ··· 202

二、功能障碍 ·· 202

三、康复目标 ·· 202

四、康复机制 ·· 202

五、康复治疗 ·· 203

第五节　肺源性心脏病 ···································· 205

一、病理生理 ·· 205

二、症状与体征 ······································· 205

三、康复评定 ·· 206

四、运动康复 ·· 208

五、健康教育 ·· 208

第六节　心脏血管重建术后 ······························ 209

一、冠状动脉介入治疗术后 ························· 209

二、冠状动脉搭桥术后 ······························ 214

第八章　内分泌与代谢性疾病的康复 ··············· 218

第一节　糖尿病 ·· 218

一、概述 ··· 218

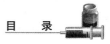

二、临床分型 …………………………………………………… 218

三、康复评定 …………………………………………………… 219

四、康复治疗 …………………………………………………… 220

五、健康教育 …………………………………………………… 222

第二节　肥胖症 ……………………………………………………… 223

一、概述 ………………………………………………………… 223

二、康复评定 …………………………………………………… 224

三、康复治疗 …………………………………………………… 225

第三节　高脂血症与血脂异常 …………………………………… 228

一、概述 ………………………………………………………… 228

二、症状与体征 ………………………………………………… 229

三、康复评定 …………………………………………………… 229

四、运动康复 …………………………………………………… 230

五、健康教育 …………………………………………………… 232

第四节　痛风及高尿酸血症 ……………………………………… 233

一、病理生理 …………………………………………………… 234

二、症状与体征 ………………………………………………… 234

三、康复评定 …………………………………………………… 234

四、运动康复 …………………………………………………… 235

五、健康教育 …………………………………………………… 237

第五节　甲状腺功能亢进症 ……………………………………… 238

一、病因与发病机制 …………………………………………… 238

二、症状与体征 ………………………………………………… 238

三、康复评定 …………………………………………………… 239

四、运动康复 …………………………………………………… 240

五、健康教育 …………………………………………………… 241

第六节　甲状腺功能减退症 ……………………………………… 241

一、病理生理 …………………………………………………… 242

二、症状与体征 ………………………………………………… 242

三、康复评定 …………………………………………………… 242

四、运动康复 …………………………………………………… 243

五、健康教育 …………………………………………………… 244

参考文献 ……………………………………………………………… 245

第一章 绪 论

◉ 学习目标

掌握:康复、康复医学及残疾的基本概念。

熟悉:康复医学在现代医学中的地位和社区康复的重要性。

了解:康复医学的主要内容和残疾分类标准。

导读

第一节 概 述

一、基本概念

1. **康复**(rehabilitation) 是指通过综合、协调地应用各种措施,充分发掘病、伤、残者的最大潜能,消除或减轻其躯体、心理和社会功能障碍,达到个体最佳功能水平,从而提高生存质量,使其重返社会。Rehabilitation——中国大陆译为"康复",中国台湾译为"复健",中国香港译为"复康"。

康复一词的原意是"复原""复权",是重新得到能力或适应正常社会生活的意思,用于现代医学领域,主要是指身心功能、职业能力、社会生活能力的恢复。1969 年,世界卫生组织(WHO)康复专家委员会对康复的定义作了如下说明:"康复是指综合地和协调地应用医学的、社会的、教育的和职业的措施,对患者进行训练和再训练使其能力达到尽可能高的水平。"1981 年,WHO 医疗康复专家委员会又把康复定义为:"康复是指应用各种有用的措施以减轻残疾的影响和使残疾人重返社会。"在 1993 年 WHO 的一份正式文件中提出:"康复是一个帮助病员或残疾人在其生理或解剖缺陷的限度内和环境条件许可的范围内,根据其愿望和生活计划,促进其在身体上、心理上、社会生活上、职业上、业余消遣上和教育上的潜能得到最充分发展的过程。"

康复的措施包括:医学康复(medical rehabilitation)、康复工程(rehabilitation engineering)、教育康复(educational rehabilitation)、社会康复(social rehabilitation)及职业康复(vocational rehabilitation)。医学康复是指采用临床医疗的方法,为功能障碍者提供服务,是全面康复的基础;康复工程是通过假肢、矫形器、辅助具及环境改造,来达到改善、替代或重建残疾者功能;教育康复是通过对残疾者进行特殊教育,促进其全面康复的手段;社会康复是为残疾人创造学习、工作、生活及社会活动的良好环境,并鼓励残疾人以积极的心态参与社会活动,履行社会职责,实现自我价值;职业康复是指进行就业培训、指导以提高其工作能力,为就业创造条件。

2. **康复医学**(rehabilitation medicine) 是一门具有独立的基础理论、功能评价方式、治疗技术和实施规范,促进病、伤、残者康复的综合性应用学科。康复医学以功能为导向,以消除和减轻功能障碍、弥补和重建功能缺失、改善和提高各种功能为主要目标,来达到全面康复的目的,也是功能障碍的预防、诊断及评估、治疗、训练和处理的医学学科。

康复医学是康复综合措施中的重要手段,其主要任务是使病、伤、残者在体格上、精神上、社会上和经济上的能力得到尽可能的恢复，它的着眼点不仅在于保全生命，而且还要恢复其功能，重新走向生活、工作和社会，过有意义、有品质的生活。康复医学与预防医学、临床医学和保健医学共同组成了全面医学（comprehensive medicine），是现代医学的重要部分。近半个世纪来，现代康复医学得到了蓬勃的发展，它是人类医学事业发展的必然趋势，也是现代科学技术进步的必然结果。

康复医学的基本原则是"功能训练、早期同步、主动参与、全面康复、团结协作、回归社会"。

3. 康复医学与临床医学的关系　在康复医学发展的起始阶段只是临床医学的延续，是对治疗后的功能障碍进行康复，被称之为后续医学。随着康复医学的评定和治疗技术的不断完善，与临床医学已经逐步融合，相互结合、相互渗透、相辅相成，不仅是临床医学的延续，也贯穿于临床医学的始终。在临床处理的初期引入康复治疗及训练，即康复医学越早介入，临床治疗效果就越好，并且减少后遗症，缩短治疗时间，节约医疗费用。

由于疾病谱的改变及医学技术的快速发展，使心脑血管疾病、外伤等的临床抢救成功率提高，但是相应致残率也显著提高，有功能障碍和遗留有各种后遗症的患者也随之增多。同时慢性病、老年病发病率的增加，需要长期治疗的患者也必然增加，这就为康复医学的发展与实践提供了机会。另外，如骨关节病损手术后、截肢术后、断肢再植术后、烧伤、关节置换术后，还有慢性病、疑难病症都会导致各种程度不同的功能障碍。有些功能障碍通过早期的康复干预是完全可以预防的，对已发生的功能障碍，通过积极有效的康复治疗与训练，患者的功能会得到最大限度的改善，所以，康复医学与临床医学有着不可分割的联系，使临床医学更为完善（表1-1）。

表1-1　康复医学与临床医学的关系

	临床医学	康复医学
核心理念	以人体疾病为中心	以人体功能障碍为中心
行为模式	纯生物学模式	生物—心理—社会模式
对象	各类患者	功能障碍者和残疾者
评估	疾病诊断和系统功能	躯体、心理、生活/社会独立功能
治疗目的	以疾病为核心，强调去除病因、挽救生命，逆转病理和病理生理过程	以功能障碍为核心，强调以改善、代偿、替代的途径来提高功能，提高生活质量，回归社会
治疗手段	以药物和手术为主	以非药物治疗为主，强调患者主动参与和训练
工作模式	专业化分工模式	团队模式

临床医师与康复医务人员共同组成协作组，对具体的残疾进行跨科性协作，如脊髓损伤中心、脑卒中单元等，为患者提供了临床急救、早期治疗和早期康复的系列服务，大大提高了康复治疗效果，缩短了住院时间、降低了医疗费用，充分体现了临床医学和康复医学密切结合的优越性。

二、发展历史

在古代，东西方文明古国就有利用简单的治疗方法来帮助患者恢复功能的例子，这形成了康复治疗的萌芽。现代康复医学的形成和发展经历了一个比较长的过程，从国际上来讲大致可分为以下四个阶段。

1. 史前期（1910年以前）　在公元前，温泉、日光、砭针、磁石、按摩、健身运动等方法已开始用于促进身体健康和疾病康复，如治疗风湿、慢性疼痛、劳损等疾患。马王堆汉墓出土的《导引图》中绘有多种医疗体操图形，名医华佗的五禽戏同样是最早的医疗体操形式之一，我国古代武术是世界公认的运动疗法，气功中的坐禅对现代康复医学中的松弛疗法有着深刻的影响。

古希腊时代，Hippocrates 已经提出运动和自然因子对于疾病康复的作用，希腊出土的文物上甚至已绘有"假足"，这些都说明古代西方也在应用一些原始的康复治疗技术。16 世纪文艺复兴时期，有人提出运动也可以作为工作的观点，为某种需要而运动是最早的作业疗法。到了 19 世纪，随着物理学的发展，声、光、电、磁等物理因子被运用于医学来治疗骨关节疾患和慢性疼痛。

至 1910 年，初期的运动疗法、作业疗法、电疗法和光疗法已逐渐形成，残疾者的职业培训、盲聋哑的特殊教育、精神患者的心理治疗、患者的社会服务等工作亦已开始。此阶段的主要治疗对象为风湿性疾病患者、轻型外伤后遗症患者、聋哑人与盲人等。

2. 形成期（1910—1946 年）　从 1910 年起，Rehabilitation 一词开始应用于残疾者，特别是第一次世界大战之后，随着大量伤病员的康复才公开使用这个名词。1917 年，美国陆军成立了身体功能重建部和康复部，也是最早的康复机构。1942 年，在美国纽约召开的全美康复会上，专家给康复下了第一个著名的定义："康复就是使残疾者最大限度地恢复其身体的、精神的、社会的、职业的和经济的能力。"1943 年，英国发表公告，公开承认康复的概念。

在此阶段，由于第一次世界大战的影响和 20 世纪 20—30 年代脊髓灰质炎的大流行，康复治疗的病种主要是遗留的战伤、截肢、脊髓损伤、脊髓灰质炎后遗症、周围神经损伤、脑卒中后的偏瘫、小儿脑瘫等。许多检查方法和治疗手段增添到康复中来。例如，在康复评定方面出现了徒手肌力检查、电诊断等方法；在治疗方面出现了增强肌力的运动疗法、取代和矫正肢体功能的假肢及矫形器训练、超声治疗、言语治疗、文娱治疗等。

3. 确立期（1947—1970 年）　第二次世界大战后，客观的需求促进了康复医学的发展，美英都把战时取得的康复经验运用到和平时期，建立了许多康复中心，康复的热潮逐渐波及西欧和北欧。

1946 年，被称为美国康复医学之父的 Howard A Rusk 教授等积极推动康复医学的发展，总结并提出了康复医学的系统理论、原理及特有方法，使康复医学发展成为一门独立学科。1948 年，世界物理治疗联合会成立。1950 年，国际物理医学和康复学会成立。1954 年，世界作业治疗师联合会成立。1958 年，由 Rusk 教授主编的第一本康复医学专著出版。1969 年，国际康复医学会成立。

这一时期，康复医学的概念得以确立，治疗中枢性瘫痪的 Bobath、PNF、Brunnstrom、Rood 等神经生理疗法得到广泛应用，康复工程已列入康复治疗中，心肺康复也开展起来了。康复医学成为医学领域中一门独立的学科，在教育、职业、社会等康复领域中也形成了完整的体系，各部门、领域间的配合协作逐渐进入了正常的轨道，并开始国际间的交流。这些都标志着康复医学已经日臻成熟，并走向世界，得到世界人民和医学界的公认。

4. 发展期（1970 年以后）　1970 年以后，康复医学在医疗、教育、科研方面都有较快的发展。在欧美发达国家中，康复医师、康复治疗师及康复病房已形成一定的规模。许多康复中心和康复科也因成绩显著而闻名于世，如由 Rusk 教授建立的美国纽约大学的康复医学研究所，成为了世界著名的康复医学中心和康复专业人才培养基地。1983 年美国制定了医学康复资料系统，促进了康复医学的规范化和发展。

20 世纪 80 年代以来，康复医学在我国得到重视并开始有组织地发展。1983 年，中国康复医学研究会成立，1987 年更名为中国康复医学会，以后陆续成立了中华物理医学与康复学会、中国民政系统康复医学研究会和中国残疾人康复协会等学术团体，出版了《中华物理医学与康复杂志》《中国康复》《中国康复医学杂志》《中国康复理论与实践》等专业杂志。1988 年建立的中国康复研究中心，是集康复医疗、康复科学技术研究、康复人才培养、康复信息服务、康复工程研究以及社会服务指导于一体的综合性康复机构和技术资源中心。作为独立的学科，许多医学院校开设康复医学专业课程，建立了康复医务人员培训基地及不同层次的康复治疗人才培养体系。

这一时期，康复医学学科体系已经基本确立，各分科也逐步形成，如儿科康复、骨科康复、神经科康复等。随着科学技术的进步、社会经济发展水平的提高以及医疗技术的日益更新，重症患者的存活率不断增加,患者对恢复功能和改善生活质量的要求更加重视,康复医学的发展必定有更加广阔的前景。

三、康复医学的主要内容

1. 康复医学基础学　① 运动学:包括运动解剖学、运动生理学、运动生化学、生物力学等。② 神经生理学:包括神经发育学、运动控制的神经学基础等。③ 环境改造学:涉及康复工程、建筑、生活环境设计等。

2. 康复功能评定　① 运动功能评定:肌力评定、关节活动度评定、步态分析、平衡能力评定等。② 日常生活活动能力评定和职业能力的检查及鉴定。③ 心肺功能评定:心电图分级运动试验、肺功能测试等。④ 言语和吞咽功能评定。⑤ 心理与认知功能评定:精神、心理和行为、感知和认知功能评定等。⑥ 神经肌电电生理检查:肌电图、诱发电位、神经传导速度、电诊断等。

3. 康复治疗学

(1) 物理治疗　包括运动治疗和物理因子治疗,是康复治疗最早开展的治疗方法,也是目前应用最多的康复治疗。例如各种主动和被动运动(有氧训练、肌力训练、关节活动训练等)和声、光、电、热、磁等物理因子治疗。

(2) 作业治疗　包括木工、金工、各种工艺劳动(编织、陶土、绘画),日常生活功能(衣食住行和个人卫生)的基本技能。职业性劳动包括修理钟表、缝纫、车床劳动等。文娱治疗包括园艺、各种娱乐和琴棋书画等。作业治疗诞生的基础是强调患者生活独立和回归社会的特征,在措施上特别注重患者独立生存能力的训练,是康复医学中发展非常活跃的领域。

(3) 言语-语言治疗　对因听觉障碍所造成的言语障碍,构音器官的异常,脑血管意外或颅脑外伤所致的失语症、口吃、吞咽困难等进行治疗,以尽可能恢复其听、说、读、写能力。

(4) 心理治疗　对心理、精神、情绪和行为有异常的患者进行个别或集体的心理治疗。有时这种心理治疗可和咨询教育相结合进行。心理治疗在各种疾病或功能障碍的康复治疗时都需要介入,是涉及面最广的康复治疗措施。

(5) 康复生物工程　矫形器、辅助具的应用,以弥补残疾者生活能力的不足,包括假肢、矫形器、助听器、导盲杖等各种辅助工具和特殊用具及轮椅等。

(6) 康复护理　如 ADL 训练、体位转移、心理支持、膀胱护理、肠道护理、辅助器械的使用指导、常见并发症的处理等,促进患者康复、预防继发性残疾。

(7) 中国传统康复治疗　常用的有推拿、针灸、功法等。中国传统的康复治疗方法已经有数千年的历史,是中国医药宝库的组成部分,有独特的疗效,也是我国康复医学赶超国际先进水平的重要切入点。

4. 疾病康复学　指综合采用各种康复治疗手段,对各类伤、残、病患者的病理和病理生理异常,以及相应的功能障碍,进行的针对性康复医疗实践,包括神经康复、肌肉骨关节康复、心肺康复、慢性疼痛康复等。

5. 康复预防

(1) 一级预防　指预防可能导致残疾的各种损伤或疾病,避免发生原发性残疾的过程。例如通过从青少年开始进行积极的运动锻炼和生活方式修正,减少或预防冠心病以及脑血管疾病的发生,从而预防冠心病或脑血管意外导致的残疾。

(2) 二级预防　疾病或损伤发生之后,采取积极主动的措施,防止发生并发症及功能障碍或继发性残疾的过程。例如在脑血管意外之后,早期进行肢体的被动活动以预防关节挛缩,采取合适的体位避免痉挛畸形,定时翻身以避免发生压疮等。

(3) 三级预防　指残疾已经发生,采取各种积极的措施防止残疾恶化的过程。这是康复预防中康复医学人员涉入最深和最多的部分。主要的措施包括通过积极的功能训练,改善或提高患者躯体和心理功能;通过适应、代偿和替代的途径,提高患者生活自理和自立能力,恢复或增强娱乐、工作和学习能力;通过职业咨询和训练,促使残疾者重返家庭和社会。

6. 社区康复 指在社区层次上采取综合性的康复措施,利用和依靠社区资源,使残疾人能得到及时、合理和充分的康复服务,改善和提高其躯体和心理功能,提高生活质量和回归正常的社会生活。

四、服务对象

康复医学的服务对象为各种长期功能障碍的患者,包括残疾人、各种慢性病患者、老年人和急性期及恢复早期(有可能发生长期功能障碍)的患者。这些功能障碍不仅与生理功能相关,还与社会、心理、职业等诸多因素有关。

1. 残疾者 据 WHO 统计,全世界目前约有占总人口 10% 的各种残疾者,每年以新增 1 500 万人的速度递增。2006 年 12 月,中国第二次全国残疾人抽样调查结果显示,我国各类残疾人总数为 8 296 万人,占全国总人口的比例为 6.34%。但是这一调查未包括慢性病、内脏病、老年退行性病而致严重功能障碍者。

2. 老年人 有不同程度退变(包括内脏、肌肉、骨关节)和功能障碍,这些功能障碍需要通过康复治疗得到改善。中国已经进入老龄社会,老年人是康复医学的重要工作对象。

3. 慢性病患者 包括各系统脏器的慢性疾病,"患病状态",活动能力受限,心理和精神创伤。现代社会的各种文明病也进入了康复治疗的范畴。

4. 急性期及恢复早期的患者 许多疾病进行早期康复介入有利于预防残疾,减轻残疾。这是综合医院康复医学科的主要工作之一,也是康复医学科与临床学科最重要的结合点。

5. 亚健康人群 适宜的运动锻炼可以提高组织对各种不良刺激的应急能力,预防疾病的发生。如有氧训练能降低血脂,控制血压,改善情绪,从而增强体质。

世界卫生组织提出康复服务的 3 种形式,即康复机构康复、社区康复和上门服务。康复工作特别强调以团队工作(team work)方法,进行学科间合作及学科内合作。

五、康复医学的发展基础及重要地位

1. 社会和患者的迫切要求 随着科学技术的进步及临床医疗水平的提高,各种烈性传染病已基本得到了控制。目前,威胁人类生存的主要疾病包括脑卒中、心肌梗死、癌症和创伤,这些患者除急性死亡者外,还有很大部分的存活患者,需要康复医疗的服务。如在心肌梗死后存活的患者中,参与康复治疗的患者可以明显延长寿命,其后的病死率比不参加者低 36.8%。

在脑卒中后存活的患者中,进行积极的康复治疗,可使 90% 的患者重新步行和自理生活,30% 的患者能恢复从事一些较轻的工作。相反,不进行康复治疗者,上述两方面恢复的百分率相应地只有 60% 和 5%。在病死率方面,康复组比不康复组低 12%。

在恶性肿瘤治疗方面,据统计目前有 40% 左右的癌症可以治愈,余下 60% 不可治愈的患者中又有 60% 可以存活 5~15 年。这些患者在 5~15 年中,或有沉重的思想负担,或因癌瘤进行手术而不能重新恢复原来的工作而需另选职业,或因遗留的慢性疼痛或身体衰竭而受折磨,所有这些都需要应用心理治疗、整形治疗、作业治疗、物理治疗、康复工程等积极的康复措施来解决。

在创伤方面,以严重创伤引起的截瘫为例,1950 年前截瘫后平均只能存活 2.9 年,20 世纪 50 年代后虽然延长到 5.9 年,但这些患者由于残疾不仅不能为社会做出贡献,反而成为社会和家庭的负担。由于采取了积极的康复治疗,1976 年已有 53% 的截瘫患者能重返工作和学习岗位,及至 1980 年,这部分患者已达到 83% 左右。这就使许多严重残疾的患者不但没有成为社会和家庭的负担,而且还能以不同的方式为社会继续做出贡献,这也是康复医学能使消极因素变为积极因素而日益受到社会重视的原因之一。至于肢体缺失,由于现代假肢技术的进展,很多患者在装配了肌电手或其他各种假肢以后,绝大多数能自理生活和重新选择一种合适的职业,这更是显而易见的康复效果。

2. 经济发达和生活水平提高以后的必然结果　人口平均寿命延长以后,老年人的比重明显增多。老年人中残疾者所占比例相当高,迫切需要进行康复,这就是近年来老年康复问题越来越突出的原因之一;另一方面,老年人中脑卒中、心肌梗死和癌症的发病率亦比年轻人高,这也使得康复医学的重要性更为突出。

工业与交通日益发达以后,尽管采取了各种安全防护措施,工伤和车祸的发生率有所降低,但因工伤和车祸致残的绝对人数因生产岗位和车辆绝对数的增多并没有下降,这部分残疾人同样急需积极的康复治疗,才能使他们残而不废。

随着经济发展和生活水平的提高,文体活动势必蓬勃发展。纵观杂技、体操、跳水、赛车、拳击、摔跤等难度较高或危险性较大的文体活动,无论在训练或竞赛过程中,每时每刻都会出现受伤致残的危险。由于这种原因而造成残疾的患者,同样需要康复医学为他们的将来做贡献。

3. 为应付重大自然灾害和战争的必要储备　目前,在人类还不能完全控制自然灾害和战争根源之前,地震和局部战争都难以避免。世界各地由于地震造成了大量的残疾人,各次局部战争同样也产生了不少伤残者。对于这些患者,是否进行积极的康复治疗,其结果是大不一样的,这也是必须重视发展康复医学的主要原因之一。2008 年,我国汶川地震后,康复专业人员在震后患者的救治中发挥了重要的作用。

【知识拓展】
临床医学生学习康复医学概论的重要性

在医疗过程中,康复开始得越早,功能恢复的效果越好。其中临床医师起着非常重要的作用,因为其工作处在一个最有利、最有效的康复阶段——急性期,因此,每一位临床医师都应有康复的意识和康复的观念,并且必须掌握有关的康复治疗基本知识和基本技能。

第二节　残 疾 分 类

一、基本概念

1. 残疾　指由于各种原因所致人体解剖结构、生理功能异常和(或)丧失,造成人的躯体、身心、精神、社会适应等方面的功能障碍。这种功能障碍必须是经过充分合理的临床治疗后无法有效克服,并将长期、持续或永久存在的,而且这些功能障碍已经明显影响日常生活、学习、工作和社会交往活动。残疾包括肢体残缺、感知认知障碍、情感与言语障碍、内脏功能不全、智能障碍、精神情绪与行为异常等。

残疾可分为原发性残疾和继发性残疾。原发性残疾是指由于各类疾病、损伤、先天性异常直接引起的功能障碍,其中以疾病致残为主,如脊髓损伤后的肢体瘫痪、意外事故后的四肢不全等。继发性残疾通常指原发性残疾后的并发症所导致的功能障碍,即各种原发性残疾后,肢体活动受限,肌肉、骨骼、心肺功能出现失用性改变,器官、系统功能进一步减退,甚至丧失,如脊髓损伤后长期卧床,导致肌肉萎缩、关节挛缩等,进一步加重原发性残疾。因此在康复治疗中我们既要重视原发性残疾的治疗,也要关注继发性残疾的防治。

2. 残疾人　指具有不同程度躯体、身心、精神疾病和损伤或先天性异常的人群的总称。他们(她们)的机体结构、器官功能、心理与精神状态存在异常或功能丧失,失去部分或全部以正常方式从事正常范围活动的能力,在社会生活的某些领域里不能发挥正常作用。如小儿麻痹症患者、盲人、聋哑人、智障者、精神病患者等。

3. 残疾学　是以残疾人及残疾状态为主要研究对象,专门研究残疾的病因、流行规律、表现特点、发展规律、结局以及评定、康复与预防的一门学科。残疾学是以临床医学为基础,涉及社会学、教育学、管理学和政策法规等诸学科的交叉边缘性学科。

二、世界卫生组织残疾分类标准

世界卫生组织有关"国际病损、失能、残障分类"(International Classification of Impairments, Disabilities and Handicaps, ICIDH)颁布于 1980 年。它根据残疾的性质、程度和影响,在器官、个体、社会 3 个水平上将残疾分为病损、失能、残障。

(一)病损(impairments)(残损)

病损指各种原因所导致的身体结构、外形、器官或系统生理功能以及心理功能的异常,干扰了个人正常生活活动,如关节疼痛、活动受限、呼吸困难、骨折等,对日常生活以及工作的速度、效率、质量产生一定影响,但实际操作能独立完成,是器官或系统水平的功能障碍。评估主要采用器官、系统功能的评估,治疗途径主要是通过功能训练而达到改善功能的目的。病损共分九大类,具体包括如下。

1. 智力　智力迟滞,记忆病损,思维病损等。

2. 心理　意识和觉醒病损,感知认知病损,注意力病损,动机病损,情绪情感与心境病损,意志力病损,心理能力病损,行为模式病损等。

3. 言语　言语交流病损,言语熟悉与使用病损,发声病损,学习病损,言语形成病损,言语内容病损等。

4. 听觉　听觉敏感度病损,听力丧失,言语辨别能力病损,前庭与平衡功能病损,耳其他功能病损等。

5. 视力　视敏度病损,眼缺失,视野障碍,其他病损。

6. 内脏　循环系统病损,呼吸系统病损,消化系统病损,泌尿系统病损,生殖系统病损,嗅觉病损,咀嚼和吞咽功能病损,其他内脏器官病损。

7. 骨骼　头与躯干、肢体瘫痪或运动功能丧失,肢体机械性损伤,肢体痉挛,肢体缺失等。

8. 畸形　头、躯体、四肢畸形,肢体、躯体发育畸形,管口异常,其他畸形。

9. 其他　不属于上述类别,但属于残疾范围的病损,或具有上述多项病损的患者。

例如,腓总神经损伤患者,可以有胫前肌肌力下降,足下垂,影响步态,但尚能行走,基本日常生活、工作、学习受限,但仍可以独立完成。功能评估主要是肌力评定和神经功能评定。康复治疗的主要方法是肌力训练和适当的神经刺激或促进技术,其目的是促进神经生长或功能代偿,增强肌力,提高肢体活动能力。经过恰当的康复治疗,患者有可能肌力明显改善,基本恢复正常步态,使病损处在最低水平。

(二)失能(disabilities)

失能指按正常方式进行日常独立生活活动和工作的能力受限或丧失,是个体或整体水平的障碍。失能一般是建立在病损基础上的,但并非所有的病损都会造成失能,心理因素也可成为加重功能障碍的主要原因,因此功能评估时除考虑生理障碍外还应考虑心理因素。另外,还应考虑其职业因素。如钢琴家失去一个手指,将失去弹奏钢琴的能力,而乐团行政领导失去一个手指几乎不会影响其工作,因此,评估时不能忽略职业因素。评估主要采用日常生活活动能力的评估。治疗的主要途径除功能训练外,还需强调功能代偿和替代训练,以及辅助具的应用。失能具体包括九大类。

1. 行为失能　自我意识失能、时空意识失能、个人安全失能、环境行为失能、学习接受失能、家庭关系失能、就业失能等。

2. 交流失能　交谈失能、言语熟悉失能、听说失能、听力失能、大物体视力失能、精细视力失能、视力相关活动失能等。

3. 生活自理失能 大小便控制失能、洗澡失能、个人卫生失能、穿脱衣服失能、进食失能等。

4. 运动失能 步行失能、穿行失能、爬高失能、奔跑失能、转移失能、传送失能、携物失能等。

5. 身体姿势和活动失能 生活活动失能、家务活动失能、拾物和取物失能、下跪失能、下蹲失能、体位失能等。

6. 技能活动失能 环境调整失能、手指活动失能、抓握失能、握持失能、利手失能、足活动失能、身体控制失能等。

7. 环境处理失能 环境依赖性、耐力依赖性、稳定耐受性、噪音耐受性、光亮耐受性、工作压力耐受性等失能。

8. 特殊技能失能 完成某种专业活动失能。

9. 其他活动失能 康复评定除上述器官、系统功能的评估外,主要针对日常生活活动和行为能力进行评测,如 Barthel 指数、FIM 评分等。

例如,脑血管意外后一侧偏瘫,影响正常行走和吃饭、穿衣,日常生活活动受到一定程度限制,能力明显低于正常人,从整体看已有明显的失能表现。评估应包括日常生活活动能力。康复治疗主要为日常生活活动能力训练,尽可能减少依赖,提高独立生活能力。在经过恰当康复治疗后,患者可能达到生活基本自理,并有可能恢复一些职业工作能力,失能程度可能提升到病损范畴。

（三）残障（handicaps）

残障指残疾者社会活动、交往、适应能力的障碍,包括工作、学习、社交等。个人在社会上不能独立,是社会水平的障碍。具体类别如下:① 定向识别(时、地、人)残障。② 身体自主残障。③ 行动残障。④ 就业残障。⑤ 社会活动残障。⑥ 经济自立残障。⑦ 其他残障。功能评估主要针对社会活动能力和工作能力。康复治疗主要是环境改造,以提高残疾者社会适应性和独立性。

例如:C_6水平完全性脊髓损伤患者四肢瘫痪,丧失上肢运动功能和下肢行走能力,个人生活主要依靠别人照顾。由于个人情绪和生活条件限制,与社会的接触、交往大为减少,基本处于隔绝范围。此时的残疾程度属残障。功能评估除神经、肌肉、心肺功能和日常生活能力外,主要是对社会交往和工作能力的评估。康复措施可为患者配备电动轮椅,建立居住环境无障碍设施,解决通讯手段(电话、电视、电脑),以及必要的心理治疗。另外,残存上肢功能和代偿性活动能力的训练,有助于减少患者的生活依赖,增加其社交能力。经过合理的康复治疗,患者可以顺利地与社会进行交流,操纵轮椅参与外界活动。尽管日常生活仍不能完全自理,但可有一定的工作能力,如教学、一些商业活动等,残疾程度有可能从残障提升到失能的范围。

我国习惯上把病损(残损)、失能(残疾)、残障合称为残疾,其实只有后面两者才是肯定的残疾,病损是否属于残疾,需作具体分析。病损(残损)、失能(残疾)、残障的关系如图1-1。

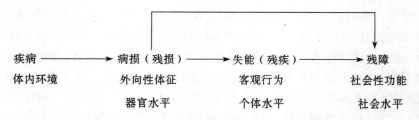

图1-1 病损(残损)、失能(残疾)、残障三者的关系

病损(残损)、失能(残疾)、残障之间没有绝对界限,其程度可以相互转化。病损未经合适的康复治疗,可转化为失能,甚至残障;而残障或失能也可因合适的康复治疗向较轻程度转化。一般情

况下残疾的发展是按照病损、失能、残障顺序进行的,但也有可能发生跳跃。一些病损患者,因心理障碍而自我封闭,发展到与社会隔绝即残障程度,但此类患者经康复、心理治疗后,完全可以转化为病损。

三、《国际功能、残疾和健康分类》标准

随着卫生和保健事业的发展,以及残疾人运动的开展,人们对残损以及由此而产生的社会生活的变化有了新的认识,医疗服务的重点不仅是治疗疾病状态中的人,更重要的是提高处于疾病状态的人群的生活质量。以生物医学模式为基础的残损、残疾、残障分类模式已不能满足卫生与康复发展的需要,迫切需要对原系统进行修订,以适应由于健康概念和对残疾认识发生的社会变化的需要。

经过 10 多年的国际性努力,涉及包括中国在内 65 个成员国的参与,2001 年世界卫生大会上,颁布了《国际损伤、残疾和残障分类》新版,即《国际功能、残疾和健康分类》(International Classification of Functioning,Disability and Health ICF),提出了国际通用的在个人和人群水平上描述和评测健康的理论性框架结构。ICF 分类中,功能包括"身体功能与结构""活动""参与"3 个水平,是人为了生存所具备的积极的方面,残疾评定体现在"功能障碍""活动受限""参与限制"3 个层面,是与功能相对应的残疾的一面。而反映健康功能状况,用身体功能、个体功能、社会功能来表示。ICF 的颁布为合理评价健康和健康相关状态以及功能和残疾状态提供了依据,有利于在身体水平、个体水平、社会水平获取有关"健康"的信息,有利于医务人员、健康人、残疾人、社会工作者、政策制定者等之间的互相交流,更有利于社会对残疾者的理解和帮助。

(一)身体功能和结构与损伤

1. 身体功能和结构 身体功能指身体系统的生理功能和心理功能。身体结构指身体解剖结构,如器官、肢体和它们的组成。肺的功能是气体交换,胃的主要功能是容纳食物、分泌胃液和进行初步消化,手的功能是劳作,脚的功能是行走,不同的器官和结构具有不同的功能,但它们彼此依存,维持着人体的正常代谢和生活活动。

2. 损伤 指身体功能与结构或心理功能缺失或异常,反映身体或作为身体部分的器官和脏器水平的结构与功能状况(如精神功能、言语功能、心肺功能、消化和排泄功能、感觉功能、运动功能等),是病理情况在身体结构上的表现。损伤可以是暂时的,也可以是永久的,会对个体的正常生活、学习、工作活动产生干扰或影响,但仍可以具有自理能力。如一个人失去了一只手,与正常人相比是存在手不健全的缺陷,但他可以身体强健,且并没有处在疾病状态,他的功能受限完全可以通过康复训练和康复技术来解决。

(二)活动与活动受限

1. 活动 是由个体执行一项任务或行动或介入一种生活情景。活动涉及的是与生活有关的所有个人活动,是指个体综合运用身体功能的能力,这种能力通常反映在完成实际活动的过程中。如一天的生活、学习、工作的合理安排就是一项个体水平上的活动。

2. 活动受限 是个体在进行活动时可能遇到的困难,反映个体整体水平的功能(如学习与应用知识的能力、交流能力、个体活动能力、生活自理能力等),是从个体完成任务、进行活动的水平方面评价功能障碍的程度。活动受限的程度可由于完成活动的质和量或没有达到正常期望值而有所不同。如一个下肢骨折的患者,因为肌肉、骨骼、关节的问题不能负重或活动不到位,必然出现行走困难,导致活动限制。

(三)参与和参与受限

1. 参与 指个体投入到一种生活情景中,是与个人生活各方面功能有关的社会状况,包括了社会

对个人功能水平的反应。参与和活动的区别在于水平不同,参与是在社会水平,而活动是在个体水平。因此活动是反映个体能力,参与则反映社会生活中实际完成情况,即社会适应性。

2. 参与受限　指个体在投入生活情景时可能经历到的困难。这里指患者的社会功能(恢复家庭生活的能力、人际交往能力、接受教育能力、工作就业能力、参与团体活动能力等),是从社会水平评价功能障碍的严重程度。常见的参与受限有认知情感障碍、自我行动障碍、就业受限、社会活动和经济独立受限等。如痴呆患者,不仅生活不能完全自理,也失去了工作能力和社交能力,必须依靠家人或社会的帮助才能维持生活。另外,环境因素对参与受限的个体也会有一定的影响,如低位截瘫患者,可以借助轮椅出行,但由于环境障碍物或无交通工具而导致参与受限。

（四）情景性因素

情景性因素是指个体生活和生存的全部背景,包括环境因素和个人因素。环境因素指构成个体生活背景的外部或外在世界的所有方面,并对个体的功能发生影响,具体包括社会环境、自然环境、人文环境、家庭及社会支持等。它与身体功能和结构、活动、参与之间是相互作用的。个人因素指与个体相关的背景性因素,即个体生活和生存的特殊背景,如性别、年龄、生活方式、社会阶层、生活经历等。目前ICF尚没有对个人因素进行分类,但并不影响在使用时可以结合这些因素,以便使结果更合理,更客观。

（五）健康与残疾的关系

ICF将功能与残疾分类作为一种作用和变化的过程,提供了多角度的方法。个体的功能状态是健康状况与情景性因素相互作用和彼此复杂联系的结果,干预了一个项目就可能产生一个或多个项目的改变。健康和健康相关状态、功能和残疾情况以及情景性因素之间是一种彼此独立,又互相联系、互相依存、双向互动的统一体系(图1-2)。

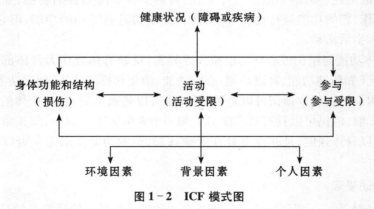

图1-2　ICF模式图

（六）ICF与ICD的比较

1. ICF与ICD均从人体系统出发　国际疾病分类ICD(International Classification of Diseases,ICD)是对造成死亡原因的疾病进行分类,依据生物医学模式,以疾病导致的残损为起点,涉及人体结构和功能的改变,常常是疾病过程的一部分。ICF建立在生物—心理—社会医学模式的基础上,将残损作为结果,并将其看做是残疾现象的一部分,着重注意健康状态的结果。"健康成分"确定由什么构成健康,而疾病后果集中于疾病的影响或由此可能产生的其他健康状态,这为我们认识人群和个体健康以及所在环境对阻碍或促进其生活以发挥最大潜能,提供了广泛而准确的工具。

2. 分类术语的变化　ICD中身体、个体、社会3个水平分类使用的是病损(残损)、失能(残疾)、残障;ICF中3个水平的分类则变化为身体功能与结构、活动、参与,且每一个水平的评估有积极与消极两方面,消极的一面被称为损伤或残损、活动限制、参与局限,功能表示积极的方面。在 ICF 中残疾的含义也发生了变化,是包括了损伤、活动限制、参与局限 3 个水平的消极方面的总称。

3. 环境因素和个体因素对身体的影响　为了在国际范围内制定统一的解决方案,ICF 增加并强调了新的内容——情景性因素。环境因素和个体因素对人体功能和结构的影响客观存在,对健康的风险有重要意义,在 ICF 的明确出现,是 ICF 的一个亮点,也是生物—心理—社会医学模式指导的必然结果。

4. 成分之间关系　ICF 分类中所有成分之间都是彼此关联、彼此独立、双向互动的,而 ICD 中则以单向影响为主。这一特性为通过干预来预防残疾的发生和减轻残疾的影响提供了有力的理论基础。

《国际功能、残疾和健康分类》适用于所有处于不同健康状态的人,强调残疾人充分参与社会生活,不同健康状态(身体和心理)均无活动或参与的限制。而采用中性词语来说明每个维度的积极与消极方面,避免了对残疾人带有贬义的消极词汇,如用活动代替残疾,用参与替代残障,等等。鉴于它的众多优点,国际范围已明确认可并普遍使用,中文版的标准也已问世,希望和国际接轨的我们也尽可能地将新标准运用于康复工作中。

四、中国残疾分类标准

1986 年 10 月,国务院正式批准了《五类残疾标准》,并于 1987 年 4 月在全国范围内对各类残疾人进行了一次抽样调查,将五类残疾又进行了分级。五类残疾标准包括,视力残疾、听力语言残疾、智力残疾、肢体残疾和精神病残疾,但内脏残疾没有包括在内,使用时要加以注意。具体介绍如下。

(一)视力残疾标准

1. 视力残疾定义和内容　视力残疾是指由于各种原因导致双眼视力障碍或视野缩小,而难以进行一般人所能从事的工作、学习或其他活动。视力残疾包括盲和低视力两类。

2. 视力残疾分级(表 1-2)

表 1-2　视力残疾分级

类别	级别	最佳矫正视力
盲	一级盲	<0.02~无光感;或视野半径<5°
	二级盲	<0.05~0.02;或视野半径<10°
低视力	一级低视力	<0.1~0.05
	二级低视力	<0.3~0.1

注:① 盲或低视力均指双眼而言;若双眼视力不同,则以视力较好的一眼为准。② 如仅有一眼为盲或低视力,而另一眼的视力达到或优于 0.3,则不属于视力残疾范围。③ 最佳矫正视力,是指以适当镜片矫正所能达到的最好视力,或以针孔镜所能测得的视力。

(1)盲　① 一级盲:好眼的最佳矫正视力低于 0.02;或视野半径小于 5°;② 二级盲:好眼的最佳矫正视力等于或优于 0.02,而低于 0.05;或视野半径小于 10°。

(2)低视力　① 一级低视力:好眼的最佳矫正视力等于或优于 0.05,而低于 0.1;② 二级低视力:好眼的最佳矫正视力等于或优于 0.1,而低于 0.3。

(二)听力语言残疾标准

1. 听力语言残疾定义和内容　听力残疾是指由于各种原因导致双耳听力丧失或听觉障碍,而听不到或听不真周围环境的声音;语言残疾是指由于各种原因导致不能说话或语言障碍。两者都难以同一般人进行正常的语言交往活动。

听力语言残疾包括:① 听力和语言功能完全丧失(既聋又哑);② 听力丧失而能说话或构音不清(聋而不哑);③ 单纯语言障碍,包括失语、失音、构音不清或严重口吃。

2. 听力语言残疾分级 听力语言残疾分聋和重听两类(表1-3)。

表1-3 听力语言残疾的分级

类 别	级 别	听力损失程度
聋	一级聋	>91 dB
	二级聋	90~71 dB
重听	一级重听	70~56 dB
	二级重听	55~41 dB

注:① "语言频率平均听力损失"是指语言频率为500、1 000、2 000 Hz(赫兹)的平均数。② 聋和重听均指双耳,若双耳听力损失程度不同,则以听力损失轻的一耳为准。③ 若一耳系聋或重听,而另一耳的听力损失等于或小于40 dB的,不属于听力残疾范围。

(1)聋 ① 一级聋:语言频率平均听力损失大于91 dB(分贝,听力级);② 二级聋:语言频率平均听力损失大于71 dB、等于或小于90 dB。

(2)重听 ① 一级重听:语言频率平均听力损失大于56 dB、等于或小于70 dB;② 二级重听:语言频率平均听力损失大于41 dB、等于或小于55 dB。

单纯的语言残疾,不分等级。

(三)智力残疾标准

1. 智力残疾定义和内容 智力残疾是指人的智力明显低于一般人的水平,且显示出适应行为的障碍。

智力残疾包括:智力发育期间(18岁之前)由于各种有害因素导致的精神发育不全或智力迟滞(MR);智力发育成熟后各种有害因素导致的智力损害或老年期的智力明显衰退。

2. 智力残疾的分级 为了与国际资料接轨,参照世界卫生组织(WHO)和美国智能迟滞协会(AAMD)智力残疾分级标准,根据其智力商数(IQ)以及社会适应行为划分智力残疾的等级(表1-4)。

表1-4 智力残疾分级

级别	程度	与平均水平差距	IQ 值	适应能力
一级	极重度	≥5.01	20 或 25 以下	极重适应缺陷
二级	重度	4.01~5	20~35 或 25~40	重度适应缺陷
三级	中度	3.01~4	35~50 或 40~55	中度适应缺陷
四级	轻度	2.01~3	50~70 或 55~75	轻度适应缺陷

注:(1)智力迟滞(MR) 是根据美国智能迟滞协会1983年的诊断标准:① 智力明显低于平均水平,IQ值在人群均值的两个标准差以下,即70、75以下。② 社会适应行为(包括生活和对社会应尽的责任)不足。③ 年龄在18岁以下。

(2)智力商数(IQ) 是指通过某种智力量表所测得的智龄和实际年龄之比,即 $IQ = 智龄/实际年龄 \times 100$。不同的智力测定方法有不同的IQ值,但诊断的主要依据是社会适应行为。

（1）一级智力残疾（极重度）　IQ 值在 20 或 25 以下,适应行为极差,面容明显呆滞;终身生活全部需要由他人照料;运动和感觉功能极差,如通过训练仅能在下肢、手及颌的运动方面有所反应。

（2）二级智力残疾（重度）　IQ 值在 20~35 或 25~40 之间,适应行为差;生活能力即使经过训练也很难达到自理,仍需要他人照料;运动和语言发育差,与人交往能力也差。

（3）三级智力残疾（中度）　IQ 值在 35~50 或 40~55 之间,适应行为不完全;实用技能不完全;生活只能部分自理,能做简单的家务劳动;具有初步卫生和安全常识,但阅读和计算能力很差;对周围环境的辨别能力差,能以简单方式与人交往。

（4）四级智力残疾（轻度）　IQ 值在 50~70 或 55~75 之间,适应行为低于一般人的水平;具有相当的实用技能,如生活能自理,能承担一般的家务劳动或工作,但缺乏技巧和创造性;一般在指导下能适应社会,经过特别教育可以获得一定的阅读和计算能力;对周围环境有较好的辨别能力,能比较恰当地与人交往。

（四）肢体残疾标准

1. 肢体残疾定义和内容　肢体残疾是指人体运动系统的结构、功能损伤造成四肢残疾或四肢、躯干麻痹、畸形而致人体运动功能不同程度的丧失以及活动受限或参与的局限。

肢体残疾包括:上肢或下肢因外伤、病变而截肢或先天性残缺;上肢或下肢因外伤、病变或发育异常所致的畸形或功能障碍;脊椎因外伤、病变或发育异常所致的畸形或功能障碍;中枢、周围神经因外伤、病变或发育异常造成躯干或四肢的功能障碍。

2. 肢体残疾分级　从人体运动系统残疾部位的多少、致残部位的高低和功能障碍的程度综合考虑,并以功能障碍为主来划分肢体残疾的等级。

（1）一级肢体残疾　① 四肢瘫:下肢截瘫,双髋关节无自主活动能力;偏瘫,单侧肢体功能完全丧失。② 四肢在不同部位截肢或先天性缺肢:单全臂（或全腿）和双小腿（或前臂）截肢或缺肢;双上肢和单大腿（或小腿）截肢或缺肢;双全臂（或双全腿）截肢或缺肢。③ 双上肢功能重度障碍;三肢功能重度障碍。

（2）二级肢体残疾　① 偏瘫或双下肢截瘫,残肢仅保留少许功能。② 双上肢（上臂或前臂）或双大腿截肢或缺肢;单全腿（或全臂）和单上臂（或大腿）截肢或缺肢;三肢在不同部位截肢或缺肢。③ 两肢功能重度障碍;三肢功能中度障碍。

（3）三级肢体残疾　① 双小腿截肢或缺肢;单肢在前臂、大腿及其上部截肢或缺肢。② 一肢功能重度障碍;两肢功能中度障碍。③ 双拇指伴有示指或中指缺损。

（4）四级肢体残疾　① 单小腿截肢或缺肢。② 一肢功能中度障碍;两肢功能轻度障碍。③ 脊椎（包括颈椎）强直;驼背畸形大于 70°;脊椎侧凸大于 45°。④ 双下肢不等长,差距大于 5 cm。⑤ 单侧拇指伴有示指或中指缺损;单侧保留拇指,其余四指截除或缺损。

3. 不属于肢体残疾的情况　① 保留拇指和食指或中指而失去另三指者。② 保留足跟而失去足的前半部者。③ 双下肢不等长、差距小于 5 cm 者。④ 小于 70°的驼背或小于 45°的脊椎侧凸。

4. 肢体残疾者的整体功能评价　从一个残疾者整体看,在未加康复措施的情况下,以实现日常生活活动（activities of daily living,简称"ADL"）的不同能力来评价。

日常生活活动分为八项,即:端坐、站立、行走、穿衣、洗漱、进餐、大小便、写字。能实现一项算一分;实现有困难的算 0.5 分;不能实现的算 0 分。据此划分 4 个等级（表 1-5）。

表1-5　肢体残疾者整体功能分级

级别	程度	计分
一级肢体残疾	完全不能实现日常生活活动	0~2
二级肢体残疾	基本不能实现日常生活活动	3~4
三级肢体残疾	能够部分实现日常生活活动	5~6
四级肢体残疾	基本能够实现日常生活活动	7~8

（五）精神病残疾

1. 精神病残疾定义和内容　精神病残疾是指精神病患者病情持续1年以上未痊愈,从而影响其社交能力和在家庭、社会应尽职能上出现不同程度的紊乱和障碍。

精神病残疾包括:脑器质性、躯体疾病伴发的精神障碍;中毒性精神障碍,包括药物、酒精依赖;精神分裂症;情感性、偏执性、反应性、分裂情感性、周期性精神病等造成的残疾。

2. 精神病残疾分级　为了便于与国际资料相比较,按照世界卫生组织(WHO)提供的《社会功能缺陷筛选表》所列10个问题的评价,划分精神病残疾的等级。

（1）一级精神病残疾（极重度）　《社会功能缺陷筛选表》10个问题中,有3个或3个以上问题评分为"2分"的。

（2）二级精神病残疾（重度）　《社会功能缺陷筛选表》10个问题中,有2个问题评分为"2分"的。

（3）三级精神病残疾（中度）　《社会功能缺陷筛选表》10个问题中,只有1个问题被评为"2分"的。

（4）四级精神病残疾（轻度）　《社会功能缺陷筛选表》10个问题中,有2个或2个以上问题被评为"1分"的。

3. 不属于精神病残疾的情况　① 精神病患者持续患病时间不满1年。② 在《社会功能缺陷筛选表》10个问题中,只有1个问题被评为"1分"或各题均被评为"0分"的。

4. 社会功能缺陷筛选表　指导语(问知情人):"麻烦您,我现在想问几个简单的问题,就是想了解一下某某人(指患者)在家里和工作单位中的一些情况,他(或她)在家庭生活和工作中是不是能够做到他(或她)应该做的事……下面我按次序询问,请您告诉我,他(或她)在最近1个月(指规定时间前1个月)以来,下面这些方面是否存在问题或困难?"

（1）最后1个月内的职业工作情况　是否按常规行事,按时上班,完成生产任务,在工作中与他人合作和一般表现好。

0分=无异常,或仅有不引起抱怨或问题的小事。

1分=确有功能缺陷:水平明显下降,成为问题或诉苦(包括间隙性出现的严重问题)。

2分=严重功能缺陷:有受处罚或谴责的危险,或已经受了处罚或谴责。

（2）最近1个月内的婚姻职能、夫妻关系（若已婚）　相互交往,交换意见,共同处理家务,对对方负责,显露出爱和温情,给对方支持和鼓励。

0分=无异常,或仅有不引起抱怨或问题的小事。

1分=确有功能缺陷:不支持或不交换意见,争吵,逃避对对方应负的责任。

2分=严重功能缺陷:经常争吵,一肚子怨气,或者完全不理对方。

（3）最近1个月内的父母职能（若是父母）　对子女的照顾、喂养、衣着等,带小孩玩,关心学习成绩,关心子女的健康和发育。

0 分＝无异常,或仅有不引起抱怨或问题的小事。

1 分＝确有功能缺陷:对子女缺乏关怀兴趣,以致引起抱怨和意见,孩子情况不佳。

2 分＝严重功能缺陷:在几方面完全不管子女,别人不得不替他照顾孩子,或者孩子处于明显无人照顾状态。

(4)最近 1 个月内的社会性退缩　主动回避与人们见面和交谈,避免跟人在一起,不和家人或朋友出外参加社交活动。

0 分＝无异常,或非常轻微。

1 分＝确有回避他人,但有时可被说服参加一些活动。

2 分＝严重退缩,不参加任何社交活动,说服无效。

(5)最近 1 个月内家庭以外的社会活动　与其他的家庭或人的接触,乡或村的社会活动,文体小组活动等。

0 分＝无异常,或较轻微。

1 分＝确有不参加某些活动,而在家人或其他人看来他是应该也能够参加的。

2 分＝无活动,完全回避应该参加的活动,因此受到批评。

(6)最近 1 个月内在家中活动过少　白白浪费时间,什么也没有干,睁眼躺在床上,静坐什么也不干,不跟人说话。

0 分＝无,很偶然地出现。

1 分＝大多数日子,每天估计至少有 2 小时什么都不干。

2 分＝几乎整天什么也不干,成了问题,或引起议论。

(7)最近 1 个月内的家庭职能表现　在家庭日常活动中,起通常应起的作用,一起吃饭,分担家务,参加家庭娱乐,看电视或听广播,参加家庭讨论和做出决定,如讨论家庭经济,修理家用物品,搞卫生。

0 分＝无功能缺陷,或很轻微。

1 分＝确有功能缺陷:不履行义务,参与家庭活动差。

2 分＝严重功能缺陷:不理家人,几乎不参加家庭活动,很孤独。

(8)最近 1 个月内对自己的照顾　个人卫生、身体、衣服、头发、大小便习惯、进食、餐桌上的礼貌,保持住处整洁。

0 分＝无异常,或很轻微。

1 分＝确有功能缺陷:水平差,以致造成问题和引起抱怨。

2 分＝严重功能缺陷:影响了别人、自己,引起一大堆抱怨。

(9)最近 1 个月内对外界的兴趣和关心　是否关心电视、广播和报上的消息,知道生产任务、当地和全国的重要新闻。

0 分＝无异常,或很轻微。

1 分＝不大关心,只偶尔真正关心。

2 分＝对外界一切完全不闻不问。

(10)最近 1 个月内的责任心和对将来的计划性　对自己和家庭成员的进步是否关心,热心地去完成生产任务,发展新的兴趣或设计。

0 分＝无异常,或很轻微。

1 分＝对进步和未来确实不关心,以致引起别人抱怨。

2 分＝完全不关心和没有主动性,对未来一点也不考虑。

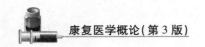

第三节　社　区　康　复

1981 年，WHO 专家委员会将社区康复定义为："在社区的层面上采取的康复措施，这些措施是利用和依靠社区的人力资源，包括依靠有病损、失能、残障的人员本身，以及他们所在的家庭和社区。"随着人们对社区康复(community-based rehabilitation，CBR)认识的不断深入，其定义也在不断地更新、完善。

目前，根据国际社会对社区康复的定义，结合我国国情和社区康复实践，我国对社区康复的定义为："社区康复是社区建设的重要组成部分，是指在政府领导下，相关部门密切配合，社会力量广泛支持，残疾人及其亲友积极参与，采取社会化方式，使广大残疾人得到全面康复服务，以实现机会均等、充分参与社会生活的目标。"表明了社区康复是以社区为基地，以解决广大残疾人的康复需求为前提，以政府支持和社会各界合作为保障，以实用康复技术为训练手段，积极动员残疾人及其家属参与，已形成了国际化发展的趋势。因此，社区康复已进入了一个多元化、快速发展的新阶段。

一、社区康复的目标

1. 让残疾人身心得到康复　通过康复训练和辅助用具使用，让残疾人能够生活自理，能够步行或利用轮椅等代步工具在周围活动，能够与人沟通和交流。

2. 使残疾人平等融入社会　通过社区康复服务，让残疾人平等融入社会，不被歧视，不受孤立和隔离，支持其参加社会活动，成为社会平等的一员，享有均等的接受教育和就业创业的机会。

二、社区康复的基本原则

1. 社会化　在政府的统一领导下，相关职能部门各司其职，密切合作，挖掘和利用社会资源，发动和组织社会力量，共同推进工作。社区康复服务自始至终均应遵循这一原则。社区康复是社区建设的一部分，也是社区发展的一部分。社区康复服务只有坚持社会化的工作原则，才能使这项系统工程顺利实施。

2. 立足社区　社区康复服务的生存与发展必须从社区实际出发，以社区为本，充分利用社区资源，使社区康复服务做到社区组织、社区参与、社区支持、社区受益。

3. 低成本、广覆盖　以较少的人力、物力、财力投入，使大多数服务对象能够享有康复医疗服务，即获得较大的服务覆盖面，是社区康复服务应遵循的原则。

4. 因地制宜　社区康复服务的目的是使大多数的康复对象享有全方位的康复服务。无论是发达国家还是发展中国家，在经济发展水平、文化习俗、康复技术及资源、康复对象的康复需求等方面都存在很大的差异，即使在同一个国家的不同地区，差别也很大。因此，只有因地制宜，才能解决当地的实际康复问题。

5. 全面康复　社区康复应遵循全面康复的方针，为社区残疾人提供医疗、教育、职业、社会等方面的康复服务，促进残疾人回归社会。

6. 主动参与　社区康复服务与传统的机构式康复服务的区别之一，是康复对象角色的改变，使其由被动参与、接受服务的角色，成为主动、积极的参与者，参与康复计划的制订、目标的确定、训练的开展及回归社会等全部康复活动。

三、社区康复的工作内容

1. 残疾预防　依靠社区的力量，落实各项有关残疾预防的措施，如预防接种、环境卫生、营养卫生、精神卫生、保健咨询、安全防护措施及卫生宣传教育等工作。

2. 残疾筛查　依靠社区的力量，建立社区残疾筛查制度。以社区为单位，筛查社区残疾情况，了解残疾人员分布、人数、残疾种类、残疾原因等,及时发现新增残疾人或容易导致残疾的高危人群。对社区内新发生的残疾人,要及时报告相关部门,在社区建档立卡,进行综合评定并进行早期干预,以减轻残疾程度。

3. 医学康复 依靠社区的力量,依托城市社区卫生服务中心(站)和有条件的农村乡镇卫生院、村卫生室及其他医疗康复机构,采取直接服务、家庭病床和入户指导等形式,为残疾人提供诊断、功能评定、康复治疗、康复护理和转诊等服务。例如,对各类残疾人进行健康体检,开展残疾人早期筛查、诊断,对肢体残疾人进行运动功能、生活自理能力训练,指导精神病患者合理用药等。

4. 教育康复 依靠社区的力量,帮助残疾儿童解决上学问题,组织社区内残疾儿童进行特殊教育。

5. 职业康复 依靠社区的力量,对社区内具有一定劳动能力的成年残疾人,提供就业咨询和辅导,给予必要的职业培训。

6. 社会康复 依靠社区的力量,组织社区内残疾人一起参与文娱、体育等社会活动;帮助残疾人解决医疗、住房、交通等方面的困难;对社区内的所有成员进行宣传教育,消除歧视,帮助残疾人重返社会。

7. 独立生活指导 依靠社区的力量,提供有关残疾人独立生活的咨询和服务,如有关残疾人经济、法律、权益的咨询和维护,有关残疾人用品用具的购置、使用和维修服务等。

四、社区康复的基本模式

1. 社会医疗合作型 由政府社会部门(卫生单位、残疾人联合会、福利机构、社保中心等)领导,康复专家、康复医师、康复治疗师、康复护士团队提供技术支持,国家财政提供资金支持。

2. 医院附属型 由区域性大型综合医院直属或附属,并由该综合医院提供技术支持及人才培养,以社会招聘形式完成对基层社区康复人员的扩充,可满足医院患者的延伸治疗,有利于构建预防、保健、治疗、康复一体化模式。

3. 社区卫生中心一体化 该型社区康复是我国目前社区康复的主要形式。社区卫生服务中心在服务站设置康复治疗室,并配有基础的康复训练器材和评定设施,定期对社区所辖范围内的残疾人进行康复治疗和功能评定,同时开设家庭康复病床,定期派康复工作者到残疾人家中进行康复治疗。上级康复机构定期到社区卫生服务中心进行技术指导和康复知识讲座,有针对性地举办一些社区康复技术培训班或通过互联网进行远程教育。

4. 社会力量独立办社区康复医院 简称"个体社区康复",个体社区康复以其独特的私人经营模式,以服务康复人群为目的,合理获得利益。个体社区康复有国家法规支持,且运转灵活,宣传影响力较大,其存在亦会反映社会健康意识和国民生存质量的提高。

(章 稼 林 清)

【复习思考题】

1. 名词解释:康复、康复医学、残疾、残疾学、社区康复。

2. 简述康复医学发展历史及主要内容。

3. 简述康复医学在现代医学中的重要地位。

4. 了解世界卫生组织残疾分类标准和我国残疾分类标准。

5. 阐述社区康复的主要任务。

第二章 康复医学理论基础

第一节 生物力学基础

一、概述

生物力学(biomechanics)是应用力学原理和方法对生物体中的力学问题进行定量研究的学科。生物力学依研究对象的不同可分为生物流体力学、生物固体力学和运动生物力学等。运动生物力学(sports biomechanics)是应用力学原理和方法研究人体或一般生物体的外在机械运动的生物力学分支,狭义的运动生物力学就是研究体育运动中人体的运动规律。

(一)人体力的分类

与人体运动有关的力主要有内力和外力两种。人体完成的任何运动形式,都是在内外力的相互作用下产生的。内外力既有区别,又有联系。在完成动作时通过合理地利用各种外力,既能使外力得以很好地发挥,又能节省内力的消耗,即动作完成得省力、协调,质量又高。

1. 内力 是指人体内部各种组织器官相互作用的力。一般包括肌肉的张力和组织器官的被动阻力等。人体在中枢神经调节下,肌肉收缩产生的力叫肌肉张力。肌肉张力是人体运动的主动力,它可使人体在器械上或无支撑状态下进行运动。组织器官的被动阻力,是指皮肤、肌肉、韧带、筋膜等组织器官在受压力或拉力作用时对抗变形所产生的阻力。

2. 外力 指由外部物体作用于人体的力,它是人体产生位移的条件。例如,重力是地球对人体的吸引力。支撑反作用力是指人体施力于地面或器械时,地面或器械同时作用于人体的一个大小相等、方向相反的力。摩擦力是指人体或肢体在地面或器械上滑动时所受到的摩擦阻力。流体作用力是指人体在流体中运动时所承受的流体阻力,如空气阻力。

(二)人体杠杆

骨骼肌肉和关节构成了人体的运动系统,尽管人体的运动相当复杂,但最基本的运动都是由骨骼绕关节转动产生的,其模型就是杠杆。杠杆分为平衡杠杆、省力杠杆、速度杠杆3种类型,这些类型在我们人体中都是存在的。

1. 第1类杠杆 又称平衡杠杆,支点在力的作用点和重力作用点之间。如人体头颅进行的仰头和俯首运动。

2. 第2类杠杆 又称省力杠杆,重力作用点在支点和力的作用点之间。如行走时提起足跟的动作,这种杠杆可以克服较大的体重。

3. 第3类杠杆 又称速度杠杆,力的作用点在重力作用点和支点之间。如肘关节的活动,这种活动必须以较大的力才能克服较小的重力,但运动速度和范围很大。

（三）人体运动平面和运动轴

1. 运动平面

（1）矢状面 通过躯干纵轴、前后位的垂直平面,将人体分为左右两部分。

（2）额状面 又称冠状面,是与矢状面成直角的垂直平面,将人体分为前后（背腹）两部分。

（3）水平面 又称横切面,是通过人体与地平面平行的任一平面,将人体分为上下两部分。

2. 运动轴

（1）矢状轴（X 轴） 矢状面与水平面交叉所形成的前后向轴（前为正、后为负）,即在水平面向后贯穿人体的线。

（2）额状轴（Y 轴） 额状面与水平面交叉所形成的左右侧向轴（右为正、左为负）,即在水平面由左向右贯穿人体的线。

（3）垂直轴（Z 轴） 矢状面与额状面交叉所形成的轴（上为正、下为负）,即上下贯穿于人体、垂直于水平面的线。

二、骨骼的生物力学

1. 骨骼的组成 骨是由有机物和无机物组成的,有机物主要是蛋白质,使骨具有一定的韧度;而无机物主要是钙质和磷质,使骨具有一定的硬度。人体的骨是由若干比例的有机物以及无机物组成,人在不同年龄,骨的有机物与无机物的比例也不同,以儿童及少年的骨为例,有机物的含量大于 $1/3$,无机物含量小于 $2/3$,故此他们的骨柔韧度及可塑性比较高;而老年人的骨,无机物的含量大于 $2/3$,有机物含量小于 $1/3$,故此他们的骨硬度比较高,所以容易骨折。

2. 骨骼的应力和应变

（1）骨骼的应力 当外力作用于骨时,骨以形变产生内部的阻抗以抗衡外力,即是骨产生的应力。应力的大小等于作用于骨折面上的外力与骨横断面面积之比,单位为 N/m^2,即牛顿/平方米。根据作用于骨的力量不同,其内部会产生相应的应力,如压应力、拉压力等。应力对于骨的改变、生长和吸收起着调节作用。研究表明,骨骼都有其最适宜的应力范围,应力过高或过低都会使其吸收加快。

（2）骨骼的应变 是指骨在外力作用下的局部变形,其大小等于骨受力后长度的变化与原长度之比,即形变量与原尺度之比,一般以百分比来表示。当骨承受了很重的力并超出其耐受应力与应变的极限时,便可造成骨骼损伤甚至骨折。

三、关节的生物力学

所有关节运动都可以分解为环绕 3 个相互垂直的轴心,在 3 个相互垂直的平面上进行的运动。即:环绕额状轴在矢状面上的运动;环绕矢状轴在额状面上的运动;环绕垂直轴在横截面（水平面）上的运动。

1. 关节的分型

（1）单轴关节 只有一个自由度,即只能绕一个运动轴在一个平面上运动。滑车关节,如指间关节、肱尺关节等均只能沿额状轴在矢状面上做屈伸运动;车轴关节（圆柱关节）,如近、远侧桡尺关节,只能绕垂直轴在水平面上做旋前旋后运动。

（2）双轴关节 有两个自由度,可以围绕两个互为垂直的运动轴在两个平面上运动。椭圆关节,如桡腕关节,可在额状轴和矢状轴上做屈伸、收展、内收运动;鞍状关节,如拇指腕掌关节,可做屈伸及收展运动。

（3）三轴关节或称多轴关节　此类关节有 3 个自由度,即在 3 个相互垂直的运动轴上可做屈伸、收展、旋转等多方向的运动。球窝关节,如肩关节;杵臼关节,如髋关节;平面关节,如肩锁关节、腕骨和跗骨间诸关节。

2. 关节的活动度和稳定性　关节的功能取决于其活动度和稳定性,一般而言,稳定性大的关节活动度小,上肢关节有较大的活动度,而下肢关节有较大的稳定性。骨骼和韧带对关节的静态稳定起主要作用,肌肉拉力则对动态稳定起主要作用。

四、肌肉的生物力学

1. 肌肉的分型

（1）根据肌细胞分化分类　将肌细胞分为骨骼肌、心肌和平滑肌。骨骼肌、心肌是横纹肌,有明暗相间的条纹,但结构、功能和力学性质不同。骨骼肌是人体运动的重要组成部分,是人体运动的动力来源。

（2）根据运动作用分类　骨骼肌按其在运动中的作用不同,可分为原动肌、拮抗肌、固定肌和协同肌。① 原动肌(agonist):指直接完成某动作的肌群,其中起主要作用的称之为主动肌,协助完成动作或仅在动作的某一阶段起作用的称之为副动肌。例如,屈肘时肱二头肌、肱肌、肱桡肌和旋前圆肌是原动肌,其中前两者为主动肌,后两者为副动肌。② 拮抗肌(antagonist):是指与原动肌功能相反的肌肉。原动肌收缩时,拮抗肌放松或进行适度的离心收缩,以保持关节活动的稳定性和精确性。如屈肘时肱三头肌为拮抗肌。③ 固定肌(fixator):是固定原动肌起点的肌肉,可以使原动肌工作更有效。如肩袖肌可以将肱骨头固定于关节盂内,有利于肩关节的运动。④ 中和肌(neutralizer):是指在完成某一动作中,抵消或中和原动肌收缩所引起无关动作的肌肉。副动肌、固定肌和中和肌通常统称为协同肌(synergist),其作用是保证原动肌更有效地发挥其一种作用完成某一动作。例如,斜方肌除了使肩胛骨后缩外,还有使肩胛骨上回旋的作用,但在做扩胸运动时,只要求肩胛骨后缩,不要求它上回旋,因此,为了排除斜方肌的上回旋作用,就必须有菱形肌等收缩,以抵消或中和上回旋的动作,而菱形肌此时就作为中和肌。

（3）根据肌纤维类型分类　肌纤维分红肌纤维与白肌纤维,因外观不同而有红白不同的称呼。红肌纤维也称 Ⅰ 型纤维、慢缩肌纤维、慢氧化纤维;白肌纤维又称 Ⅱ 型纤维、快缩肌纤维或快解醣纤维,Ⅱ 型纤维又分为 Ⅱ$_a$ 型纤维和 Ⅱ$_b$ 型纤维。

2. 骨骼肌的收缩形式　根据肌肉收缩时的长度和张力变化,肌肉收缩可分为 3 种类型:等张收缩、等长收缩和等速收缩。

（1）等张收缩(isotonic contraction)　是指肌肉收缩时肌肉的长度发生改变,张力基本不变,可产生关节的运动。此类肌肉收缩形式又可根据肌肉纤维长度变化的方向不同分为:等张向心性收缩(isotonic concentric contraction)和等张离心性收缩(isotonic eccentric contraction)。例如,上楼梯时股四头肌的长度缩短,为等张向心性收缩;而下楼梯时,股四头肌也要收缩,但股四头肌的长度延长,为等张离心性收缩。

（2）等长收缩(isometric contraction)　是指肌肉收缩时只有张力的增加而长度基本不变,不产生关节的运动。等长收缩由于无肌肉缩短可产生很大的张力,但由于长度不变,因而不能克服阻力做机械功。等长收缩的作用是维持人体的位置和姿势。例如,做蹲起动作时,肩带和躯干的肌肉发生等长收缩以保证躯干的垂直姿势。

（3）等速收缩(isokinetic contraction)　是指肌肉收缩时产生的张力可变,但收缩的角速度是不变的。常人很难自主控制肌肉进行等速收缩,而是借助于等速收缩肌力测定仪协助肌肉在收缩过程中维持稳定的角速度,达到等速收缩。

3. 肌肉收缩的力学分析　能影响肌肉收缩时做功能力或其力学表现的因素至少有 3 个,即前负荷、后负荷和肌肉本身的功能状态(即肌肉收缩能力)。

(1) 前负荷　是指在肌肉收缩前就加在肌肉上的负荷,前负荷使肌肉具有一定的初长度。初长度是指肌肉收缩前在前负荷作用下的长度。在一定范围内,肌肉的初长度与肌张力呈正比关系,但是超过该限度则呈反比关系。在初长度增加的开始阶段,增加初长度能使肌张力相应增大,但如果初长度增加超过某一点时,再增加初长度,肌张力不但不会增加,反而会减少,该点产生的肌张力最大,收缩速度最快,称为最适初长度。

(2) 后负荷　是在肌肉开始收缩时才能遇到的负荷,它不增加肌肉的初长度,但能阻碍收缩时肌肉的缩短。肌肉的收缩速度随后负荷的增加而减小,但肌肉张力却增大。肌肉产生的张力和当时的缩短速度呈反比,称为张力—速度曲线。

(3) 肌肉收缩力　即肌力,是指与负荷无关、决定肌肉收缩效应的内在特性。肌肉收缩能力增加时,肌肉收缩速度、幅度和张力增加;肌肉收缩能力下降时,肌肉收缩速度、幅度和张力下降。

五、肌腱和韧带的生物力学

1. 肌腱的生物力学

(1) 肌腱的组成和结构　新鲜肌腱呈白色,有光泽,质地较韧,除了少量散在分布的梭形腱细胞,主要由纵行排列的胶原纤维组成,也有部分胶原纤维呈扭转或交错排列,防止纤维分离,同时有利于来自不同方向力的缓冲。胶原纤维占有形成分的 70% 以上,其余为弹力纤维、黏多糖等。

(2) 肌腱的生物力学　组织的力学特性取决于其组成成分及空间排列情况。肌腱主要由胶原纤维组成,生物力学特性与胶原纤维密切相关。受到轴向拉伸时,由于几乎所有胶原纤维排列方向都与肌腱长轴平行,沿载荷方向平行排列,全部承受载荷,使得肌腱表现出较高的机械强度,应力—应变曲线与胶原纤维基本相同,表现出明显的黏弹性体特性——滞后、蠕变和应力松弛。

2. 韧带的生物力学

(1) 韧带的组成和结构　韧带是致密的结缔组织,由胶原纤维、弹性蛋白和基质所构成。

(2) 韧带的生物力学　韧带柔软并可以屈曲,允许骨与骨之间的活动,且它们能够承受很大的张力,并对抗外力以免过度伸展。韧带可在负荷下表现出黏弹性和速度依赖性,其机械性随负荷的速度不同而变化。若应力—应变曲线的线性部分显得越陡,则应变率越高,组织的硬度也越强,当韧带进行重复拉伸测试时,应力—应变曲线会沿伸长轴右移,应变会增加。如果重复负荷持续加于受损的韧带,生理负荷范围内组织也会微断裂。

第二节　运动的生理学基础

一、运动对肌肉、骨骼系统的影响

(一) 运动对骨骼肌的影响

运动是由骨骼肌在神经支配下完成的收缩和舒张动作,肌肉和关节的运动方式与肌肉的分布、关节的形态、神经冲动的强弱有关。运动是由运动单位(motor unit)启动的,一个运动单位包括一个 α 运动神经元的轴突和它所支配的肌纤维。

1. 运动使骨骼肌肌肉体积增大　经常进行体育锻炼或系统的运动训练,可使骨骼肌体积增大,肌力增强。肌肉体积的增大是由于肌纤维增粗,还是肌纤维数目增加,至今尚无足够的实验证明。

2. 运动对肌肉肌力及耐力的影响　肌力(muscular strength)是指单一的肌肉或肌群收缩时能够产生的最大力量。而肌耐力(muscular endurance)是指单一的肌肉或肌群持续收缩或重复运动的能力。大负荷、少重复的训练主要增加肌肉力量和体积,而对耐力无明显影响。反之,小负荷、多重复的训练主要增加耐力,而对肌力无明显影响。

3. 运动训练对肌纤维类型的影响　在一定条件下不同肌纤维类型可以发生改变。有研究表明,在Ⅱ型纤维中,Ⅱa和Ⅱb型纤维可以互相转变。耐力训练在减少Ⅱb型纤维的同时,可增加Ⅱa型纤维的比例,而力量训练可以增加Ⅱb型纤维的比例。使用刺激Ⅰ型纤维的低频电去刺激Ⅱ型纤维,部分Ⅱ型纤维可转变为Ⅰ型纤维。

（二）运动对骨骼的影响

1. 运动对不同年龄骨密度的影响　运动负荷对处于发育阶段的人的骨骼作用是增加其骨量,使之取得更高的骨密度峰值,对日后骨质疏松的预防有很大作用。骨的塑型到成年期基本完成,而骨的吸收和重建过程则持续终生。随着年龄的增加,骨骼中骨细胞的数量逐渐凋亡,骨细胞数量减少。骨量达到峰值后会随增龄而骨密度逐渐减小,特别是女性到绝经期后急速下降,而运动和劳动对缓解骨量丢失,预防骨质疏松有明显作用。

2. 不同运动方式对骨密度的影响　运动方式的不同对骨密度有显著的影响。凡对骨组织产生纵向或侧向应力的运动如冲击性训练和抗阻力运动等,均被认为是最有效的干预作用方式。多数研究认为,进行对骨骼有负载作用的抗重力或抗阻力性运动有利于骨的形成,运动可能对受刺激部位的骨骼产生局部的力学效果。

3. 不同运动强度对骨量的影响　运动强度是影响骨密度的一个重要因素,只有一定强度的运动才能达到刺激阈值并引起反应。在对骨组织产生一定张力和压力的作用下,可以刺激骨重力小梁和张力小梁的生长。机械负重大的运动比负重小的运动对骨密度增加更有利和更明显,并且大负重(即对骨骼施加大的压力)短时间比小负重长时间更能使骨密度值显著增加。

（三）运动对关节的影响

1. 适当运动对关节的有益作用

（1）增加关节的稳定性　在系统的体育锻炼中,由于机械的作用,关节面的骨密质增厚,使其承受载荷的力学性增强;关节软骨增厚,提高了关节的缓冲能力;关节囊和关节韧带等胶原组织增生,抗拉伸的能力增强;关节周围的肌肉力量增大,使关节稳定性增加。

（2）提高关节的灵活性　坚持采用各种科学、有效的拉伸方法进行练习,可使关节囊、韧带及关节周围的肌肉等软组织在力的作用下被牵伸,增大关节的灵活性,提高关节运动幅度。

关节的稳定性和灵活性是一对矛盾,在运动训练中既要重视增大关节的稳定性,又要重视提高关节的灵活性。

（3）促进关节损伤后的修复　关节附近的骨折、关节置换术后,应该及时正确地应用运动疗法,以刺激软骨细胞,增加胶原和氨基己糖的合成,防止滑膜粘连和血管翳的形成,从而增加关节活动范围,恢复关节功能。运动提供的应力使胶原纤维按功能需要有规律地排列,促进了关节骨折的愈合。

2. 不当运动对关节的损伤

恰当的关节负重和运动对维持正常关节软骨的组成、结构和机械特性非常重要。当负重或运动的强度和频率超出或低于某一范围时,关节软骨的合成和降解的平衡被打破,软骨的组成与超微结构均发生变化,造成关节损伤。

二、运动对心血管系统的影响

（一）运动时心血管系统的反应

运动时,骨骼肌收缩,耗氧量明显增加,心血管系统的反应就是提高心输出量以增加血液供应,从而满足肌肉组织的氧耗,并及时运走过多的代谢产物,否则肌肉运动就不可能持久。

1. 运动时心输出量的变化 心输出量对急性运动有着敏感反应,其目的在于迅速适应机体活动的需要。运动初期心输出量快速增加,之后缓慢递增并逐渐达到稳定,此时机体血流状态与肌肉活动的代谢需求达到相对平衡的状态。

2. 运动时各器官血液量的变化 运动时各器官的血流量将进行重新分配,其结果是使心脏和进行运动的肌肉的血流量明显增加,不参与运动的骨骼肌及内脏的血流量减少。皮肤血管舒张,血流增加,以增加皮肤散热。

3. 运动时血压的变化 运动时的动脉血压的变化取决于心输出量和外周阻力两者变化之间的关系,并与运动强度和运动方式等有关。在有较多肌肉参与运动的情况下,肌肉血管舒张对外周阻力的影响大于其他不活动器官血管收缩的代偿作用,故总的外周阻力仍有降低,表现为动脉舒张压降低;另一方面,由于心输出量显著增加,故收缩压升高。

(二)心血管系统对运动的适应

经常进行健身锻炼或运动训练,可促使人体心血管系统的形态、机能和调节能力产生良好的适应,并产生长期性影响,概括起来有以下几个方面。

1. 窦性心动过缓 健身锻炼或运动训练特别是耐力性练习可使静息心率减慢。

2. 运动性心脏增大 研究发现,健身锻炼或运动训练可使心脏增大。运动性心脏增大是对长时间运动负荷的良好适应。

3. 心血管机能改善 静息时,一般人和运动员的心输出量无多大区别,由于运动员的心率较低,故每搏输出量较大。从事最大运动时,两者的心率都可达到同样的高度,但运动员的每搏输出量及心输出量比静息时的增加要明显高于一般人,运动员每搏输出量及心输出量的增加是心脏对运动训练的适应。

三、运动对呼吸系统的影响

运动能够促进呼吸肌力量增强。呼吸肌包括膈肌、肋间肌和腹壁肌肉,辅助呼吸肌包括肩部、背部和胸部的肌肉。呼吸肌发达,使胸廓扩大,呼吸动作的幅度加大,呼吸差明显增加。呼吸肌耐力增强,长时间的工作不易疲劳。

运动能够有效提高呼吸机能。呼吸机能的变化表现在肺活量的增大和呼吸深度的增加,肺活量的大小代表着呼吸器官的工作能力。肺活量增大时呼吸深度和呼吸频率都相应增加,使呼吸肌加强活动,加大了胸廓的扩张能力,使肺泡的扩张能力增强。呼吸深度加大,标志着呼吸机能的提高能保证肺有足够的通气量。一般人的呼吸浅而急促,安静时每分钟呼吸 12~18 次。经常参加体育锻炼的人,呼吸深而缓慢,安静时每分钟 8~12 次,这种差别在运动的时候表现得更为明显。

四、运动对神经系统的影响

运动能够改善中枢神经系统的调节功能,提高中枢神经系统对人体活动时错综复杂的变化的判断能力,并及时做出协调、准确、迅速的反应。

运动对神经系统的良好影响主要在于它是一种积极的休息。当经过较长时间的脑力劳动,感到疲劳时,参加短时间体育运动,可以转移大脑皮层的兴奋中心,使原来高度兴奋的神经细胞得到良好的休息,同时又补充了氧气和营养物质。而脑组织所需氧气和营养物质的供给又完全依赖于血液循环、呼吸和消化系统,运动在很大程度上改善了这些系统的功能,提高了它们的工作效率,从而促进了脑血液循环,改善了脑组织的氧气和营养物质供应,使脑组织的工作效率有了显著提高。

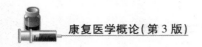

五、运动对代谢的影响

（一）运动对糖代谢的影响

糖也称碳水化合物，是人体主要的能量来源，一般情况下，机体60%的热能由糖提供。短时间大强度运动时的能量绝大部分由糖供给；而长时间小强度运动时，也首先利用糖氧化供给能量，当可利用的糖耗竭时才动用脂肪和蛋白质。因此，临床上运用运动疗法来降低血糖，辅助更好地控制糖尿病，运动疗法作为糖尿病治疗的五大基石之一，已得到广大医务人员和患者的认可。

（二）运动对蛋白质代谢的影响

蛋白质的基本组成单位是氨基酸，氨基酸进行分解代谢供能或参与新的蛋白质合成。一般情况下，长时间低强度持续运动时，氨基酸在肌肉中的供能比重将会上升，如耐力训练。运动还能促进蛋白质合成，尤其肌肉蛋白质，表现为肌肉横截面增加，肌肉收缩力增强。

（三）运动对脂代谢的影响

脂肪在人体的主要功能是储存和供给能量，是长时间运动的主要能量来源。长时间中等强度运动能够增强脂代谢，维持机体热量平衡，减少过多脂肪堆积，保持正常体重。大量的流行病学及临床试验研究发现，无论对于男性、女性、老年人还是儿童，长期规律的体育运动均可有效地改善其不良的脂质结构，降低血浆三酰甘油（TG）、胆固醇、低密度脂蛋白（LDL）及极低密度脂蛋白（VLDL）水平，而增加高密度脂蛋白（HDL）和载脂蛋白AⅠ水平，并能延缓因增龄而带来的不良影响，从而使患冠心病的危险性显著降低。

第三节　人体发育学基础

人体发育学属于发育科学（developmental science）的分支领域。人体发育学是研究人体发生、发育全过程及其变化规律的科学，涉及从生命开始到生命结束的整个过程。其研究重点是人体在发生、发育、成熟直至衰亡过程中从量变到质变的现象、规律、影响因素以及相关的发育评定，为正确理解各类发育异常和疾病，制定正确的预防、保健、治疗及康复措施奠定理论基础。

一、正常发育规律

（一）小儿神经系统的发育

1. 大脑的发育　在解剖学上，出生时小儿已具备了成年人脑所具备的沟和回，但比成年人的浅，在组织学上也已具备了大脑皮层的6层基本结构。出生后无论在解剖上还是在功能上又得到了迅速发展。具体地讲，自妊娠最后3个月至出生后1.5~2岁为脑发育的最快时期，也是最为关键的时期。

2. 小脑的发育　小脑在1岁以内发育很快，到3岁时小脑已基本与成人相同，能够维持身体的平衡和准确性。

3. 脊髓的发育　出生时脊髓已较成熟，其下端达第3腰椎水平（成人在第1腰椎水平上），4岁时达第1~2腰椎水平。

4. 周围神经的发育　周围神经包括颅神经、脊髓神经和自主神经，其主要功能是传导冲动。颅神经在小儿出生后3个月可完成，脊髓神经从胎儿5~6个月开始形成，2岁是髓鞘形成阶段，4岁时已相当成熟，以后仍在缓慢进行直至成年。

（二）运动功能的发育

1. 粗大运动的发育　粗大运动包括颈肌及腰肌的平衡能力以及爬、行走、跑、掷、跳等。

（1）抬头 初生新生儿颈肌完全无力，在从仰卧位扶至坐位时颈肌仅有短暂的张力增高。其后颈部肌张力增强，故小儿首先能在俯卧时仰头。

（2）坐 新生儿扶至坐位时头完全下垂；4月龄坐时头不再后垂，在坐位时摇晃躯体，头随之摇摆不定；5月龄依倚而坐时能直起腰部，头不再摇摆不定；7月龄能独坐，但有时两手向脑门前支撑；8月龄不用手支撑可独坐；10～11月龄能坐得很稳，并能改变姿势；1岁在坐位时能左右旋转去取物而不跌倒。

（3）爬 新生儿俯卧位时有反射性匍匐动作；2月龄时能在俯卧位交替踢腿；3～4月龄时可用肘支撑上身达数分钟之久；8～9月龄时能用上肢往前爬；一岁婴儿爬时可手膝并用；一岁半会爬台阶。

（4）站立和行走 新生儿期可引出踏步反射，2～3月龄当扶至立位时，髋、膝关节弯曲；6月龄当呈立位时，两下肢可支持其体重；7月龄扶站时，小儿能高兴地蹦跳；9月龄时可扶站；11月龄可扶栏独脚站，或作蟹行，此时换着两手能向前走；13月龄能独走，但两下肢分开，基底很宽，每步的距离、大小、方向也不一致；15月龄能爬楼梯，可自己站起，站得很稳，绕物体转弯时还不灵活；2岁时步态较稳，但仍需眼的协调；2～3岁能跑，但不能迅速起步及停止；4.5～5岁能快步奔跑，并伴有手臂的协调摆动。

（5）跳 跳的动作从两足交替走下台阶为开始（约1.5岁时），此时也能用一脚跨过低障碍物。2岁时能并足跃下一级台阶，也能并足往前跳一步及原地跳跃。2.5～3.5岁时开始用独脚向前连续跳1～3步，5岁时可连跳8～10步，6.5岁时才能较好地蹦跳及奔跑。

2. 精细动作的发育 精细动作指手指的精细操作，精细动作需要视觉感知的协调。在描述及测验婴幼儿发育时，常把与适应环境有关的运动称为"适应性"发育，如抓取玩具、涂绘、叠方木等。把自理生活（如扣纽扣、系鞋带）及对人反应（如捏紧玩具不让夺走）中适用的动作称为"个人—社会"发育。

新生儿时期可引出握持反射，持续2～3个月，握持反射消失后小儿才能有意识地握物。小儿上肢肌张力降低，才能开始手的捏弄动作。由于3～4月龄的小儿手眼不协调，故常不能准确抓住近处的物体；5～6月龄之前腰、手不能协调，故不能弯腰抓取伸手不能及的面前物体。6～7月龄时能弯腰伸手拿取较远处物体，并将物体在两手间互相传递。9月龄时小儿能随意放掉或扔掉手中物体，约15月龄时，小儿能正确地将2块2.5cm立方木块叠起来，2岁时能叠6块，说明眼手协调已有进步。手的捏握动作可促进小儿发育，并能反映小儿的认识水平。

（三）感觉和心理的发育

1. 感觉的发育 视觉、听觉、嗅觉、味觉等特殊感受器，或触觉、震动觉、温度觉等一般感觉的刺激，传入到大脑而使人对周围环境的存在有感知和认识。对于儿童，视觉、听觉的发育尤为重要。

（1）视觉的发育 ①新生儿：有短暂的原始注视，目光可反射性地跟随在近距离内缓慢移动的物体，能在15～20 cm处两眼协调并调节视力；②1月龄：开始出现头眼协调。跟在水平位置上随移动物体转动90度；③3月龄：调节范围扩大，头眼协调好，能看见8 mm大小的物体；④6月龄：目光跟随在水平及垂直方向移动的物体转动90度，并能改变体位以协调视觉；⑤9月龄：较长时间地看3～3.5 m内的人物活动；⑥1.5岁：注意悬挂在3 m远处的小玩具；⑦2岁：能区别垂直线与横线，目光跟随落地物体而转移；⑧4岁：视力约20/40（snellen表）；⑨5岁：区别斜线、垂直线与水平线。视力约20/30；⑩7岁：正确感知及临摹b、d、p、q等；⑪10岁：正确判断距离及物体运动的速度，能接住从远处掷来的球。

（2）听觉的发育 很多研究证明，胎儿在宫内即有听力，足月新生儿听觉的灵敏度虽不如成人，但已相当良好。50～90分贝的声响可引起呼吸改变，声音可引起新生儿惊吓反射，眨眼或表现为啼哭；若啼哭时听到声音也可能表现为啼哭停止，有时表现为呼吸暂停。

（3）味觉的发育　出生时味觉发育已很完善,可对不同味道产生不同的反应。4~5月龄的婴儿对食物的微小改变已很敏感,为味觉发育关键期。婴儿早期的味觉经历的变化对以后接受食物有特殊作用。

（4）嗅觉的发育　出生时嗅觉中枢与末梢早已发育成熟,而且婴儿有嗅觉的记忆。故新生儿对母乳香味已能有反应,1月龄时对强烈气味有不愉快表示,3~4月龄时已能区别愉快与不愉快气味,7~8月龄更敏感,开始对芳香气味有反应。

（5）触觉的发育　新生儿的眼、口周、口腔、舌尖、手掌、足底的触觉非常敏感。2~3岁可辨别物体的属性。

（6）痛觉的发育　新生儿痛觉已存在,但因神经纤维髓鞘发育不全,故对痛不敏感,2月龄后才逐渐敏锐。

（7）温度觉的发育　新生儿即有灵敏的温度觉,尤其对冷刺激比热刺激更能引起明显反应。

2. 心理的发育　心理的发育包括注意、记忆、思维、想象、情绪、情感、意志、性格、气质等发育。

（1）注意　是一切认识过程的开始,是感觉、知觉、记忆、思维等心理过程的一种共同特征。6月龄的婴儿听到铃声会去找声源,这是注意的开始;1岁时注意时间延长,伸手去摸感兴趣的东西。

（2）记忆　是大脑处理、储存和提取信息的过程,是人在生活实践中所经历的事情在大脑中遗留的印迹,是复杂的心理过程,包括记识(感觉)、保持(短暂记忆)、回忆(长久记忆、再认和再现)。1岁以内婴儿只有再认而无再现,随着年龄增长,再现能力也增强。

（3）想象　是人感知过的客观事物在头脑中再现,并对这些客观事物重新组合,加工创造出新的客观事物的思维活动。新生儿无想象能力;1~2岁仅有想象的萌芽;学龄前期儿童想象开始丰富,内容变得具体、完整、系统,但想象主题易变,具有夸大性,想象与现实分不清楚;学龄期有意想象和创造性想象迅速发展。

（4）情绪与情感　新生儿期消极情绪较高;4~6月龄的婴儿开始能区分生人与熟人,并依恋母亲;1岁左右"怕生"达高峰,逐渐出现与社会性需要相关系的情感;幼儿情感表现的特点是冲动、易变、外露。学龄前的儿童情感表现为可以逐渐控制自己的情绪,从据理力争变成转移情绪。

（5）思维　是客观事物在大脑中概括的、间接的反映,是借助语言来实现的人的理性认识过程,是智能活动的核心,是心理活动的高级形式。儿童1岁以后开始产生思维;3岁前只有最初级的形象思维;3岁以后开始有初步抽象思维;6~11岁产生较深的抽象思维,具有独立思考的能力。

二、异常发育

1. 运动功能障碍　可由先天因素及后天因素所导致的与运动功能有关的神经系统、运动系统损伤所致,包括先天性运动功能障碍、后天性运动功能障碍和脑性瘫痪。

2. 行为障碍或异常　包括生物功能行为问题、运动行为问题、社会行为问题、性格行为问题、语言障碍、注意缺陷多动障碍(attention deficit hyperactivity disorder, ADHD)。

3. 言语和语言障碍(speech and language disorder)　又称言语和交流障碍(speech and communication disorder),是学龄前儿童中常见的一种发育障碍,可以影响以后的阅读和书写,因此应早期发现、早期干预和治疗。

4. 学习障碍(learning disabilities, LD)　属于特殊障碍,是指在获得和运用听、说、读、写、计算、推理等特殊技能上有明显困难,并表现有相应的多种障碍综合征。

5. 精神发育迟滞(mental deficiency)　也可称为精神发育不全,智力损伤发生在发育时期,智力功能明显低于一般水平,以及对社会环境日常要求的适应能力有明显损害。主要表现在社会适应能力、学习能力和生活自理能力低下,其言语、注意、记忆、理解、洞察、抽象、思维、想象等心理活动能力都明显落后于同龄儿童。

6. **孤独症**(autism)　又称自闭症,是一组终生性、固定性、具有异常行为特征的广泛性发育障碍性疾病,指起病于婴幼儿期,具有社会交往、语言沟通和认知功能特定性发育迟缓和偏离为特征的精神障碍。

三、发育评定

发育评定是指运用各种方法和手段,对生长发育的水平、趋势、速度、过程规律和特点等进行观察与研究并做出评定。重点评定儿童的体格、智力、适应行为、言语、人格、社交能力等。通过发育评定,了解个体与群体生长发育状况、发现功能障碍,为制定康复治疗目标和方案,正确实施康复治疗,判定康复治疗效果提供科学依据。

第四节　运动控制理论

一、概述

根据 Horak 的运动控制理论,"正常运动控制是指中枢神经系统运用现有及以往的信息将神经能转化为动能并使之完成有效的功能活动"。目前关于神经系统调控运动的机制,尚存有分歧,主要有 3 种学说,即反射运动控制学说、系统运动控制学说和阶梯运动控制学说。

1. **反射运动控制学说**　该学说由 Charles Sherrington 提出。他认为,反射是一切运动的基础,神经系统通过整合一连串的反射来协调复杂的动作。控制运动的主要因素是:① 周边感觉刺激;② 反射弧;③ 由反馈控制来修正动作。

【知识拓展】 ··

反　射　弧

神经系统的一切活动都是以反射方式来实现的,也就是机体对内、外环境的刺激及时给以适当的反应。反射分为非条件反射和条件反射两种。执行反射的全部结构称为反射弧。反射弧包括感受器、感觉神经元(传入神经元)、神经中枢(中间神经元)、运动神经元(传出神经元)和效应器五个部分。

2. **系统运动控制学说**　1967 年由 Bernsten 提出。他认为运动的控制问题就其周围环境而言,因人而异,而且还要根据个体的要求、环境和目标而不断改变,所以感觉、认知和活动三者之间相互作用。在这个模式中,中枢神经系统并不发出直接的指令,而是各部分一起整体互动,系统地进行整合。

3. **阶梯运动控制学说**　1940 年由 Rodol Magnu 提出。他指出脑损伤会破坏皮质的控制系统,同时出现异常反射,造成不正常姿势和动作障碍。Arnold Gesell 提出,正常动作发展源自中枢神经系统的逐渐皮质化,皮质化使高级控制中心具有控制低级反射的能力。1978 年,在此基础上提出了神经发育理论,它是目前人们最为熟悉的理论。中枢神经系统损伤会使正常情况下受控制的低级中枢开始活动,从而引发不正常的姿势和异常的动作方式。以此建立的 Bobath 疗法目前广泛应用。

因为阶梯运动控制学说简便、易掌握,故做重点介绍,同时也可了解掌握神经运动系统的组成及功能。阶梯运动控制学说认为中枢神经系统对于运动的控制呈现阶梯状,一般分 3 个层次:① 最低层是脊髓和脑干,与执行动作相关,包括激活运动神经元和中间神经元,产生目的性动作并对姿势进行必要的调整;② 中层水平是运动皮质和小脑,与运动顺序相关,指平稳、准确达到目的所需肌肉收缩的空间时间顺序;③ 最高层是大脑新皮质的联络区域和基底神经节,形成运动总的方向策略,涉及运动的目的以及达到目的所采用的最佳运动方案。

二、脊髓对躯体运动的调节

躯体运动最基本的反射中枢在脊髓。脊髓前角灰质有大量运动神经元,其中运动神经元既接收来自皮肤、关节、肌肉等外周传入的感觉信息,同时还接收从脑到大脑皮质各高级中枢下传的信息,参与反射活动过程。

1. γ环路的反射调节　γ环路的意义:① 可使肌肉维持于缩短状态;② 脑干高位中枢通过兴奋γ环路调节肌紧张。

γ环路由肌梭感受器、Ⅰ和Ⅱ类γ传入纤维、γ运动神经元、γ传出纤维、肌梭梭内肌纤维组成。γ运动神经元的兴奋性阈值比α运动神经元低,易被来自脊髓上水平复杂的多突触通路所易化或抑制。当γ传出纤维活动加强时,梭内肌纤维收缩,提高肌梭内感受器的敏感性。γ环路持续性冲动释放的高低,决定肌梭内感受器的敏感性,对肌肉的紧张性(肌张力)起调控作用。

2. 腱器官在反射中的作用　张力感受器是高尔基腱器,位于肌肉—肌腱结合处,是接受牵拉刺激的感受器,串联分布在肌肉与肌腱的结合部,称为肌紧张感受器的反馈系统。肌收缩时,肌梭的兴奋性降低,而腱器官对肌肉张力变化十分敏感,它的兴奋性增加,冲动通过Ⅰb纤维传入,中间神经元兴奋,释放抑制性递质,抑制α和γ运动神经元,调整肌张力不至于过高。

3. 脊髓反射　主要通过肌梭、高尔基腱器等本体感受器来实现,同时脊髓反射受高位中枢的调控。

(1) 牵张反射(腱反射和肌紧张)　腱反射是快速牵拉肌腱产生肌肉反射性收缩,单突触反射,快肌收缩,可见关节活动,时间短暂。肌紧张反射是缓慢持续牵拉肌腱引起的肌肉收缩,多突触反射,慢肌收缩,不表现明显动作,时间持久,是姿势反射的基础。

(2) 屈肌反射和对侧伸肌反射　当肢体皮肤受到伤害性刺激时,该肢体的屈肌强烈收缩,伸肌舒张,使该肢体出现屈曲反应,以使该肢体脱离伤害性刺激,称为屈肌反射。屈肌反射的强度与刺激的强度有关。例如,足部的较弱刺激仅引起踝关节屈曲,如刺激强度加强,则膝关节及髋关节也将发生屈曲;如刺激更强,则可在同侧肢体发生屈肌反射的同时,对侧肢体出现伸直的反射活动,这称为对侧伸肌反射。对侧伸肌反射属于姿势反射,具有保持身体平衡,维持姿势的意义。

三、脑干在运动中的作用

脑干是中枢神经系统中位于脊髓和间脑之间的一个较小部分,自上而下由中脑、脑桥和延髓三部分组成,通过皮质核束支配脑神经运动核以控制头面部肌肉的运动,起自脑干核团的传导束通过脊髓控制头、颈及躯体的运动。

1. 脑干对姿势反射的调节　直立是人体经常保持的姿势,一旦常态姿势受到破坏后,身体肌肉张力立即发生重新调整,以维持身体的平衡或恢复正常姿势,这种保持或调整身体在空间位置的反射称为姿势反射。脊髓水平的牵张反射、对侧伸肌反射是最简单的姿势反射。脑干部位的翻正反射是姿势反射的重要部分。此外,大脑的平衡反应也参与姿势反射的调节。

2. 脑干网状结构对肌紧张的调节　延髓、脑桥、中脑直至丘脑底部这一脑干中央部分的广泛区域中神经细胞和神经纤维交织在一起呈网状,称为网状结构。网状结构上行系统形成非特异性传入系统接受来自全身各部位的传入冲动,通过许多突触由丘脑非特异投射系统传至大脑皮质;网状结构下行系统形成网状脊髓束,构成椎体外系重要组成部分,对脊髓反射起易化或抑制作用。

四、小脑在运动控制中的作用

小脑是重要的运动控制调节中枢,其本身不引发动作,但对动作起共济协调作用,可以调节肌紧张、控制躯体姿势和平衡、协调感觉运动和参与运动学习过程,参与精细运动的协调。

五、基底神经节在运动控制中的作用

基底神经节位于大脑皮质下，紧靠丘脑背外侧，由尾状核、壳核、苍白球、丘脑底核、中脑黑质核、红核组成。它接收来自感觉运动皮质的信号，并将信号加工后传送到脑干网状结构，再下行到脊髓。它调节运动的主要皮质下结构，有调节运动功能的重要作用，与随意运动的稳定性、肌紧张的控制、运动程序和本体感觉传入冲动信息的处理有关，为一切运动提供必要的"配合活动"。

六、大脑皮质在运动控制中的作用

1. 皮质运动区的功能特征　① 有精细的运动机能定位，刺激大脑运动皮质相应的区域，可引起身体相应部位肌肉的收缩。运动区的定位分布从上到下大体相当于身体的倒影。② 对躯体运动的调节呈现交叉支配，即同侧皮质运动区支配对侧肢体的运动功能，但头面部肌肉的支配是双侧支配。③ 皮质代表区的大小与运动的精细复杂程度有关，动作越精细复杂，该动作运动代表区的范围就越大。④ 皮质细胞的代偿能力很强，部分皮质运动神经元坏死后，其周围神经元甚至不同系统、不同部位的神经元都可以代偿它的功能，这是脑功能重塑的基础。⑤ 刺激某运动代表区，仅产生该代表区所支配的肌肉收缩。如果刺激强度增强超过该肌肉的收缩阈值，延长刺激时间可引起邻近协同肌的收缩。

2. 大脑皮质不同部位对运动的作用　① 皮质中央前回运动区，是直接发出传出运动冲动的区域；中央前回发生损伤，会导致肢体瘫痪，即使直接电刺激该区，也不再引起相应的反射活动。② 皮质额叶对于随意运动的组织有重要意义。额叶损伤的患者，丧失形成愿望的能力，不能产生行动的计划，并且意识不到自己行动中的错误。因此额叶负担着组织和监督随意运动的功能。③ 皮质顶枕部（包括视觉、前庭、皮肤和动觉分析器中枢）是保证运动的空间组织的主导区域。这一部位的损伤，并不影响愿望的形成，不影响动作的程序及控制，但使运动在空间的构成出现障碍，难以完成较复杂的动作。

3. 锥体束的功能　它是由皮质运动区锥细胞发出的神经，经内囊处汇聚成束下行，止于脑干神经核运动神经元（皮质脑干束）和脊髓运动神经元及中间神经元（皮质脊髓束），在锥体束下行过程中一部分交叉至对侧。调节脊髓前角运动神经元和中间神经元的兴奋性，易化或抑制由其他途径引起的活动，特别是在快速随意控制肌肉的精细、协调运动中起基本作用。

4. 锥体外束功能　锥体外束是除锥体束以外主管控制躯体运动功能的所有运动纤维通路。它起源于大脑皮质，下行终止于皮质下纹状体、小脑、丘脑、脑桥和网状结构等部位，由这些部位分别发出的红核脊髓束、顶盖脊髓束、前庭脊髓束和网状脊髓束下至脊髓，支配脊髓的运动神经元。功能是不经过延髓锥体，作用不能直接迅速抵达下运动神经元，不能引起肌肉的随意收缩，只是影响运动的协调性、准确性；其次通过影响肌张力来维持人体的正常姿势。它具有对大脑皮质呈反馈作用的环路联系，在功能上参与调节肌肉紧张度，协调肌肉的联合活动以维持身体的姿势，进行节律动作等。

5. 大脑对低位中枢的调控　大脑是神经系统的高位中枢，小脑、脑干、脊髓是大脑的低位中枢。正常情况下，低位中枢受高位中枢的控制，高位中枢通过下行易化系统使低位中枢反射活动易化，下行抑制系统减弱低位反射活动，其中基底神经节和脑干核团在运动的整合和调节中起到重要作用；小脑神经核对外周活动信息进行处理、修饰、记忆、计算和整合运动信息。

第五节　神经功能恢复的理论基础

神经系统的结构、功能与先天遗传基因和后天外界环境的作用密切相关。许多研究已经证实，脑的形态和功能是在胎儿出生后不断发育完善，尤其是在神经系统损伤、部分神经元坏死而不能再生的

情况下,受损的神经功能仍然能够恢复,这主要取决于神经系统功能的可塑性。神经系统功能的可塑性是指神经系统结构和功能上有自身修改以适应环境变化的能力,包括后天的差异、损伤、环境及经验对神经系统的影响。神经系统的可塑性决定于机体对内外环境刺激发生行为改变的反应能力。可塑性高,意味着神经细胞功能的易变性和神经系统损伤后更容易恢复功能。可塑进程或形式有多种,如儿童在生长发育期间,在运动能力和学习能力上获得的正常生理可塑性。脑损伤功能障碍发生后,通过药物、康复功能训练达到自身功能代偿的病理性可塑性。可塑性可以通过不同的途径实现。

一、中枢神经系统的可塑性

中枢神经系统是机体的重要调整体系,其自身的结构和功能具有随着内外环境变化而不断地修饰和重组的能力,称之为中枢神经系统的可塑性。

（一）神经功能重塑的机制

1. **突触发芽**　包括再生性发芽、侧枝发芽两种形态演化。再生发芽是消失的神经突触本身的真正再生或形成,在中枢神经系统中较少见到。常见到侧枝发芽,主要是从未受损伤的神经细胞的树突或轴突中向受损伤的神经细胞生长新芽。它构成了中枢性损伤功能恢复的形态学变化,反映了功能代偿或再建的解剖学基础。

2. **突触的可塑性**　突触的可塑性是建立在分子水平可塑性的基础上的,它涉及神经末梢去极化、突触的运动频率、突触前膜内钙离子浓度及外在因素的调节等。突触的可塑性包括以下两个方面。

（1）突触结合的可塑性　是指突触形态的改变及新的突触的形成和传递功能的建立,这种可塑性持续时间较长。

（2）突触传递的可塑性　是指已有突触的反复活动引起的突触传递效率的改变,包括以下两种形式。

1）长时程增强（long term potentiation,LTP）:突触可塑性的证据是英国神经生物学家 Bliss 证明的。对家兔的海马传入神经纤维给予短暂高频刺激,可诱发增大的兴奋性突触后电位,潜伏期明显缩短,使海马结构的突触传递效能增强。这种增强现象可以持续数小时至数周,称为突触传递长时程增强。LTP 的发现使突触可塑性和学习、记忆实验研究进入重要里程碑。

2）长时程抑制（Long term depression,LTD）:LTD 最初是日本的伊藤正男等人在小脑上给予平行纤维和爬行纤维同时刺激时发现的。在平行纤维与浦肯野细胞的突触处诱发单位的放电脉冲数减少,兴奋性突触后电位变小,持续至少 1 小时以上,而且仅发生于此突触处,就将此种突触传递效率的长时程降低称为长时程抑制。

3. **失神经过敏**　这一现象首先发现在周围神经系统中,在神经—肌肉接点,后来在脑内也发现。失去神经支配的肌肉的兴奋性异常增高,或者失去传入神经结构后,突触后膜对特定的神经递质的反应敏感性增强,都可使细胞膜上的受体增多。据认为可保持失神经组织的兴奋性,减少变性,与将来重新接受新的前神经纤维的支配,形成新突触有关。

4. **神经网络功能的变通性**　这里是指神经系统利用新的功能模式替代已经损失的功能,使整个运作程序仍处于有效的状态。它包括潜在通路的启用,古、旧脑的代偿,对侧或同侧周边的代偿,不同感觉神经之间的功能替代等。

（1）潜在通路启用　中枢神经系统中每个神经细胞通过突触与其他众多神经细胞连接起来,但平时多数连接通路处于被抑制或"休眠状态"。当主要神经通路受损后,信息传达网络在数小时内出现抑制状态,感觉传入被阻断,其大脑感觉区的抑制性神经递质,如氨基丁酸出现一过性减少,以后旁侧神经通路被激活启用,发挥主通路作用。

（2）古、旧脑的代偿　哺乳动物脑的最外侧皮质为新脑,当其损伤时功能丧失或降低,由脑内层的古、旧脑部分承担起新脑的功能,但大多只能学会执行粗糙运动,缺乏进行精细动作的能力。

(3)对侧或同侧周边代偿　许多研究证实,大脑双侧半球对应部位的功能具有相互代偿的能力。White 对独生子进行整个半球的切除试验,术后运动功能大部分能够恢复,证实了每侧半球均有双侧传出,维持身体两侧的功能。说明双侧半球相应部位间存在着联系,有利于损伤后运动功能的重新组织和支配,如语言功能的互相转移、运动能力的互相替代。

(4)感觉替代　利用皮质内不相干的神经区域替代丧失的功能,使未受损的输出的突触效应被调整。如盲人利用触觉代替视觉作空间定位。有研究发现,截肢后患者的肢体皮质感觉区变成颜面感觉区,考虑为感觉区区域间的替代。

5. 神经生长因子　围绕着生物体内的促进神经生长和抑制神经生长的类生物因子研究中有许多新的发现。体内的两类物质对神经生长的作用截然不同,对神经系统产生综合性效应。

(1)神经营养因子　具有保护、促进神经正常生长发育的称为神经营养因子。尽管 30 年来对神经营养因子的研究给予极大的重视,但是迄今仍未发现确实有效的直接帮助中枢神经再生的因子。人们已经开发出许多生物制剂,在临床治疗中枢神经损伤方面发挥了一定的作用。如神经生长因子、胶质细胞源性生长因子、神经营养因子等具有一定的保护神经元存活、防止凋亡的作用。又如神经节苷脂在正常神经元发育及分化中起重要作用,促进神经轴突生长,增加损伤部位轴突存活数目。

(2)抑神经生长因子　成年动物中枢神经的轴突只能够在周围神经移植中再生,提示中枢神经系统的内环境中可能含有某种抑制再生能力的物质。

(二)影响神经功能重塑的因素

1. 神经营养因子对神经可塑性的影响　目前发现的神经营养因子有 20 多种:以神经生长因子(NGF)、脑源性神经营养因子(BDNF)和酸性成纤维细胞生长因子(aFGF)的研究最多。研究表明神经生长因子可以促进神经再生并对神经再生的早、中、晚期均具有较为明显的血管形成作用,对脑梗死大鼠具有明显的神经保护作用。

2. 星形胶质细胞对神经可塑性的影响　有研究表明,在缺乏胶质细胞影响的条件下,神经元之间仅仅有少量的突触;而只有星形胶质细胞出现后,神经元之间突触形成的数量和突触活性才会显著增加,这一结果提示了胶质细胞在突触连接的形成方面起到了关键的作用,只在胶质细胞的存在条件下才能形成突触连接。

3. 丰富环境对神经可塑性的影响　尽管目前丰富环境没有明确的定义,但是总的原则是要增加多感官刺激、主动运动、社会性刺激及相互交往的机会。

丰富环境对脑发育和脑损伤具有显著的促进作用,而脑发育和脑损伤的基础是神经可塑性。丰富环境与标准饲养大鼠相比,体质增加 10%,脑质量增加 7%,视皮质增厚,脑半球的宽度和长度增加 5%,脑血管的生成也有增加。丰富环境还可使神经元胞体增大,细胞凋亡减少。最重要的改变是树突、轴突及突触的变化,包括神经元树突变长,树突状分枝增加,密度增大,树突数目增多;轴突增多;突触及突触小结变大,新突触连接形成增加,突触囊泡聚集密度增加。

二、周围神经系统的可塑性

(一)脑功能重塑概念

神经系统结构和功能完整是靠信号的输入和效应器官的正常功能活动来维持的。其周围和中枢神经系统的损伤均会引起脑功能重塑。

(二)脑功能重塑原则

周围神经损伤引起的脑功能重塑原则包括整合分离原则、用进废退原则和熟能生巧原则等。

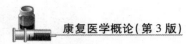

1. 熟能生巧原则　增强的身体局部刺激可增大相应皮质代表区的面积，并可能改变该代表区在皮质的位置顺序。

2. 用进废退原则　皮质代表区的持续竞争使那些接收重要信息的皮质区域增大，并导致其他区域减小。

3. 整合分离原则　相邻外周部位、与行为相关的同步刺激可导致这些部位相应皮质代表区的整合，而不同步的刺激则导致代表区的分离。

（三）各类周围神经损伤后的脑功能重塑

1. 神经离断　这是一种急性去神经输入损伤，会导致皮质的快速重塑，使邻近皮质代表区面积增大。神经根离断后其原皮质代表区被邻近部位重新活化，而神经干离断后其原皮质代表区在很长时间内不能被其他区域完全活化。

2. 神经离断后手术修复　患肢皮肤的感觉信号很大程度上不再经原来的神经轴突向中枢传导，导致躯体感觉皮质的重塑改变。

3. 神经压砸伤　重塑的皮质代表区仍支配原外周支配区域。

（四）周围神经损伤后脑功能重塑的部位

周围神经损伤后脑功能重塑并不仅仅局限于大脑皮质，也可发生在丘脑、延髓和脊髓水平。

（五）脑功能重塑发生机制

1. 输入抑制的去除　神经元或神经通路之间的解剖联系远较它们通常的功能影响范围要大。正常情况下，一些皮质区域功能可能被紧张性抑制所阻滞，如果这些抑制被去除，相应区域的功能可能会很快增强。

2. 无效输入的加强作用　神经损伤或去输入时，正常情况下占优势的兴奋性和相关抑制性输入去除，以往潜在的较弱的突触将渐渐稳定，并在新的活化方式基础上增强其突触后效应。

3. 树突、轴突生长　与新突触形成长期的去神经输入可导致树突和轴突通过再生和侧枝生芽方式再生长。

4. 脑功能重塑的分子机制　据估计，脑功能重塑的相关基因可能超过 1 000 个。早期基因 *fos* 和一类起分子开关作用的分子 pp60c-src 的表达上调。

（六）年龄对脑功能重塑的影响

年龄是决定脑功能重塑程度的重要因素。未成熟脑具有强大的重塑能力，成人也具有相当程度的重塑能力。

（林　清　石春健）

【复习思考题】

1. 名词解释：生物力学、内力和外力、应力和应变、刚度和弹性模量、等长收缩、前负荷和后负荷、神经系统的可塑性。

2. 运动对人体的生理学作用有哪些？

3. 简述中枢神经系统对运动控制的基本原理。

4. 简述中枢神经系统的重塑机制、影响因素和发展前景。

第三章　康复医学评定方法

◉学习目标

　　掌握:常用康复功能评定的主要内容和基本方法。

　　熟悉:康复功能评定与临床诊断之间的关系。

　　了解:康复功能评定在康复治疗中的重要性。

第一节　运动功能评定

一、人体形态评定

人体形态是指身体的概观性特征,包括器官系统的外形结构、体格、体型及姿势。人体形态评定是定量化测量人体外部特征的主要方法。它是研究人体的生长发育规律、体质水平和营养状况必不可少的手段,是衡量身体健康水平的重要组成部分。在康复评定中,是了解生长发育异常及伤病所致的身体形态方面的变化,确定由于形态变化导致的功能障碍程度的重要方法。

(一)体格评定

在一般的人体形态评定中,常用身高、体重、胸围、肢体长度和围度等指标来表示。这里重点介绍两个概念。

1. 腰臀比(west/hip ratio,WHR)　即测量的腰围除以臀围的比值。"腰臀比"合理的比值是:男子为 0.85~0.90,女子为 0.75~0.80。例如某男的腰围是 80 cm,臀围是 90 cm,"腰臀比"为 0.89,这是比较理想的体型。如果"腰臀比"超过了上限,就应该及时进行健康检查、运动健身、均衡营养、修身养性等自我保健。"大腹便便"者的冠心病发病率较正常人高 3~5 倍,糖尿病的发生率较正常人高 3~9 倍,胆肾结石的发病率是正常人的 4~6 倍。

2. 身体质量指数(体质指数)(body mass index,BMI)　是以体重和身高的相对关系来判断营养状况和肥胖程度的指标(表 3-1)。BMI 的计算公式:

$$BMI=体重(kg)/[身高(m)]^2$$

表 3-1　世界卫生组织对 BMI 的健康建议

分类	健康风险	BMI(kg/m^2)
体重不足	中度至高度危险	<18.5
标准体重	正常至低危险	18.5~24.9
体重过重	危险增加	25.0~30
肥胖	严重危险	>30

注:体重超过标准体重 20%~30%为轻度肥胖;超过 30%~50%为中度肥胖;超过 50%为重度肥胖。

（二）体型评定

体型（body type，somatotype）是指人体在某个阶段由于受遗传、营养、环境及疾病等因素的影响而形成的身体外形特征。通过对体型的研究，可以了解患者的健康状况，如体型肥胖者易患高血压、脑出血；细长型则易患肺结核。

1. 内胚型（肥胖型） 这种类型的人体体形特点是身体圆胖，头大，颈短而粗，胸厚而宽，腹部隆起，腰部粗壮，四肢短粗。

2. 中胚型（健壮型） 这种类型的人体体形特点是身体魁伟高大，肌肉结实粗壮，肩宽胸厚，腰腹较小，身体有一定线条。

3. 外胚型（瘦小型） 这种类型的人体体形特点是瘦小、软弱无力，肌肉不发达，四肢细小。

（三）身体成分评定

身体成分是指皮肤、脂肪、肌肉、骨骼及内脏器官等身体的组成成分。身体成分评定主要是对人体脂肪成分进行测量与评价。体脂和皮脂测定是身体成分评价的主要手段。常用以下方法对人体脂肪成分作间接测定。

1. 水中称重法 又称密度测量法（金标准），应用阿基米德原理设计而成，即浸入液体中的物体所受的浮力，等于该物体所排开同体积液体的重量。将个体完全沉入水中，再测量排出的水量，身体重量与体积相除，即可得到比重（密度）。现在已经建立出某一定密度之相对体脂肪百分比的表格，例如：身体密度1.048即相当于25%的体脂肪的含量，而身体密度1.002，则相当于49.3%的体脂肪含量。这种方法需要在实验室条件下进行，实行难度高，不适宜临床常规使用。

2. 皮脂厚度的测量 人体大约有50%的体脂肪组织位于表皮下层，因此测量皮下脂肪厚度可以推测体内脂肪贮存量值。测量的部位通常选择肱三头肌肌腹、右肩胛下角下方5cm处、右腹部脐旁1cm处等。测量时用拇指和示指捏起被测者的皮肤和皮下脂肪，然后用卡尺或皮脂厚度计来测量。通过测得的皮脂厚度推算出人体脂肪的含量（表3-2）。

表3-2 皮脂厚度测量正常参考值

部 位	皮脂厚度（mm）	
	男 性	女 性
肱三头肌肌腹	10.4	17.5
右肩胛下角下方5cm处	12.4~14	12.4~14
右腹部脐旁1cm处	5~15	12~20

3. 生物电阻抗法 临床上用生物抗阻分析仪来测定人体体脂的含量，其基本原理是，生物组织对外加电流场具有不同的导电作用。当在人体表面加一固定频率的低电频电流时，含水70%以上的肌肉组织是良好的导电体，而含水较少的脂肪组织近似为绝缘体，通过测出抗阻值可计算出身体成分。装有心脏起搏器者及孕妇不宜使用，对于老年人、儿童或卧床患者特别适用。

（四）身体姿势评定

1. 身体姿势（posture） 是指身体各部在空间的相对位置，它反映人体骨骼、肌肉、内脏器官、神经系统等各组织间的力学关系。正确的身体姿势应具备如下条件：具有能使机体处于稳定状态的力学条件；肌肉为维持正常姿势所承受的负荷不大；不妨碍内脏器官功能；表现出人体的美感和良好的精神面貌。

2. 正常姿势 包括静态姿势和动态的姿势。静态姿势表现为站位、坐位、跪位和卧位等相对静止的姿态;动态姿势是指活动中的各种姿势,如行走姿势、运动姿势、劳动姿势和舞蹈姿势等。姿势的表现受到性别、年龄、身体状况、文化背景及性格等因素的影响,同时受到各种病理因素的影响。

在静态姿势评定中,直立姿势是人体最基本的和最具有区别于其他动物的特定姿势,其特性是双脚着地、身体直立,上肢能够自由地进行各种粗大运动和精细动作,下肢能够站立、行走和跑步。站立的高重心和足底的小支撑面使得人体在站立时相对不稳定。这也是人类在长期的进化过程中,形成的特有的外形特征。

3. 评定的基本姿势　在人体形态评定中通常用直立姿势作为人体形态评定的基本姿势。直立姿势测量法,是指人体在直立状态下,测取有关数据的方法。该方法要求被测者两足跟靠拢,两臂自然下垂,挺胸收颌,两眼平视前方,使头部保持眼眶下缘与耳屏点成水平的"耳眼平面"姿势。耳眼平面是国际上通用的标准平面,已被各国人体测量工作者广为采用。

人体处于直立位的标准姿势时,从各个不同方向观察要符合以下条件:① 从前面看,双眼应平视前方,两侧耳屏上缘和眶下缘中点应处同一水平面上,左、右髂前上棘应处同一水平面上。② 从后面看,头后枕部、脊柱和两足跟夹缝线都应处于一条垂直线上;与脊柱相邻的两肩和两侧髂嵴,对称地处于垂直脊柱的水平线上。③ 从侧向观看,耳屏、肩峰、股骨大转子、膝、踝应五点一线,位于一条垂直线上。同时可见脊柱的 4 个正常生理弯曲(即向前曲凸的颈曲;向后曲凸的胸曲;向前曲凸的腰曲和向后曲凸的骶曲)。颈曲和腰曲最大,胸曲次之,骶曲最小。

【知识拓展】 ···

身体素质评定

身体素质是指人体运动或活动的综合能力,包括速度、力量、耐力、平衡、协调、柔韧、反应、灵敏、准确等多项素质,其中速度、力量和耐力是身体素质的主体。身体素质的评定是对上述的内涵做分项测试,得出身体素质和体能的综合评价,对于指导患者的物理治疗训练、作业治疗训练有重要的意义。

二、肌力评定

(一) 徒手肌力检查

徒手肌力检查(manual muscle testing,MMT)是检查者用自己的双手、经验和判断力对被检查者的肌力进行的评定操作。检查时,检查者按照一定的标准,通过观察肢体主动运动的范围、感觉肌肉收缩的力量来判断肌力是否正常及确定等级。手法肌力检查只能确定肌力的大小,无法确定肌肉的耐力。

手法肌力检查可以根据受检肌肉或肌群的功能和相应的关节活动范围,让患者处于不同的检查体位,分别在减重力、抗重力和抗阻力的条件下做特定的动作,然后根据动作的活动范围及上述特定条件下动作的完成情况,将肌力分为 6 级(0~5 级),如表 3-3。

表 3-3　6 级肌力分级标准

级别	标　准	相当于正常肌力的百分比
0	无可测知的肌肉收缩	0
1	有轻微的收缩,不能引起关节活动	10%
2	在减重状态下能做全范围的关节活动	25%
3	能抗重力做全范围的关节活动,不能抗阻力	50%
4	能抗重力和一定的阻力的关节活动	75%
5	能抗重力和充分的阻力的关节活动	100%

（二）器械检查

肌力超过3级时可以用专门的器械和设备对肌力进行检测。目前对患者或运动员进行肌力测试的常用设备包括:握力计、背力计、捏力计和等速肌力测试仪等。器械肌力检测虽然仅能用于身体的少数部位,只能对肌群的肌力进行评定,但它可以给我们比较客观的量度指标,因此在临床医疗和运动机构被广泛使用。

1. 握力测定　用握力计测定。检查时被检查者站立或坐位,上肢自然放在体侧,适当屈肘,避免用其他肌群的代偿,调节把手至适当的宽度,用力握2~3次,取最大值,注意保持上肢在测试时不要摆动。该测试反映的是屈指肌群的肌力。握力测定的单位一般是牛顿(N)[1千克力(kgf)= 9.8 N],由于性别和体重对绝对握力影响较大,所以我们一般常用握力指数(握力指数=握力/体重×100)来评定握力,高于50为正常。一般男性的握力指数大于女性,右手大于左手。

2. 捏力测定　用拇指分别与其他手指的指腹捏压捏力计测定捏力。该测定反映的是拇对掌肌及屈肌的肌力,正常值是握力的30%。

3. 背力测定　用拉力计测定。测定时,两膝伸直,将手柄调节到膝关节的高度,两手抓住把柄用力向上拉把手。用拉力指数评定(拉力指数＝拉力/体重×100),正常值:男性150～200,女性100~150。

4. 四肢肌力测定　通过钢丝绳及滑轮拉动固定的测力计(弹簧秤)组成综合测力器,可对四肢各组肌肉的肌力进行分别测定。

5. 等速肌力测定　用等速肌力测试仪测定。等速测试时肌肉收缩,带动仪器上的杠杆绕其轴心转动。杠杆转动的角度预先设定,不能加速;而肌肉收缩产生的关节运动力矩被仪器产生的相反方向的力矩所平衡,并由仪器的计算机绘图记录或提供数据。等速肌力测试的主要优点是可以提供最大肌力矩、肌肉的爆发力、做功能力、功率和耐力方面的数据,被认为是肌肉功能评价及肌肉力学特征研究的最佳方法。缺点是不能进行3级或3级以下的肌力测定及手部肌肉的测定,而且仪器的价格昂贵,不宜普及,操作费时间。

三、肌张力评定

肌张力是肌肉组织在静息状态下的一种不随意的、持续的、微小的收缩,它是维持身体各种姿势以及正常活动的基础。正常肌张力有赖于完整的外周和中枢神经系统调节机制以及肌肉本身的特性如收缩能力、弹性、延展性等。

【知识拓展】

肌　张　力

生理学上肌肉的张力是指被动拉长或牵拉肌肉时所遇到的阻力;临床上肌张力是指被动活动肢体或按压肌肉时所感觉到的阻力。这种阻力的产生可以来自于组织的物理特性,肌肉或结缔组织内部的弹性,反射性肌肉收缩(等张性牵张反射)。由于肌肉大部分情况下都是协同作用,因此,临床上所指的肌张力是指身体不同部位表现出来的整体张力。

1. 方法及分类　主要用手法检查。首先观察并触摸受检肌群在放松、静止状况下的肌张力状态,并观察主动活动进行判断。根据检查情况,可以分为4类。

（1）正常张力　被动活动肢体时,没有阻力突然增高或降低的感觉。

（2）肌张力减低(弛缓)　检查者活动患者肌群时几乎感受不到阻力;患者自己不能抬起肢体,检查者松手时,肢体即向重力方向下落;肌张力显著降低时,肌肉不能保持正常肌的外形与弹性,表现为松弛软弱。

（3）肌张力增高(痉挛)　肌腹丰满、硬度增高。患者在肢体放松的状况下,检查者以不同的速度对患者的关节做被动运动时,感觉有明显阻力,甚至很难进行被动运动。如检查者松手时,肢体被拉向肌张力增高一方。长时间的痉挛可能会引起局部肌肉和(或)肌腱的挛缩,影响肢体运动。痉挛肢体的腱反射常亢进。

（4）张力障碍　肌肉张力紊乱,或高或低,无规律地交替出现。

2. 临床分级　如表3-4。

表 3-4　肌张力的分级评价

分级	神经科分级	Ashworth 分级	Penn 分级	Clonus 分级
0	肌张力降低	无肌张力增高	无肌张力增高	无踝阵挛
1	肌张力正常	轻度增高,被动活动时有一过性停顿	肢体受刺激时出现轻度肌张力增高	踝阵挛持续 1~4 秒
2	稍高,肢体活动未受限	增高较明显,活动未受限	偶有肌痉挛,<1 次/小时	持续 5~9 秒
3	肌张力高,活动受限	增高明显,被动活动困难	经常痉挛,>1 次/小时	持续 10~14 秒
4	肌肉僵硬,被动活动困难或不能	肢体僵硬,被动活动不能	频繁痉挛,>10 次/小时	持续>15 秒

3. 改良 Ashworth 评定法　此分级法是临床上较常用的肌痉挛程度的评定方法,常在仰卧位时进行检查,评定标准如表3-5。

表 3-5　改良 Ashworth 痉挛分级法

级别	痉挛程度	评定标准
0	无肌痉挛	无肌张力的增加
1	轻微增加	进行被动关节活动(PROM)检查时,在被动屈或升至 PROM 之末时有较小的阻力
1+	轻度增加	进行 PROM 检查时,在关节活动的后一半以上有轻度阻力增加
2	明显增加	进行 PROM 检查的大部分范围内,均感觉肌张力增加,但受累部分的肢体被动活动容易
3	严重增高	进行 PROM 检查时,肢体被动运动困难
4	僵直	受累部分肢体屈曲或伸直强直

4. 痉挛仪器评定法　应用仪器评定痉挛的优点是较为客观,但实用性一般,临床应用较少。常用方法有摆动试验测试、电生理测试、等速肌力测试及多通道肌电图测试等,可根据需要选用。

四、关节活动度评定

关节活动度(range of motion,ROM)是指一个关节运动时所经过的运动弧或转动的角度。关节活动可以分为主动和被动,前者是通过人体自身的主动随意运动而产生,后者是指关节运动时通过外力产生的。

（一）关节活动的类型

关节的运动形式有屈、伸、内收、外展、内旋、外旋,无论是主动运动还是被动运动都有上述形式。根据关节运动的范围,可将关节运动分为生理运动和附属运动。

1. 关节的生理运动　是关节在生理范围内的运动,主动和被动都可以完成,是关节活动评定的主要内容,可以完成所有的关节运动形式,如屈、伸、内收、外展、内旋、外旋。

2. 关节的附属运动　是关节在解剖结构允许范围内进行的运动,它不能主动完成,可以通过他人或对侧肢体帮助完成。任何一个关节都存在附属运动,附属运动是产生生理运动的前提,当关节出现疼痛、粘连和炎症时,附属运动和生理运动均受限。

（二）测量用具

1. 通用量角器　通用量角器是国内外常用的关节测量用具,其结构由一个半圆规或全圆规量角器连接一条固定直尺及一条可以旋转的直尺构成(图3-1),量角器的两个臂分别称为固定臂和移动臂,通用量角器主要用来测量四肢关节。

2. 手部关节活动测量用具　手部关节活动测量用具包括:小型半圆规量角器、直尺、两脚分规(图3-2),可以用不同的方法使用上述用具来测量手部各关节的活动范围。

3. 方盘量角器　此量角器用边长12 cm、厚2 cm的正方形木盘后方加垂直把手制成。木盘的正面有凹入的圆形盘,上面刻有0°~180°的刻度,中心有一个可以旋转的指针,指针因重心在下而垂直指向正上方,圆盘前面以有机玻璃保护指针(图3-3)。

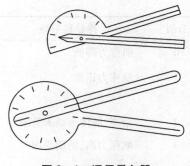

图3-1　通用量角器

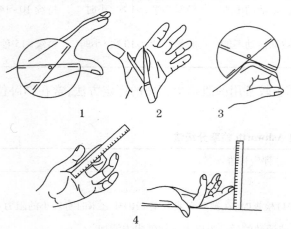

图3-2　手部关节活动测量用具

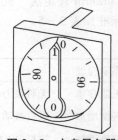

图3-3　方盘量角器

方盘量角器与通用量角器相比,在某些方面有一定的优点:① 不用确定骨性标志,操作方便迅速。② 精确度较高。③ 测量的结果比较合理。主要使用在四肢关节的测量、脊柱关节活动的测量,但是对于小关节的测量会有一定的困难,如手部的关节。

4. X线与摄影机　此法精确度高,花的时间长,费用昂贵,仅适用于科研等特殊情况。

（三）主要关节活动度(ROM)的测量方法

如表3-6。

表3-6　主要关节活动度(ROM)的测量方法

部位	运动	体位	正常范围	量角器放置方法	图示
肩关节	屈曲、伸展 屈曲是上肢在矢状面内向前上方运动,伸展是上肢在矢状面内向后下方运动	坐位、立位或仰卧位,臂置于体侧,肘伸直	屈曲:0°~180° 伸展:0°~60°	轴心:肩峰 固定臂:与腋中线平行 移动臂:与肱骨纵轴平行	180° 90° 0° 中立位 前屈 后伸

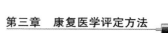

续 表

部位	运动	体位	正常范围	量角器放置方法	图示
肩关节	内收、外展 内收是上肢在冠状面内向内侧运动,外展是上肢在冠状面内向外侧运动	坐位或立位,臂置于体侧,肘伸直	内收:0°～180°外展:0°～180°	轴心:肩峰 固定臂:与腋中线平行 移动臂:与肱骨纵轴平行	
	内旋、外旋 内旋是前臂在矢状面内向下肢的方向运动,外旋是前臂在矢状面内向头的方向运动	仰卧位或背贴墙站立,肩关节外展90°,肘关节屈曲90°,腕关节中立位	内旋:0°～90°外旋:0°～90°	轴心:尺骨鹰嘴 固定臂:与地面垂直(如站立位则与地面平行) 移动臂:与尺骨纵轴平行	
肘关节	屈曲、伸展 屈曲是前臂从前方做向肱骨接近的运动,伸展是前臂从屈曲位返回的运动	坐位、立位或仰卧位,臂取解剖位	屈曲:0°～150°伸展:0°	轴心:肱骨外上髁 固定臂:与肱骨纵轴平行 移动臂:与桡骨纵轴平行	
前臂	旋前、旋后 旋前是拇指向内侧、手掌向下转动,旋后是拇指向外侧、手掌向上转动	坐位或立位,上臂置于体侧,屈肘90°	旋前:0°～90°旋后:0°～90°	轴心:中指尖 固定臂:与地面垂直 移动臂:与包括伸展的拇指的手掌面一致	
腕关节	掌屈、背伸 掌屈是手掌靠近前臂屈侧的运动,背伸是手掌靠近前臂伸侧的运动	坐位或立位,屈肘90°,前臂置于中立位	掌屈:0°～80°背伸:0°～70°	轴心:桡骨茎突 固定臂:与前臂纵轴平行 移动臂:与第二掌骨纵轴一致	
	桡偏、尺偏 桡偏是手向桡骨方向运动,尺偏是手向尺骨方向运动	坐位或立位,屈肘90°,前臂旋前,腕中立位	桡偏:0°～20°尺偏:0°～30°	轴心:腕背侧中点 固定臂:与前臂纵轴平行 移动臂:与第三掌骨纵轴一致	
髋关节	前屈、后伸 前屈是下肢在矢状面上做向头方向的运动,后伸是下肢在矢状面从0°位做向后方的运动	测前屈时仰卧或侧卧,对侧下肢伸直,分膝关节屈曲和伸展两种情况;测后伸时俯卧或侧卧,侧卧时被测下肢在上	前屈:膝关节伸时0°～90°,屈曲时0°～120°;后伸:0°～30°	轴心:股骨大转子 固定臂:与身体纵轴平行 移动臂:与股骨纵轴平行	

部位	运动	体位	正常范围	量角器放置方法	图示
髋关节	内收、外展　内收是下肢向对侧肢体方向的运动，外展是下肢向离开对侧肢体方向的运动	仰卧，测内收时对侧下肢直腿抬高	内收：0°～30° 外展：0°～45°	轴心：髂前上棘 固定臂：与两侧髂前上棘连线的垂直线一致 移动臂：与髂前上棘至髌骨中心的连线一致	
	内旋、外旋　内旋是被测下肢的足向远离对侧下肢的方向运动，外旋是被测下肢的足向对侧的方向运动	俯卧、仰卧或坐在椅子边缘，膝关节屈曲90°，仰卧和坐位时，被测下肢在床边（椅边）自然下垂	内旋：0°～35° 外旋：0°～45°	轴心：髌骨中心 固定臂：与地面垂直 移动臂：与胫骨纵轴平行	
膝关节	屈曲、伸展　屈曲是小腿向臀部方向的运动，伸展是小腿从屈曲位返回的运动	仰卧、俯卧或坐位	屈曲：0°～135° 伸展：0°	轴心：股骨外侧髁 固定臂：与股骨纵轴平行 移动臂：与胫骨纵轴平行	
踝关节	背屈、跖屈　背屈是足尖从中立位向小腿前面的运动，跖屈是足尖从中立位向小腿后方的运动	仰卧，膝关节屈曲，踝关节呈中立位	背屈：0°～20° 跖屈：0°～50°	轴心：腓骨纵轴线与第五跖骨纵轴线的交点 固定臂：与腓骨纵轴平行 移动臂：与第五跖骨纵轴平行	

五、平衡协调能力评定

（一）平衡功能评定

1. 定义　平衡（balance）是指人体无论处在何种姿势，如静止、运动或受到外力作用的状态下，能自动调整姿势并维持姿势稳定的一种能力。姿势是指身体各个器官，尤其是骨骼、肌肉以及神经系统互相关联所构成的一种非强制性、无需意识控制的自然状态。平衡能力是人类先天的自动保护性反应，平衡能力的强弱和遗传有一定的关系，也和后天的生活环境和训练有关。

2. 分类　平衡可以有静态平衡、自动态平衡和他动态平衡3种状态。

（1）静态平衡　人体在无外力作用下，在睁眼或闭眼时维持某种特定姿势并保持稳定的能力。例如，人能保持在静坐和站立时稳定。

（2）自动态平衡　人体在无外力的作用下，从一种姿势调整到另外一种姿势，即进行各种自主运动时，能够维持特定的姿势，并能重新获得稳定状态的一种能力。例如，人弯腰拾取东西。

（3）他动态平衡　人体在外力的作用下（包括推、拉等加速度和减速度作用），使身体重心发生变化时，能够迅速调整身体重心，维持某种姿势恢复稳定状态的能力。例如，在行驶的轮船、汽车和火车中行走。

3. 评定方法

（1）Fugl－Meyer法　由瑞典学者Fugl和Meyer提出的脑卒中患者运动功能评分法的组成部分，此法可信度和效度均好，是定量的评定方法。它包括从坐位到站的平衡评定，内容比较全面，简单易行（表3－7）。

表3－7　Fugl－Meyer平衡功能评定法

项　　目	评分标准
Ⅰ 无支撑坐位	0分：不能保持坐位
	1分：能坐，但少于5分钟
	2分：能坚持坐5分钟以上
Ⅱ 健侧"展翅"反应	0分：肩部无外展或肘关节无伸展
	1分：反应减弱
	2分：反应正常
Ⅲ 患侧"展翅"反应	评分同第Ⅱ项
Ⅳ 支撑站立	0分：不能站立
	1分：在他人的最大支撑下可站立
	2分：由他人稍给支撑即能站立1分钟
Ⅴ 无支撑站立	0分：不能站立
	1分：不能站立1分钟或身体摇晃
	2分：能平衡站立1分钟以上
Ⅵ 健侧站立	0分：不能维持1~2秒
	1分：平衡站稳达4~9秒
	2分：平衡站立超过10秒
Ⅶ 患侧站立	评分同第Ⅵ项

评定方法及结果分析：无支撑坐位时双足应着地。检查健侧"展翅"反应时，检查者要从患侧向健侧轻推患者至接近失衡点，观察患者有无外展健侧上肢90°以伸手扶支撑面的"展翅"反应。同理，检查患侧"展翅"反应时，要从健侧向患侧轻推患者。7项检查均按3个等级记分，评分标准见上表，最高平衡评分为14分。评分少于14分，说明平衡能力有障碍，评分越少，功能障碍程度越严重。

（2）Berg平衡量表评定内容及评分方法（表3－8）　检查工具包括秒表、尺子，椅子、小板凳和台阶。

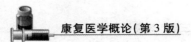

表 3 - 8　Berg 平衡量表评定方法及评分标准

检查项目	完成情况	评分
1. 从坐位站起	不用手扶能够独立地站起并保持稳定	4
	用手扶着能够独立地站起	3
	几次尝试后自己用手扶着站起	2
	需要他人小量的帮助才能站起或保持稳定	1
	需要他人中等或最大量的帮助才能站起或保持稳定	0
2. 无支持站立	能够安全站立 2 分钟	4
	在监视下能够站立 2 分钟	3
	在无支持的条件下能够站立 30 秒	2
	需要若干次尝试才能无支持地站立达 30 秒	1
	无帮助时不能站立 30 秒	0
3. 无靠背坐位,但双脚着地或放在一个凳子上	能够安全地保持坐位 2 分钟	4
	在监视下能够保持坐位 2 分钟	3
	能坐 30 秒	2
	能坐 10 秒	1
	没有靠背支持,不能坐 10 秒	0
4. 从站立位坐下	最小量用手帮助安全地坐下	4
	借助于双手能够控制身体的下降	3
	用小腿的后部顶住椅子来控制身体的下降	2
	独立地坐,但不能控制身体下降	1
	需要他人帮助坐下	0
5. 转移	需要口头提示或监视能够转移	4
	少用手扶着就能够安全地转移	3
	绝对需要用手扶着才能够安全地转移	2
	需要一个人的帮助	1
	为了安全,需要两个人的帮助或监视	0
6. 无支持闭目站立	能够安全地站 10 秒	4
	监视下能够安全地站 10 秒	3
	能站 3 秒	2
	闭眼不能达 3 秒,但站立稳定	1
	为了不摔倒而需要两个人的帮助	0
7. 双脚并拢无支持站立	能够独立地将双脚并拢并安全站立 1 分钟	4
	能够独立地将双脚并拢并在监视下站立 1 分钟	3
	能够独立地将双脚并拢,但不能保持 30 秒	2
	需要别人帮助将双脚并拢,但能够双脚并拢站 15 秒	1
	需要别人帮助将双脚并拢,双脚并拢站立不能保持 15 秒	0

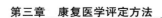

检查项目	完成情况	评分
8. 站立位时上肢向前伸展并向前移动	能够向前伸出>25 cm	4
	能够安全地向前伸出>12 cm	3
	能够安全地向前伸出>5 cm	2
	上肢可以向前伸出,但需要监视	1
	在向前伸展时失去平衡或需要外部支持	0
9. 站立位时从地面捡起东西	能够轻易地且安全地将鞋捡起	4
	能够将鞋捡起,但需要监视	3
	伸手向下达2~5 cm且独立地保持平衡,但不能将鞋捡起	2
	试着做伸手向下捡鞋的动作时需要监视,但仍不能将鞋捡起	1
	不能试着做伸手向下捡鞋的动作,或需要帮助以免失去平衡或摔倒	0
10. 站立位转身向后看	从左右侧向后看,体重转移良好	4
	仅从一侧向后看,另一侧体重转移较差	3
	仅能转向侧面,但身体的平衡可以维持	2
	转身时需要监视	1
	需要帮助以防失去平衡或摔倒	0
11. 转身360°	在≤ 4秒的时间内,安全地转身360°	4
	在≤ 4秒的时间内,仅能从一个方向安全地转身360°	3
	能够安全地转身360°但动作缓慢	2
	需要密切监视或口头提示	1
	转身时需要帮助	0
12. 无支持站立时将一只脚放在台阶或凳子上	能够安全且独立地站,在20秒的时间内完成8次	4
	能够独立地站,完成8次>20秒	3
	无需辅助工具在监视下能够完成4次	2
	需要少量帮助能够完成>2次	1
	需要帮助以防止摔倒或完全不能做	0
13. 一脚在前的无支持站立	能够独立地将双脚一前一后地排列(无距离)并保持30秒	4
	能够独立地将一只脚放在另一只脚的前方(有距离)并保持30秒	3
	能够独立地迈一小步并保持30秒	2
	向前迈步需要帮助,但能够保持15秒	1
	迈步或站立时失去平衡	0
14. 单腿站立	能够独立抬腿并保持>10秒	4
	能够独立抬腿并保持5~10秒	3
	能够独立抬腿并保持≥ 3秒	2
	试图抬腿,不能保持3秒,但可维持独立站立	1
	不能抬腿或需要帮助以防摔倒	0

（二）协调功能评定

1. 定义　协调功能是指人体产生平滑、准确、有控制的运动能力,它要求在做运动时按照一定的

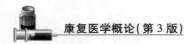

方向和节奏,采用适当的距离、速度和肌力,准确地达到运动目标。不协调是形容运动紊乱的一般性术语,通常是笨拙的、不平衡和不准确的运动。平衡与协调之间有非常密切的联系。中枢系统有3个领域控制协调运动:小脑、基底神经节和脊髓后索。

2. 评定方法

（1）非平衡性协调试验　见表3-9。所有测试应在先睁眼后闭眼下分别进行。异常的反应包括在测试中逐渐偏离位置和闭眼时对测试的反应较差。

表3-9　非平衡性协调试验

试验名称	具体方法
1. 指鼻试验	让患者肩外展90°,肘伸直,用示指指尖指鼻尖
2. 指向他人手指的试验	患者与检查者相对而坐,检查者将食(示)指举在患者面前,让患者用其示指尖触检查者的指尖。检查者可变换其示指的位置,以评定距离、方向改变时患者的上述能力
3. 指对指试验	让患者双肩外展90°,肘伸直,然后双手向中线靠近,一手示指和另一手示指尖对接
4. 交替指鼻和手指试验	让患者交替地触鼻尖和检查者的示指尖,检查者可改变方向和距离来测试患者的应变能力
5. 指对掌	让患者将拇指指尖依次和其他各指的指尖相接触,速度可逐步增加
6. 总抓握	交替地用力握拳和充分伸张各指,速度可逐步增加
7. 旋前、旋后	上臂紧靠躯干,肘屈90°,掌心交替地向上和向下,速度可逐步增加
8. 反跳试验	患者屈肘,检查者被动伸其肘,让患者保持屈肘姿势,检查者突然松手,如正常,三头肌将控制前臂使之不向患者头部冲击。避免异常时前臂和拳反跳击及患者头部,应加以保护
9. 轻叩手	屈肘,交臂旋前,在膝上轻叩手
10. 轻叩足	患者坐位,足及地,用跖球(足趾球)轻叩地板,膝不能抬起,足跟不能离地
11. 指示准确	患者与检查者相对而坐或站,检查者屈肩90°,伸肘、伸出示指,患者示指尖与检查者的相触,让患者充分屈肩使上肢指向天花板,然后返回原处与检查者示指对准,异常时偏低或偏高。两手分别测试
12. 交替地足跟至膝、足跟至趾	患者仰卧,让他用对侧下肢的足跟交替地触本侧的膝和踇趾
13. 趾至检查者手指	患者仰卧,然后让他用趾触检查者手指,检查者可改变方向和距离来测试患者的应变能力
14. 足跟至胫	患者仰卧,一侧的足跟在另一侧的胫前方上下滑动
15. 绘一圆	患者用上肢或下肢在空气中绘一圆形或"8"字。下肢进行时可取仰卧位
16. 固定或位置保持	上肢:患者将手保持在向前水平伸直位;下肢:将膝保持在伸位

（2）平衡性协调试验 见表3－10。

表3－10 平衡性协调试验

1. 在正常、舒适的姿势下站立

2. 两足并拢站立（窄支撑面）

3. 一足直接在另一足前方站立（一足的足趾碰及另一足的足跟）

4. 单足站立

5. 站立位，上肢的位置交替地放在身旁、头上方、腰部等

6. 出其不意地使患者离开平衡点（注意保护患者）

7. 站立位，交替地前屈躯干和返回

8. 站立位，向两侧侧屈躯干

9. 沿直线走，一足跟直接在另一足足趾之前

10. 沿直线行走或沿地上的标记走

11. 向侧方走和向后走

12. 正步走

13. 行走时变换速度（增加速度会加重协调缺陷）

14. 行走中突然停下和突然起步

15. 环形行走和变换方向

16. 用足跟或踮足行走

17. 闭目难立征（Romberg）阳性：正常站立位，观察患者睁眼和闭眼时的反应。若患者睁眼能站闭眼则不能，表明本体感觉丧失

六、步态分析

步行（walk）是人类的基本特征，也是人类生存的基础。它是一个复杂的生理过程，人体通过中枢命令，身体平衡和协调控制，涉及足、踝、膝、髋、躯干、颈、肩、臂的肌肉和关节的协调运动，来共同完成正常的步行行为。步态（gait）是步行的行为特征，反映出一个人的身体素质和精神素质水平，机体任何一个环节的失调，都可能影响步态。

（一）步行周期

步行周期（gait cycle）是指人在正常步行时，从一腿足跟着地到该侧足跟再次着地为止的过程。一般把这一周期分为支撑相（stance phase）和摆动相（swing phase）两个阶段，如图3－4。

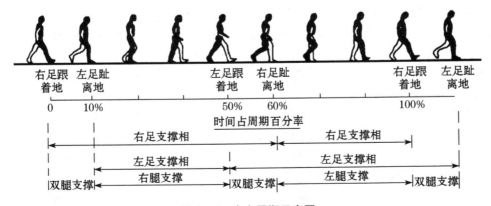

图3－4 步态周期示意图

1. 支撑相　支撑相是指下肢足跟着地及承受重力到足尖离地的阶段,占整个步行周期的 60%。由以下 3 个时期组成:

(1) 早期　包括首次触地和承重反应,正常步速时为步态周期的 10%~12%。

首次触地是指足跟接触地面的瞬间,使下肢前向运动减速,落实足在支撑相的位置。首次触地的正常部位为足跟,参与的肌肉主要包括胫前肌、臀大肌、腘绳肌。

承重反应是指首次触地之后重心由足跟向全足转移的过程,骨盆运动在此期间趋向稳定,参与的肌肉有股四头肌、臀中肌、腓肠肌。

支撑足首次触地及承重反应期相当于对侧足的减重反应和足离地。此时双足均在地面,又称之为双支撑相(double supporting period)。双支撑相的时间与步行速度成反比,速度越快,双支撑相就越短,当由走变为跑时,双支撑相消失,表现为双足腾空。这一点是区别走与跑的重要标志。

(2) 中期　支撑足全部着地,对侧足处于摆动相,是唯一单足支撑全部重力的时相。正常步速时为步态周期的 38%~40%。

主要功能是保持膝关节稳定,控制胫骨前向惯性运动,为下肢向前推进做准备。参与的肌肉主要为腓肠肌和比目鱼肌。

(3) 末期　指支撑腿主动加速蹬离的阶段,开始于足跟抬起,结束于足离地。占步态周期的 10%~12%。

此阶段身体重心向对侧下肢转移,又称为摆动前期。在缓慢步行时可以没有蹬离动作,只有足趾离开地面,称之为足趾离地。此时对侧足处于支撑相早期,为第二个双腿支撑期。踝关节保持跖曲,髋关节主动屈曲,参与的肌肉主要为腓肠肌和比目鱼肌、股四头肌和髂腰肌。

2. 摆动相　摆动相是指下肢离开地面后,在空中向前迈进到着地前的时期,占整个周期的 40%。包括以下 3 个时期:

(1) 早期　足离地后,下肢屈髋带动屈膝,加速向前摆动,占步态周期的 13%~15%。参与的肌肉主要为胫前肌、髂腰肌、股四头肌。

(2) 中期　大腿继续向前摆动,膝关节开始伸展,足摆动至身体前方。参与的肌肉主要为胫前肌,保持踝关节背屈。

(3) 末期　下肢向前运动减缓,准备再次着地,占步态周期的 15%。参与的肌肉主要有腘绳肌、臀大肌、胫前肌、股四头肌。

（二）运动分析

人类的步行能力是通过不断的运动学习而获得的,分析其运动包括了运动学和动力学的特征。运动学是分析步行时肢体运动时间和空间变化规律的方法,即参与运动关节的角度变化,肌肉节律的收缩与舒张,从而形成一定的步幅和步速。动力学是分析步行时作用力、反作用力强度、方向和时间之间关系的研究方法。

1. 人体重心的移动　人体重心位于第 2 骶骨前缘,两髋关节中央。人在步行时,重心随着身体上下、左右的摆动和向前移动而变化。

(1) 纵向摆动　人体重心垂直方向的摆动,在一个步行周期中出现两次,最高点在单足支撑相,最低点在双足支撑相,上下摆动幅度一般约 5 cm。

(2) 侧向移动　人体重心侧向移动,在一个步行周期中左、右各出现一次,最大移动度是在左、右足处于支撑中期时出现,其振幅约 3 cm。

2. 廓清机制　廓清是指步行摆动相时,下肢适当离开地面,以保证肢体向前行进。包括摆动相早期-中期髋关节屈曲;摆动相早期膝关节屈曲(60°左右);摆动相中期-后期踝关节背屈。骨盆稳定性参与廓清机制。支撑相对廓清机制的影响因素包括：支撑相中期踝跖屈控制（防止胫骨过分向前行进）；中期-末期膝关节伸展和末期足跟抬起（踝跖屈）。

3. 骨盆的运动

（1）骨盆旋转　步行周期中，骨盆在水平面上有左右旋转的运动。摆动腿一侧的骨盆有旋前运动，对侧骨盆有旋后运动。旋前、旋后角度大约分别为4°，两侧旋转角度可达8°。这种旋转可加大步长，减少骨盆的上下移动。

（2）骨盆倾斜　步行周期中，骨盆在额状面上有左右倾斜的运动。摆动腿一侧的骨盆下降，骨盆向摆动腿倾斜，倾斜的角度为5°左右。这样可以减少重心的上下移动。

（3）骨盆侧向移动　步行周期中，骨盆向支撑腿方向移动，髋关节内收，维持身体平衡。移动的幅度约4.5 cm。骨盆的这种侧移，可以减少重心的侧向移动。

4. 下肢关节角度的变化　在步行周期中，人体主要依靠髋、膝、踝关节角度的不断变化，使双侧下肢产生持续、交替的运动来完成步行动作。而髋、膝、踝关节的运动主要在矢状面中进行，因此，在步态分析中是观察的重点。步行周期中，下肢各关节屈伸角度的变化如图3-5。

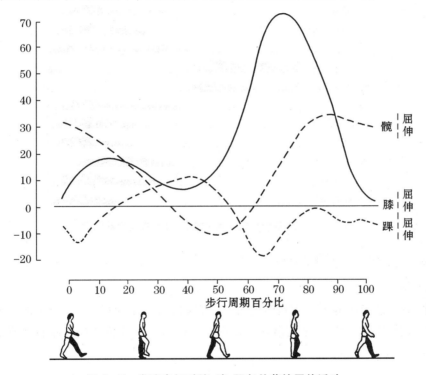

图3-5　常速步行时髋、膝、踝各关节的屈伸活动

5. 动态肌电图　是指在活动状态下同步测定多块肌肉电活动，揭示肌肉活动与步态关系的肌肉电生理研究，是临床步态分析必不可少的环节。

人体步行的动力主要来源于肌肉的收缩。在步行周期中，多组肌肉的协调收缩，起到保持身体平衡、吸收震荡、加速、减速和推动肢体向前的作用，从而使关节运动与肌肉活动之间呈现出非常密切和复杂的关系。步态异常，可以是原发性的神经肌肉功能障碍所造成的结果，也可能是骨关节功能的障碍，导致继发性的肌肉活动异常。因此，动态肌电图在鉴别诊断中起着关键的作用。图3-6描述了正常步行周期中主要肌肉的肌电活动情况。异常步态时，肌电的活动可以与正常相比较而做出正确的评定。

6. 能量消耗　实验证明，平地正常速度行走时，即60~75 m/min，能量消耗约为3.347 J/(m·kg)。

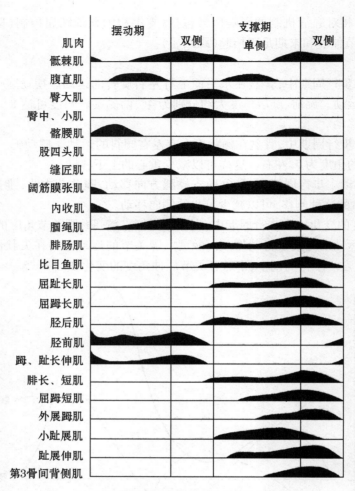

图3-6　正常步行时下肢主要肌肉的肌电活动情况

步行速度增加及步态改变时，能量消耗增加。

（三）评定方法

1. 目测分析法　是指医务人员用目测的方法，观察患者行走时的步态，有无改变和异常，以及异常的部位、性质，并找出其原因，为康复治疗提供理论依据。目测分析法属于定性性质，观察要点如表3-11。

表3-11　目测分析法观察要点

步态内容	观察要点
步行周期	时间是否合理；左右是否对称；行进是否稳定和流畅
步行节律	节奏是否匀称；速率是否合理
疼痛	是否干扰步行；部位、性质和程度；发作时间
肩、臂	塌陷或抬高；前后退缩；肩活动度降低
躯干	前屈或侧屈；扭转；摆动过度或不足
骨盆	前、后倾斜；左、右抬高；旋转或扭转

步态内容	观察要点
膝关节	摆动相是否可屈曲活动;支撑相是否可伸直;关节是否稳定
踝关节	是否可合理背屈和跖屈;是否下垂、内翻或外翻;关节是否稳定
足	足着地部位是否为足跟;足离地部位是否为足趾;是否稳定
足接触面	足是否可以全部着地;两足之间距离是否合理;是否稳定

2. 足印分析法

（1）步长 一侧足跟着地点至对侧足跟着地点之间的直线距离。男性的正常值为(78±6)cm;女性为(62±5)cm。

（2）步幅 一侧足跟着地点至该侧足跟再次着地点之间的距离。正常男性的数值在 160 cm 左右;女性在 137 cm 左右。

（3）步宽 双侧足中线之间的距离。正常在(8±3.5) cm 左右。

（4）足角 足跟中点到第二足趾的连线与前进方向之间的夹角,为 6.7°~6.8°。

（5）步长时间 指一足着地至对侧足着地的平均时间。是周期时间的一半,约为 0.5 秒。

（6）周期时间 每一个步行周期所花的时间。正常男性为（1.06±0.09）秒;女性为（1.03±0.08）秒。

（7）步速 指单位时间内行走的距离,单位以 m/min 表示。正常男性为（91±12）m/min;女性为（74±9）m/min。

（8）步频 指单位时间内行走的步数。通常以每分钟行走的步数来表示,即为步/分。正常男性为（113±9）步/分;女性为（117±9）步/分。

（四）常见异常步态

1. 足内翻 多见于上运动神经元病变患者,常合并踝关节跖屈和足趾卷屈。步行时足前外侧部触地,重力主要由是第五跖骨基地部承担,常伴有疼痛。在支撑相,导致踝关节不稳,影响全身平衡。支撑相早期和中期由于踝背屈障碍,导致胫骨向前移动受限,从而促使支撑相末期膝关节过伸。摆动相使地面廓清能力降低。动态肌电图中可见胫前肌、胫后肌、腓肠肌、比目鱼肌活动过分活跃,与踇长伸肌过度活动也有关系。如果难以鉴别胫前肌和胫后肌与足内翻关系,可以采用胫神经利多卡因诊断性封闭。

2. 足外翻 儿童或年轻患者多见（如脑瘫）。表现为步行时足向外侧倾斜,支撑相足内侧触地,重心主要落在踝前内侧,可有足趾屈曲畸形,导致舟骨部位胼胝生成和足内侧（第一跖骨）疼痛,明显影响支撑相负重。踝背屈受限影响胫骨向前移动,增加外翻。严重畸形者可导致两腿长度不等,跟距关节疼痛和踝关节不稳。早期支撑相可有膝关节过伸,足蹬离缺乏力量,摆动相踝关节跖屈导致肢体廓清障碍（膝关节和髋关节可产生代偿性屈曲）。动态肌电图可见:腓骨长肌、腓骨短肌、趾长屈肌、腓肠肌、比目鱼肌过度活跃或痉挛;胫前肌、胫后肌活动降低或肌力下降。中枢神经损伤的患者有时难以鉴别腓骨长短肌的异常,可以做诊断性神经阻滞。

3. 足下垂 指摆动相踝关节背屈不足,常与足内翻或外翻同时存在,可导致廓清障碍。代偿机制包括:摆动相增加同侧屈髋、屈膝,下肢画圈行进,躯干向对侧倾斜。常见的病因是胫前肌无活动或活动时相异常。单纯的足下垂主要见脊髓损伤、小儿麻痹和外周神经损伤。

4. 足趾卷曲 支撑相足趾保持屈曲。常见于神经损伤、反射性交感神经营养障碍、长期制动和挛缩,伴有足下垂和内翻。患者主诉穿鞋时足趾尖和跖趾关节背面疼痛,伴有胼胝生成。步行时常缩短患肢步长和支撑时间,导致足推进相力量减少。相关的肌肉包括:趾长屈肌、踇长屈肌活动时间明显延长,腓肠肌和比目鱼肌异常活跃,趾长伸肌活动减弱。

5. 踇趾背伸　多见于中枢神经损伤患者。步行时(支撑相和摆动相)踇趾均背屈,常伴有踝关节跖屈和足内翻。患者主诉支撑相踇趾和足底第一跖趾关节处疼痛。在支撑相早期和中期负重困难,因此常缩短受累侧支撑相,使摆动相时间超过支撑相,从而影响支撑相末期或摆动前期的足蹬离力。动态肌电图可显示腓肠肌群过度活跃;摆动相踇长伸肌加强活动,以代偿足下垂,相应地趾长屈肌活动减弱。多见于双腿。

6. 膝塌陷　小腿三头肌(比目鱼肌为主)无力时,胫骨在支撑相中期和后期前向行进过分,导致踝关节不稳或膝塌陷步态。患者出现膝关节过早屈曲,同时伴有对侧步长缩短,同侧足推进延迟,如果患者采用增加股四头肌收缩的方式避免膝关节过早屈曲,并稳定膝关节,将导致同侧膝关节在支撑相末期屈曲延迟,最终导致伸膝肌过用综合征。在不能维持膝关节稳定时,患者必须使用上肢支撑膝关节进行代偿。有关的肌肉包括:腓肠肌-比目鱼肌和股四头肌。股四头肌肌电活动可延长和过度活跃。

7. 膝僵直　指支撑相晚期和摆动初期的关节屈曲角度<40°(正常为60°),同时髋关节屈曲程度及时相均延迟。摆动相膝关节屈曲是由髋关节屈曲带动,髋关节屈曲减少将影响膝关节屈曲度,从而减少其摆动相力矩,导致拖足。患者往往在摆动相采用划圈步态、尽量抬髋或对侧下肢踮足(过早提踵)来代偿。动态肌电图通常显示股直肌、股中间肌、股内肌和股外肌过分活跃,髂腰肌活动降低,有时臀大肌和腘绳肌活动增加。如果同时存在足内翻,将加重膝僵直。膝僵直常见于上运动神经元病变患者踝关节跖屈或髋关节屈及畸形患者。固定膝关节支具和假肢也可导致同样的步态。

8. 膝过伸　膝过伸很常见,但一般是代偿性改变,多见于支撑相早期。常见的诱因包括:一侧膝关节无力导致对侧代偿膝过伸,跖屈肌痉挛或挛缩导致膝过伸;膝塌陷步态时采用膝过伸代偿;支撑相伸膝肌痉挛;躯干前屈时重力线落在膝关节中心前方,促使膝关节后伸以保持平衡。

9. 膝屈曲　较少见,一般为骨关节畸形或病变造成。患者在支撑相和摆动相都保持屈膝姿势。在支撑相时必须使用代偿机制以稳定膝关节。在摆动相末期不能伸膝,致使步长缩短。动态肌电图常显示腘绳肌内侧头比外侧头活跃,腓肠肌通常过分活跃,特别是在摆动相。动力学研究常可见伸膝受限伴髋关节屈曲增加。

10. 髋过屈　主要表现为支撑相髋关节屈曲,特别在支撑相中后期。如果畸形为单侧,对侧下肢呈现功能性过长,步长缩短,同时采用抬髋行进或躯干倾斜以代偿摆动相廓清。动态肌无力可导致躯干不稳,髋关节后伸困难;伸膝肌无力及踝关节棘旁肌减弱。伸髋肌无力可导致躯干不稳,髋关节后伸困难;伸膝肌无力及踝关节跖屈畸形可导致伸髋肌过用综合征,导致伸无力;髋关节过屈时膝关节常发生继发性屈曲畸形,加重步态障碍。

11. 髋内收过分　髋关节内收过分表现为剪刀步态,最常见于脑瘫和脑外伤患者。患者在摆动相末髋关节内收,与对侧下肢交叉,步宽或足支撑面缩小,致使平衡困难,同时影响摆动相地面廓清和肢体前向运动。相关的肌肉包括:髋内收肌群,髋外展肌群、髂腰肌、耻骨肌、缝匠肌、内侧腘绳肌和臀大肌。内收肌痉挛或过度活动即内收和外展肌群不平衡是主要的原因。

12. 髋屈曲不足　屈髋肌无力或伸髋肌痉挛/挛缩可造成髋关节屈曲不足,使肢体在摆动相不能有效地抬高,引起廓清障碍。患者可通过髋关节外旋,采用内收肌收缩来代偿。对侧鞋抬高可以适当代偿。

13. 单纯肌无力步态　单纯的外周神经损伤可导致特殊肌肉障碍的步态,主要包括以下几种。

（1）臀大肌步态　臀大肌是主要的伸髋及脊柱稳定肌,在足触地时控制重力中心向前。肌力下降时其作用改由韧带支持及棘旁肌代偿,导致在支撑相早期臀部突然后退,中期腰部前凸,以保持重力线在髋关节之后。腘绳肌可以部分代偿臀大肌。但是在外周神经损伤时,腘绳肌与臀大肌的神经支配往往同时损害。

（2）臀中肌步态　患者在支撑相早期和中期骨盆向患侧移动超过 5°,髋关节向患侧凸,患者肩和腰出现代偿性侧弯,以增加骨盆稳定度。患侧下肢功能性相对过长,所以在摆动相膝关节和踝关节屈曲增加,以保证地面廓清。

（3）屈髋肌无力步态　屈髋肌是摆动相主要的加速肌,其肌力降低造成摆动相肢体行进缺乏动力,只有通过躯干在支撑相末期向后,摆动早期突然向前摆动来进行代偿,患侧步长明显缩短。

（4）股四头肌无力步态　股四头肌是控制膝关节稳定的主要肌肉。在支撑相早期,股四头肌无力使膝关节必须处于过伸位,用臀大肌保持股骨近端位置,用比目鱼肌保持股骨远端位置,从而保持膝关节稳定。膝关节过伸导致躯干前屈,产生额外的膝关节后向力矩。长期处于此状态将极大地增加膝关节韧带和关节囊负荷,导致损伤和疼痛。

（5）踝背屈肌无力步态　在足触地后,由于踝关节无法控制足掌缓慢着地,出现拍地现象,所以支撑相早期缩短,迅速进入支撑相中期。严重时患者在摆动相出现足下垂,导致下肢功能性过长,往往以过分屈髋屈膝代偿（上台阶步态）,同时支撑相早期由全脚掌或前脚掌先接触地面。

（6）腓肠肌/比目鱼肌无力步态　表现为踝关节背屈,支撑相末期延长和下肢推进力降低,导致非受累侧骨盆向前运动延迟,步长缩短,同时患侧膝关节屈曲力矩增加,导致膝关节屈曲和膝塌陷步态。

第二节　日常生活活动能力评定

一、基本概念

1. 日常生活活动（activities of daily living,ADL）　是指人们为了维持生存以及适应生存环境而每天必须反复进行的、最基本的、最具有共同性的活动。广义的 ADL 是指个体在家庭、工作机构及社区里自己管理自己的能力。除了包括最基本的生活能力之外,还包括与他人交往的能力,以及在经济上、社会上和职业上合理安排自己生活方式的能力。

2. 躯体的或基本的 ADL（physical or basic ADL,PADL 或 BADL）　是指患者在家中或医院里每日所需的基本运动和自理活动。其评定结果反映了个体较粗大的运动功能,适用于较重的残疾,常在医疗机构内应用。

3. 复杂性或工具性 ADL（instrumental ADL,IADL）　是指人们在社区中独立生活所需的高级技能,如交流和家务劳动等。常需使用各种工具,故称之为工具性 ADL。其评定结果反映了较精细的运动功能,适用于较轻的残疾,且在发现残疾方面较 PADL 敏感,故常用于调查,多在社区老年人和残疾人中应用。

二、评定内容

（一）运动方面

1. 床上活动

（1）床上体位　保持在仰卧位、侧卧位、俯卧位时的良好体位。

（2）床上体位转换　仰卧位与侧卧位或俯卧位之间的相互转换，以及从卧位坐起和躺下。

（3）床上移动　向上、下、左、右移动。

2. 转移

（1）坐位之间的转移　床与轮椅（或椅）之间的转移，轮椅与坐厕（椅）之间的转移。

（2）坐、站之间的转移等。

3. 室内、室外行走与上下楼

（1）室内行走　在地板、地毯或水泥地面上行走，上下楼梯。

（2）室外行走　在水泥路、碎石路或泥土路面上行走，上下台阶和楼梯（有扶手或无扶手）。

（3）借助助行器行走　使用助行架、手杖、腋杖，穿戴支架、支具或假肢行走及上下楼梯。

（4）公共或私人交通工具的使用　骑自行车、摩托车，乘公共汽车，驾驶汽车等。

4. 操纵轮椅

（1）对轮椅各部件的识别，轮椅的保养与维修。

（2）操纵轮椅进出厕所或浴室，户内外转移，上下斜坡、台阶等。

（二）自理方面

1. 更衣　包括穿脱内衣、内裤，穿脱套头衫、开衫，穿脱罩裤、穿脱鞋袜，穿脱假肢或矫形器，扣纽扣，拉拉链，系腰带，系鞋带，打领带等。

2. 进食　包括使用餐具如持筷夹取食物，用调羹舀取食物，用刀切开食物，用叉叉取食物，用吸管、杯或碗饮水、喝汤，对碗、碟的握持，包括端碗、持盘等，以及咀嚼和吞咽能力等。

3. 上厕所　包括使用尿壶、便盆或进入厕所大小便及便后会阴部的清洁、衣物的整理、排泄物的冲洗等。

4. 洗漱　包括洗手、洗脸、洗头、刷牙、洗澡（淋浴、盆浴、擦浴）。

5. 修饰　包括梳头、剃须、修剪指（趾）甲、使用化妆品等。

（三）交流方面

交流方面包括打电话、阅读、书写，使用电脑、电视机、收音机、录音机、DVD，打字、识别环境标志如厕所标志、街道指示牌、各种交通标志和安全警示标志等。

（四）家务劳动方面

家务劳动方面包括使用钱币，上街购物，备餐，清洗、晾晒、熨烫和整理衣物，照顾孩子，安全使用家用器具如厨具、炊具、洗衣机、刀、剪、电冰箱、水瓶、开罐器，使用扫帚、拖把、吸尘器等清洁家居，使用环境控制器如电源开关、插头、水龙头、门、窗开关、钥匙等的能力，以及收支预算等。

（五）娱乐活动方面

娱乐活动方面包括打扑克、下棋、摄影、旅游、社交活动等。

三、评定方法

（一）Barthel 指数评定

Barthel 指数评定简单，可信度高，灵敏度也高，是目前临床应用最广、研究最多的一种 ADL

能力的评定方法,它不仅可以用来评定治疗前后的功能状况,而且可以预测治疗效果、住院时间及预后。

1. 评定内容 包括大便控制、小便控制、修饰、用厕、进食、转移、步行、穿衣、上楼梯、洗澡,共10项。根据是否需要帮助及其帮助程度分为0、5、10、15分四个等级,总分为100分,得分越高,独立性越强,依赖性越小。若总分达到100分,表示患者不需要照顾,日常生活可以自理,但并不意味着患者能独立生活,他可能不能烹饪、料理家务和与他人接触。

2. 评定标准 见表3-12。

表3-12 改良后Barthel指数评分标准

项 目	分类和评分	
大便	0分	失禁;或无失禁,但有昏迷
	5分	偶尔失禁(每周≤1次),或需要在帮助下使用灌肠剂或栓剂,或需要器具帮助
	10分	能控制;如果需要,能使用灌肠剂或栓剂
小便	0分	失禁;或需由他人导尿;或无失禁,但有昏迷
	5分	偶尔失禁(每24小时≤1次,每周>1次),或需要器具帮助
	10分	能控制;如果需要,能使用集尿器或其他用具,并清洗。如无需帮助,自行导尿,并清洗导尿管,视为能控制
修饰(个人卫生)	0分	依赖或需要帮助
	5分	自理:在提供器具的情况下,可独立完成洗脸、刷牙、梳头、剃须(如需用电则应会用插头)。
用厕	0分	依赖
	5分	需部分帮助:指在穿脱衣裤,使用卫生纸擦净会阴,保持平衡或便后清洁时需要帮助
	10分	自理:指能独立地进出厕所,使用厕所或便盆,并能穿脱衣裤、使用卫生纸,擦净会阴和冲洗排泄物,或倒掉并清洗便盆
进食	0分	依赖
	5分	需部分帮助:指能吃任何正常食物,但在切割、搅拌食物或夹菜、盛饭时需要帮助,或较长时间才能完成
	10分	自理:指能使用任何必要的装置,在适当的时间内独立地完成包括夹菜、盛饭在内的进食过程
转移	0分	依赖:不能坐起,需两人以上帮助,或用提升机
	5分	需大量帮助:能坐,需两个人或一个强壮且动作娴熟的人帮助
	10分	需小量帮助:为保安全,需一人搀扶或语言指导、监督
	15分	自理:指能独立地从床上转移到椅子上并返回。独立地从轮椅到床,再从床回到轮椅,包括从床上坐起,刹住轮椅,抬起脚踏板
平地步行	0分	依赖:不能步行
	5分	需大量帮助:如果不能行走,能使用轮椅行走45 m,并能向各方向移动以及进出厕所

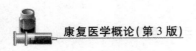

项　目		分类和评分
平地步行	10分	需小量帮助：指在一人帮助下行走45 m以上，帮助可以是体力或语言指导、监督。如坐轮椅，必须是无需帮助，能使用轮椅行走45 m以上，并能拐弯。任何帮助都应由未经特殊训练者提供
	15分	自理：指能在家中或病房周围水平路面上独自行走45 m以上，可以用辅助装置，但不包括带轮的助行器
穿衣	0分	依赖
	5分	需要帮助：指在适当的时间内至少做完一半的工作
	10分	自理：指在无人指导的情况下能独立穿脱适合自己身体的各类衣裤，包括穿鞋、系鞋带及扣、解纽扣、开关拉链、穿脱矫形器和各类护具等
上楼梯	0分	依赖：不能上下楼
	5分	需要帮助：在体力帮助或语言指导、监督下上、下一层楼
	10分	自理（包括使用辅助器）：指能独立地上、下一层楼，可以使用扶手或用手杖、腋杖等辅助用具
洗澡（池浴、盆浴或淋浴）	0分	依赖或需要帮助
	5分	自理：指无需指导和他人帮助能安全进出浴池，并完成洗澡全过程

3. 评定结果分析　评出分数后，可以按下列标准判断患者ADL独立程度。60分以上者为虽然有轻度残疾，但生活基本自理；60~40分者为中度残疾，生活需要帮助；40~20分者为重度残疾，生活需要很大帮助；20分以下者为完全残疾，生活完全依赖。

（二）功能独立性评定

功能独立性评定（Functional Independence Meassure，FIM）是近年来提出的一种能更为全面、客观地反映患者ADL能力的评定方法。其方法简便易行，不受评定者单位、专业和条件限制。

1. 评定内容　FIM包括6个方面共18项功能，即自理活动6项、括约肌控制2项、转移3项、行走2项、交流2项和社会认知3项（表3-13）。表3-13中18项的每项又都分7级，最高得7分，最低得1分（表3-14）。

表3-13　FIM评定记录表

项　目		得　分	
		入　院	出　院
Ⅰ. 自理活动	1. 进食		
	2. 梳洗修饰		
	3. 沐浴		
	4. 穿上身衣服		

项　目		得　分	
		入　院	出　院
Ⅰ.自理活动	5. 穿下身衣服		
	6. 上厕所		
Ⅱ.括约肌控制	7. 膀胱管理		
	8. 大肠管理		
Ⅲ.转移	9. 床、椅、轮椅		
	10. 坐厕		
	11. 浴盆、浴室		
Ⅳ.行走	12. 步行/轮椅		
	13. 上下楼梯		
Ⅴ.交流	14. 理解		
	15. 表达		
Ⅵ.社会认知	16. 社会交往		
	17. 解决问题		
	18. 记忆		
总计			

2. 评分标准　FIM 6 个方面 18 项的评分标准(每项都适用)如表 3-14。

表 3-14　FIM 评定的得分标准

分　类		评　分	分　级	具体情况
功能独立:独立完成所有活动		7分	完全独立	能独立完成所有活动,活动完成规范,无需矫正,不需要辅助设备和帮助,并在合理的时间内完成
		6分	有条件的独立(帮助独立)	能独立完成所有活动,但活动中需要辅助设备(假肢、支具、辅助具),或超过合理的时间,或活动中不够安全
功能依赖:需要有人监护或身体方面的帮助,或不能活动	部分依赖:患者可以承担50%以上的活动,并需要不同程度的帮助	5分	监护、准备或示范	患者在没有身体接触性帮助的前提下,能完成活动,但由于认知缺陷、平衡差等,需要他人监护、口头提示或诱导;或者需要他人准备或传递必要的用品如支具、衣物等
		4分	最小帮助	患者完成活动时,需最小的身体接触性帮助,其主动用力程度大于75%(帮助小于25%)
		3分	中等帮助	患者在活动中要求中等的接触性帮助,其主动用力程度达到 50%~74%(帮助达 25%~50%)

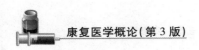

续 表

分　类	评　分	分　级	具体情况
完全依赖:患者用力<50%,需要最大或全部帮助	2分	大量帮助	患者在活动中要求最大的体力帮助,其主动用力程度为25%~49%(帮助达50%~75%)
	1分	完全依赖	患者在活动中的主动用力程度为0%~25%,不能做任何活动

注:1~4分也可以采用动作分解的方式,并按动作完成的数量进行评定。

3. 结果分析　对表3-13所列18项逐项按表3-14的7级评定,总积分最高126分(18×7=126),最低18分(18×1=18),得分越高,独立水平越好,反之越差。具体评分如下,126分:完全独立;108~125分:基本独立;90~107分:极轻度依赖或有条件的独立;72~89分:轻度依赖;54~71分:中度依赖;36~53分:重度依赖;19~35分:极重度依赖;18分:完全依赖。此FIM比以往的4分评定方法更能敏感地反映患者的功能变化。

第三节　其他常用的临床评定方法

一、言语—语言功能评定

语言功能的评定是通过观察交流与评分记录等方法,来确定患者有无言语-语言功能障碍,以及障碍的类型、性质和原因,对障碍的程度、恢复的可能性进行评价,为言语-语言康复训练计划的制定、修改和疗效评估提供客观依据。

(一)基本概念

言语(speech)和语言(language)是人类交流思想的工具,人们平时在日常生活交往中,言语和语言两个词往往混用,并不会影响意思的理解,但从言语治疗的角度,往往有所区别。

1. 言语　是音声语言(口语)形成的机械过程。为使口语表达声音响亮、发音清晰,需要有与言语产生有关的神经和肌肉的活动。当这些神经或者肌肉发生病变时,就会出现说话费力或发音不清。代表性的言语障碍为构音障碍(dysarthria),临床上最多见的是假性延髓麻痹所致的构音障碍。

2. 语言　是指人类社会中约定俗成的符号系统,人们通过应用这些符号达到交流的目的,包括对符号的运用(表达)和接受(理解)的能力,也包括对文字语言符号的运用(书写)、接受(阅读)以及姿势语言和哑语。代表性的语言障碍是失语症和语言发育迟缓。"言语"、"语言"的区分主要是为了让言语治疗人员能够对各种言语和语言障碍正确理解并进行康复治疗。

(二)语言形成的3个阶段

1. 语言感受阶段　口语等声音刺激首先是经过听觉系统传入大脑皮质的听觉中枢,听觉中枢对各种听觉信息进行处理,把与语言有关的信息重新组合,输入同侧感觉性语言中枢(Wernicke中枢)。文字信息等光感刺激则是经视觉系统传入大脑皮质枕叶后部的初级视区,初级视皮质对视觉信息处理后,变成视觉性语言信息,向视觉联络区发放,然后输入同侧角回,角回储存着以视觉为基础的大量视语忆痕(文字识别的基础),与阅读功能有关。

2. 脑内语言阶段　主要将语言进行编排,形成文字符号和概念。首先是Wernicke区把语言特征转变为音素和各个音素序列信息,然后进行信息整合,产生语义及表达这些语义的语言符号和句法编码。优势半球颞、顶、枕叶皮质中的上述各区称为后部语言中枢。后部语言中枢通过传导纤维束(主要是弓状束和额束)将信息输入前部语言中枢。它包括:① 运动性语言中枢(说话中枢),位于优势半球额下回后部(44 区)及其邻近皮质,又称 Broca 中枢,与唇、舌、面颊肌肉的初级运动中枢相联接储存着表达口语的忆痕。② 书写中枢:位于额中回(8、9 区),又称 Exner 区,距手部肌肉初级运动中枢不远,其中储存着对侧手书写文字的忆痕。前部语言中枢把整合后的语言信息转换成一系列语言运动命令,传送到初级运动皮质。

3. 语言表达阶段　将语言信号转变成口语或笔语的形式表达出来,语言运动信息转变为运动冲动,经椎体束至运动神经核团,支配构音器官,同时椎体外系也有纤维支配这些核团,影响控制发音肌肉的肌张力和共济运动,以调整声音音调和音色。

(三)言语障碍的类型

1. 失语症(aphasia)　是言语获得后的障碍,是由于大脑损伤所引起的言语功能受损或丧失,常常出现听、说、读、写、计算等方面的障碍。成人和儿童均可发生。

2. 运动性构音障碍(dysarthria)　是由于神经肌肉病变引起构音器官的运动障碍,发声和构音不清等症状称之运动性构音障碍。常见病因有脑血管病、脑外伤、脑瘫、多发性硬化等。

3. 听力障碍所致的言语障碍　从言语康复的观点出发,获得言语之前与获得言语之后的听觉障碍的鉴别很重要。儿童一般在 7 岁左右言语发育完成,这时可以称之获得言语,获得言语之后的听觉障碍的处理只是听力补偿问题,获得言语之前特别是婴幼儿时期的中度以上的听力障碍,不经听觉言语康复治疗,获得言语会很困难。

4. 儿童语言发育迟缓　是指儿童在生长发育过程中其言语发育落后于实际年龄的状态,最常见的病因有大脑功能发育不全、自闭症、脑瘫等。这类儿童通过言语训练虽然不能达到正常儿童的言语发育水平,但可尽量发挥和促进被限制的能力,不仅言语障碍会有很大程度的改善,还能提高患儿的社会适应能力。

5. 器质性构音障碍　是由于构音器官形态结构异常所致的构音障碍,其代表为腭裂。可以通过手术来修补缺损,但部分患儿还会遗留有构音障碍,通过言语训练可以治愈或改善。

6. 口吃　是言语的流畅性障碍。其确切原因目前还不十分清楚,部分儿童是在语言发育过程中不慎学习了口吃或与遗传以及心理障碍等因素有关。口吃可表现为重复说初始的单词或语音、停顿、拖音等。部分儿童可随着成长自愈。没有自愈的口吃常常伴随至成年或终生。通过训练大多数可以得到改善。

7. 发声障碍(dysphonia)　发声与发音不同,发声是指由喉头(声门部)发出声波,通过喉头以上的共鸣腔所产生的声音,这里所指的"声"是嗓音。多数情况下,发声障碍是由呼吸及喉头调节存在器质或功能异常引起,常见于声带和喉的炎症、新生物以及神经功能失调。发声异常作为喉头疾病的表现之一,在临床上具有重要意义。

8. 功能性构音障碍　多见于学龄前儿童,指在不存在任何运动障碍、听力障碍和形态异常等情况下,部分发音不清晰。通过训练这种障碍可以完全恢复。

(四)失语症的评定

失语症是指因脑损害引起的原已习得的言语—语言功能丧失或出现的种种症状,为对语言符号的感知、理解、组织运用或表达等某一方面或几个方面的功能障碍。常见于脑血管疾患、脑外伤、脑肿瘤、脑组织炎症等。

1. 失语症的分类　如表 3-15。

表 3-15　常见失语症类型、病灶及表现特征

失语症类型	病灶部位	图示	流利性	复述	语言、文字理解	朗读	书写	命名
Broca 失语（BA）	优势侧额下回后部		×	×	△	×	×	×
Wernicke 失语（WA）	优势侧颞上回后部		○（错语、赘语）	×	×	×	×	×
传导性失语（CA）	优势侧弓状束及缘上回		○（找词困难、错语）	×	△	×	×	×
完全性失语（GA）	优势侧额顶颞叶大灶		×（刻板语言）	×	×	×	×	×
经皮质运动性失语（TCMA）	优势侧 Broca 区上部		×	○	○	△	×	△
经皮质感觉性失语（TCSA）	优势侧颞顶分水岭区		○（错语）	○	△	△	△	△
经皮质混合性失语（MTCA）	优势侧分水岭大灶		×（模仿语言）	△	△	×	×	×
命名性失语（AA）	优势侧颞顶枕结合区		○（词语健忘）	○	○	△	△	△
皮质下失语（SCA）	丘脑或基底节、内囊		△（缄默少语）	△	△	△	×	×

注:○正常;△部分障碍;×障碍。

上述失语症表现为多方面语言障碍。若语言障碍仅表现为听、说、读、写单个方面,如仅表现对语言听觉理解障碍为纯词聋;仅表现为口语表达障碍为纯词哑;仅表现为阅读理解障碍为失读症;仅表现为书写障碍为失写症。

2. 失语症的检查　失语症的检查方法很多,这里主要介绍汉语失语症检查法的主要内容,包括以下六方面。

（1）口语表达　① 自发谈话:包括回答问题、叙述和系列语言。② 复述:包括常用词和不常用词,具体和抽象词,短句,长句,超长复合句和无意义词组。③ 命名:包括指物(或者身体部分或画)命名、列名、颜色命名和反应命名。

（2）听理解　① 是否题:开始对熟悉的事以简单陈述句提问,然后,以疑问句提问。被检查者只需要回答是(或者对)与不是(或者不对)来表示。② 听辨认:听名称后从一组物、画或者身体部位选

出正确者。③ 执行口头指令:从简单指令到多步骤和有语法词的指令,被检查者听到后执行。

（3）阅读　① 视读:为视感知朗读,朗读 10 个字。② 听字辨认:从一组形似、音似、意似字中选出听到的字。③ 朗读词并配画,先朗读所示的词,无论朗读是否正确均要求按字配画(文字理解)。④ 朗读指令并执行:先朗读字卡上的命令,无论朗读是否正确均要求按命令执行。⑤ 选词填空:对留有空当的句朗读或默读后,从备选词中选出正确者填空,使全句完整。

（4）书写　① 写姓名和地址,抄写出示的句子,写 1~21 的系列数。② 听写:包括偏旁、数、字、词和句。③ 看图写出物品、颜色、动作的名称。④ 写短文。按完成的质量评为 0~5 分。

（5）其他神经心理学检查　① 意识:如注意力(数字距)、定向力(时间、地点、人物)及近记忆力(回忆无关词组)。② 视空间:如临摹和摆方块。③ 运用能力:如口颊、上肢和复杂动作等。④ 计算:如加、减、乘、除和四则运算。

（6）利手　提问 12 种动作要求至少回答 10 种,确定右利手和非右利手。

二、认知功能评定

（一）概述

认知障碍是脑卒中、脑外伤及各种痴呆等脑部疾病或损伤的常见症状。因此,发现、检查和诊断认知功能障碍是神经康复的重要组成部分。

人类认知事物的过程包括感觉、知觉、思维、意识四个阶段,而认知则是指人在对客观事物的认识过程中对感觉输入信息的获取、编码、操作、提取和使用的过程,是输入和输出之间发生的内部心理过程,这一过程包括知觉、注意、记忆及思维等,而认知的加工是通过脑这一特殊的物质实现的。因此,认知过程是高级脑功能活动。

大脑两半球以胼胝体相连,且结构大体相同。大脑处理感觉信息和运动信息的方式以及大脑外周感觉的传导,甚至运动器官通过大脑相联系的传导通路基本上左右交叉、两侧对称。然而,大脑的两半球存在着功能上的不对称性。从总体上看,左半球主管词语能力如语言、阅读、书写,也涉及数学能力和分析能力;右半球是非词语性的,以形象而不是词语进行思维,主管与空间合成或概念有关的能力如空间认知和旋律等(表 3 - 16)。

表 3－16　大脑左右半球功能的分化

左半球	右半球
言语	二维、三维形状知觉
命名	颜色
句法	朝向
阅读	空间定位、定向
字母的触觉识别	形状触觉
书写	音乐的和声与旋律
时间顺序的分析与感知	乐声的音色与强度
数字	模型构造
计算	非词语成分学习
词语学习	对感受视野的直接注意
记忆	面容识别

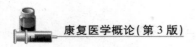

续 表

左半球	右半球
概念形成	简单的语言理解
概念相似性辨认	基本时间知觉能力
左右定向	感情色彩与语调形式
手指、肢体及口腔运动的随意结合	创造性联想

认知障碍并非由一对一的局部损伤所致，而是中枢神经中与产生某种特定行为或情绪的加工系统中不同部位损伤的结果，这一加工系统分散在脑的不同区域，加工过程或路径上任何环节出现错误，都能够导致不同类型的认知障碍。

左、右大脑半球各联合皮质损伤时产生不同类型的认知障碍。例如，右前额叶损伤可引起注意、短时记忆、计划等方面的困难，情绪冷漠、反应迟钝等；左侧顶叶联合区损伤时可出现失用症，而右侧顶叶损伤时则可导致空间关系障碍；顶、颞、枕叶交界区皮质损伤可造成各种失用症等。

（二）评定方法

认知障碍不仅严重影响患者的日常生活能力及自理程度，而且还将阻碍肢体功能的康复，因此，进行准确的认知功能评定，可以及时发现认知功能障碍，确定障碍类型，确定认知功能障碍对功能性作业活动的影响，为制定治疗计划提供依据以及判定康复疗效。

1. 筛查法　可大致检出患者是否存在认知障碍，但不能为特异性诊断提供依据，即检查者并不能通过筛查来诊断患者存在何种认知障碍如图形背景分辨困难、单侧忽略等。筛查法是快速的神经功能的甄别测验。通过筛查可以发现有无脑的器质性病变，可决定是否需要给患者做进一步详细、深入的检查。常用的认知筛查量表有简易精神状态量表（MMSE）（表3－17）、认知能力检查量表（CCSE）等。

表 3－17　简易精神状态检查量表（MMSE）

序号	检查内容	评分
1	今年是公元哪年	1、0
	现在是什么季节	1、0
	现在是几月份	1、0
	今天是几号	1、0
	今天是星期几	1、0
2	咱们现在是在哪个城市	1、0
	咱们现在是在哪个区	1、0
	咱们现在是在什么街（胡同）	1、0
	咱们现在是在哪个医院	1、0
	这里是第几楼	1、0
3	我告诉您3种东西，在我说完后，请您重复一遍这 　　3种东西是什么。树、钟、汽车（各1分，共3分）	3、2、1、0
4	100-7=? 连续5次（各1分，共5分）	5、4、3、2、1、0
5	现在请您说出刚才我让您记住的那三种东西（各1分，共3分）	3、2、1、0

续　表

序号	检查内容	评分
6	（出示手表）这个东西叫什么 （出示铅笔）这个东西叫什么	1、0 1、0
7	请您跟着我说："大家齐心协力拉紧绳。"	1、0
8	我给您一张纸，请按我说的去做，现在开始："用右手拿着这张纸，用 　两只手将它对折起来，放在您的左腿上。"（每项1分，共3分）	3、2、1、0
9	请您念一念这句话，并且按照上面的意思去做："闭上您的眼睛。"	1、0
10	请您给我写一个完整的句子	1、0
11	（出示图案）请您照这个样子把它画下来	1、0

总分

注：评定共30分。划分痴呆标准：文盲≤17，小学程度≤20，中学（包括中专）程度≤22，大学（包括大专）程度≤23。

　　2. 失认症的评定　　在失认症中发病率最高的3种为单侧忽略、疾病失认和Gerstman综合征。其中单侧忽略可采用Albert划杠测验、Schenkenberg等分段测验、字母删除测验等；疾病失认和Gerstman综合征，主要依据临床表现及检查发现。

　　（1）单侧忽略　　指患者对于大脑病变对侧一半空间内的物体和自身身体不能辨别，也不会自觉转动头部观测那一侧的事物，但患者视野正常。评定方法有以下几种。① 平分直线法：要求画一短垂直线将白纸上的横线平分成两段，若所画垂线有明显偏向一侧视为阳性。② 画图测验：画一幅图，若有偏斜或明显缺少对侧部分视为阳性。③ 删字测验：给一组随机的数字，要求删去事先指定的数字，如只删去一侧的数字视为阳性。④ 阅读测验：若漏读一侧视为阳性。⑤ 书写测验：漏掉一侧视为阳性。

　　（2）视觉失认　　指患者在视觉正常的情况下，不能辨认所看到的物体、颜色、图画等的名称和作用，但通过触觉或听觉等其他感觉可以辨别。评定方法有：辨别或挑选物品测试、图片辨别测试、人像辨别测试等。

　　（3）疾病失认　　指患者意识不到自己所患疾病，因而否认患病，对自身不关心、淡漠、反应迟钝的一种状态。通过临床观察和交谈进行评定。

　　（4）空间关系及位置障碍　　指患者不能辨别两件物品之间或物品与自己之间的空间关系，不能分辨左右，不能在地图上指出他所居住的城市，或不能说出从自己家到工作地点所经过的路线。评定方法有以下几种。① 身体部位命名测试（左右失认）。② 给出与空间位置有关的指令，如"把书放到桌子上"，不能完成为阳性。③ 临摹三维图画。④ 绘制交通图。

　　3. 失用症的评定　　失用症是由于中枢神经损伤后，在运动、感觉和反射均无障碍的情况下，不能按命令完成原先学会的动作。在失用症中，发病率最高的为结构性失用、运动失用。

　　（1）结构性失用　　是以空间关系及位置障碍为基础的一种失用症，主要表现为不能描绘简单的图形，不能正确组合不同物体之间的空间关系。评定方法有以下几种。① 画空心"十"字测试：要求画一个空心的"十"字图形，不能完成或不能成空心、边缘歪曲、形状畸形均为阳性。② 火柴拼图测试：要求用火柴棒拼搭所给的几何图形，不能完成者为阳性。③ 积木拼图测试：要求用积木拼成所指定的简单图案，不能完成为阳性。

（2）意念运动性失用　指患者知道该做什么，但不能正确地完成想要完成的动作。这是由于意念中枢与运动中枢之间的联系受损所致。患者常表现为有意识的动作不能，但无意识的动作却能进行。如指示患者去刷牙，患者常不能完成，但将牙刷放在患者的手中后，患者却能自动地去刷牙。评定方法有以下几种。① 口头指令测试：要求执行口头指令的动作，不能完成者为阳性。② 模仿动作测试：要求患者模仿举手、刷牙、做各种手势等动作，不能完成为阳性。

（3）意念性失用　指患者既不能自主地、也不能按指令去完成一套有目的的动作。患者有时能完成这套动作中的一些分解动作，但不能把它们逻辑地连贯起来，主要表现为无法正确地使用和放置日常惯用的物品，如穿衣时左右穿反，从空杯中喝水、把牙膏挤到剃须刀上等。这是由于意念中枢受损所致。评定方法有以下几种。① 日常器具使用测试：观察使用牙刷、茶杯、梳子等日常器具的情况，如出现错误动作即为阳性。② 活动逻辑测试：给出刷牙、倒茶水、贴信封等指令及相应的实物，如出现动作次序错乱即为阳性。

4. 成套测验　不同于单项特异性临床检查，成套测验的信度和效度均经过检验，得分低于正常范围提示该患者存在认知障碍。单项特异性检查结果异常仅仅说明某种认知功能存在缺陷，如面容失认或结构性失用等。成套测验由各种单项测验组成，每一个具体检查项目都可以视为独立的特异性临床检查方法，因此，成套测验可以全面评定主要的脑功能。H.R 神经心理学成套测验（Halstead - Reitan neuropsychological battery，HRNB）是常用的测验方法，国内经龚耀先等修订后称"修订 HRB 神经心理成套测验（HRB-RC）"；洛文思顿作业疗法用认知成套测验（LOTCA）近年来也广泛用于神经康复的评定中。

5. 功能检查法　认知功能障碍及其程度与 ADL 状况密切相关，因此，通过直接观察患者从事 ADL 的情况来评定相关认知功能障碍的程度。Arnadottir 作业疗法—日常生活活动神经行为评定（Arnadottir OT - ADL neurobehavioral evaluation，AONE）所采用的即是功能检查法。

三、心理评定

心理（Psychology）是人的头脑反映客观现实的过程，是心理过程和个性心理特征等的总称。心理过程包括认知、情感、意志等心理活动；个性特征包括能力、气质和性格。心理评定是应用观察、调查和心理测验等方法所获得的信息，对个体某一心理现象做全面、系统和深入的客观描述的过程。

（一）残疾人的心理变化过程

患者致残后，心理变化过程怎样，如何调整，如何适应，作为临床工作者，了解这些规律是非常重要的。我们应该顺应这些规律，在不同的阶段，采取不同的对策，以保证康复治疗顺利进行。

1. 震惊阶段　震惊是对创伤等重大事故的即刻反应。此阶段的对策主要是温暖的安慰和鼓励。

2. 否定阶段　这是心理防卫机制的表现，可以避免难以承受的痛苦导致精神崩溃，所以有一定否定阶段是必要的。但是当否定影响康复治疗进行时，则需设法结束否定阶段进入抑郁期，如由护理人员直截了当告知患者真实的病情。

3. 抑郁反应　当患者从医师或周围患者那里了解并领悟到自己将终生残疾时，心情骤变，极度痛苦和悲哀，严重者有自杀想法或行为。这一阶段常持续数星期或数月，是心理治疗的重点阶段。

4. 对抗独立反应　就是当患者遇到巨大挫折后，失去自信心，不相信自己能独立，而出现明显的依赖心理。此阶段要培养患者的独立意识。

5. 适应阶段　也就是承认、接受并想办法解决问题的阶段。表现为愿意与周围人来往，力所能及地参加半日或全日工作,发挥自己的潜能为社会做贡献。此阶段要鼓励患者重返家庭和社会。

（二）残疾人的一般心理特征

1. 孤独感　残疾人与他人交往的困难、不利的教育环境、不适当的教育方法或社会的偏见和歧视,均可造成残疾人与群体隔离,严重影响残疾人的生活、工作、恋爱和婚姻等问题的解决。

2. 自卑感　由于残疾的存在,使得残疾人不可能平等地参与正常的社会生活,使其在解决学习、生活、就业、婚姻和家庭等问题时,必将遇到常人难以想象的困难,其心理压力极大,从而产生自卑心理。

3. 自尊心强　一般而言,残疾人都希望能够通过自己的努力来弥补动能上的缺陷,以获得做人的尊严。因此,他们特别在乎别人的态度及评价。

4. 群体意识强　是指残疾人对自己的同类,如盲人对盲人、聋人和聋人,肢残人与肢残人,常常有着深厚的友谊,彼此相互同情,互诉心声,通婚现象也较普遍,表现出较强的群体意识。

（三）智力测验

智力是指人认识、理解客观事物并运用知识、经验等解决问题的能力。

1. 智商（IQ）　IQ 是智力数量化的单位,是将个体智力水平数量化的估计值,能反映被测者智力的高低。IQ 有比率 IQ 和离差 IQ。

（1）年龄比率智商计算法

$$IQ = 智力年龄（MA）/实际年龄（CA）×100$$

此法主要适用于儿童的智力测试,不适合成人的智力测验。

（2）离差智商计算法

$$IQ = 100 + 15z = 100 + 15(x-m)/s$$

x 为实得分数,m 为所在年龄组的平均分数,s 为该年龄组的标准差,z 是标准分类。

通过对大量测验结果的统计学分析得出,人们的智商是以平均数 100 和标准差 15 而呈常态分布。

2. 测验方法　韦克斯勒智力量表是智力测试的一种方法。韦氏成人智力量表适用于 16 岁以上的成年人,其主要内容包括以下 11 个方面。

（1）常识　包括 33 个一般性知识的测题,测题的内容很广,例如,"谁发现了美洲?""某个国家的首都在什么地方?"等。常识测验能够测量智力的一般因素。

（2）图画补缺　包括 27 张图片,每张图上都有意缺少一个主要的部分,要求被试者在规定的 20 s 内,指出每张图上缺少了什么。该测验用来测量视觉敏锐性、记忆和细节注意能力。

（3）数字广度　包括 14 个测题,主试者读出 1 个 2~9 位的随机数字,要求被试者顺背或倒背,两者分别进行。顺背从 3 位数字至 9 位数字,倒背从 2 位数字到 8 位数字。总分为顺背和倒背两者的加和。该测验主要测量瞬时记忆能力,但分数也受到注意广度和理解能力的影响。

（4）图片排列　包括 10 套图片,每套由 3~5 张图片组成。在每道题中,主试者呈示一套次序打乱了的图片,要求被试者按照图片内容的事件顺序,把图片重新排列起来,使它们成为一个有意义的故事,该测验用来测量被试者的广泛分析综合能力、观察因果关系的能力、社会计划性、预期力和幽默感等等。

（5）词汇　包括 37 个词汇,每个词汇写在一张词汇卡片上。通过视觉或听觉逐一呈现词汇,要求被试者解释每个词汇的一般意义。例如,"美丽"是什么意思?"公主"是什么意思? 词汇测验用来测量被试者的词汇知识和其他与一般智力有关的能力。

（6）积木图案　包括 10 个测题,要求被试者用 4 块或 9 块积木,按照图案卡片来照样排列积木。

每块积木两面为红色,两面为白色,另两面为红白各半。积木图案测验用来测量视知觉和分析能力、空间定向能力,整个测验总分的相关性均很高,在临床上能帮助诊断知觉障碍、分心、老年衰退等症状。

(7)算术　包括15个测题,被试者在解答测题时,不能使用笔和纸,而只能用心算来解答。算术测验主要测量最基本的数理知识以及数学思维能力。

(8)物体拼配　包括4个测题,把每套零散的图形拼板呈现给被试者,要求他拼配成一个完整的物件。物体拼配测验主要测量思维能力、工作习惯、注意力、持久力和视觉综合能力。

(9)理解　包括18个测题,主试者把每个问题呈现给被试者,要求他说明每种情境。例如,"如果你在路上拾到一封贴上邮票、写有地址但尚未寄出的信,你应该怎么办"?理解测验主要测量实际知识、社会适应能力和组织信息的能力,能反映被试者对于社会价值观念、风俗、伦理道德是否理解和适应,在临床上能够鉴别脑器质性障碍的患者。

(10)数字符号　共有93对数字符号,要求被试者在规定时限内,依据规定的数字符号关系,在数字下部填入相应的符号。该测验主要测量注意力、简单感觉运动的持久力、建立新联系的能力和速度。

(11)类同　包括14组成对的词汇,要求被试者概括每一对词义相似的地方在哪里。例如,"桌子和椅子在什么地方相似?""树和狗在什么地方相似?"该测验主要测量逻辑思维能力、抽象思维能力、分析能力和概括能力。

(四)情绪测验

情绪是人对客观事物所持态度在内心产生的体验,有快乐、悲哀、愤怒、恐惧、忧愁、赞叹等不同形态。在康复医疗中,最常出现的不良情绪是焦虑和抑郁。焦虑是对刺激产生不适当的严重和长时间的恐惧、焦急和忧虑反应的情绪异常。抑郁是一种对不良外界刺激发生长时间的沮丧感受反应的情绪改变。

1.焦虑评定量表　包括他评量表和自评量表。

(1)他评量表　汉密尔顿焦虑评定量表(Hamilton Anxiety Scale,HAMA)用于焦虑症以及焦虑程度的评定,如表3-18。

表3-18　汉密尔顿焦虑评定量表评分标准

项　目	无症状	轻微	中等	较重	严重
焦虑心境	0	1	2	3	4
紧张	0	1	2	3	4
害怕	0	1	2	3	4
失眠	0	1	2	3	4
认知功能	0	1	2	3	4
抑郁心境	0	1	2	3	4
躯体性焦虑:肌肉系统	0	1	2	3	4
躯体性焦虑:感觉系统	0	1	2	3	4
心血管系统症状	0	1	2	3	4

续　表

项　目	无症状	轻微	中等	较重	严重
呼吸系统症状	0	1	2	3	4
胃肠道症状	0	1	2	3	4
泌尿生殖系统症状	0	1	2	3	4
自主神经系统症状	0	1	2	3	4
会谈时行为表现	0	1	2	3	4

注:结果分析——总分小于7分,没有焦虑;超过7分,可能有焦虑;超过14分,肯定有焦虑;超过21分,有明显焦虑;超过29分,可能是严重焦虑。

（2）自评量表　主要有 Zung 焦虑自评量表（Zung Self - Rating Anxiety Scale,SAS）,是由美国医师 W. K. Zung 于 1965 年编制,评定项目评分标准如表 3-19。

表 3 - 19　Zung 焦虑自评量表评分标准

项　目	很少有	有时有	大部分时间有	绝大多数时间有
我感到比往常更加神经过敏和焦虑	1	2	3	4
我无缘无故感到担心	1	2	3	4
我容易心烦意乱或感到恐慌	1	2	3	4
我感到我的身体好像被分成几块,支离破碎	1	2	3	4
我感到事事都很顺利,不会有倒霉的事情发生	4	3	2	1
我的四肢抖动和震颤	1	2	3	4
我因头痛、颈痛和背痛而烦恼	1	2	3	4
我感到无力且容易疲劳	1	2	3	4
我感到很平静,能安静坐下来	4	3	2	1
我感到我的心跳较快	1	2	3	4
我因阵阵的眩晕而不舒服	1	2	3	4
我有阵阵要昏倒的感觉	1	2	3	4
我呼吸时进气和出气都不费力	4	3	2	1
我的手指和脚趾感到麻木和刺痛	1	2	3	4
我因胃痛和消化不良而苦恼	1	2	3	4
我必须时常排尿	1	2	3	4
我的手总是温暖而干燥	4	3	2	1
我觉得脸发烧发红	1	2	3	4
我容易入睡,晚上休息很好	4	3	2	1
我常做噩梦	1	2	3	4

注:评分说明与结果分析——标准分小于46分为正常;46~50分为轻度焦虑;大于50分为明显焦虑,标准分越高,焦虑症状越严重。

2. 抑郁评定量表　用于抑郁的评定量表亦包括他评量表和自评量表。

（1）他评量表　主要有汉密尔顿抑郁评定量表（Hamailton Depression Scale,HAMD）。内容有抑郁心境、罪恶感、自杀、睡眠障碍(包括入睡困难、睡眠不深、早醒3项)、工作和活动、迟钝、激越、焦虑(包括精神性和躯体性两项)、躯体症状(包括胃肠道、全身、性症状3项)、疑病、体重减轻、自知力、日夜变化、人体或现实解体、偏执症状、强迫症状态、能力减退感、绝望感、自卑感等24个项目。少数项目采用0~2分的三级记分,多数项目采用0~4分的五级记分,由主试者根据其观察,将每个项目中最符合患者情况的描述画圈圈出。按照所得总分,可做出如下判定:小于8分为无抑郁状态;大于20分可能为轻、中度抑郁,大于35分可能为重度抑郁。

(2)自评量表 主要有Zung抑郁自评表(Zung Self-Rating Depression Scale,SDS),是由美国医师W. K. Zung于1965年编制,主要用于测量抑郁状态的严重程度以及患者的抑郁程度(表3-20)。

表3-20 SDS评定项目评分标准

项 目	很少有	有时有	大部分 时间有	绝大多 数时间有
我感到闷闷不乐,情绪低沉	1	2	3	4
我觉得一天之中早晨最好	4	3	2	1
我一阵阵哭出来或觉得想哭	1	2	3	4
我晚上睡眠不好	1	2	3	4
我吃得跟平常一样多	4	3	2	1
我和异性密切接触时和以往一样感到愉快	4	3	2	1
我发现我的体重在下降	1	2	3	4
我有便秘的苦恼	1	2	3	4
我心跳比平时快	1	2	3	4
我无缘无故地感到疲乏	1	2	3	4
我的头脑跟平常一样清楚	4	3	2	1
我觉得经常做的事情并没有困难	4	3	2	1
我觉得不安而平静不下来	1	2	3	4
我对将来抱有希望	4	3	2	1
我比平常容易生气激动	1	2	3	4
我觉得做出决定是容易的	4	3	2	1
我觉得自己是个有用的人,有人需要我	4	3	2	1
我的生活过得很有意思	4	3	2	1
我认为如果我死了,别人会生活得好些	1	2	3	4
平常感兴趣的事我仍然感兴趣	4	3	2	1

注:评分说明与结果分析——标准分小于50分为正常;50~59分为轻度抑郁;60~69分为中至重度抑郁;大于70分为重度抑郁。

(五) 人格测验

人格就是我们常说的个性、性格,人格障碍是人格发展的内在不协调,是在没有认知障碍、智力障碍情况下出现的情绪反应、动机和行为活动的异常。

1. 量表内容 人格测验是对人的个性心理特征进行测量。艾森克人格问卷(EPQ)是国际公认的,也是临床上常用的人格测验的工具,分为儿童版(适用于7~15岁儿童)和成人版(适用于16岁以上成人)。

在我国修订的EPQ有88个问题,如"你是否有许多不同的业余爱好?""你常感到寂寞吗?"等等。

被试者根据自己看完问题后的最初的想法回答"是"或"否",然后由医师用 EPQ 四个量表对其分别评分,再根据被试者的年龄、性别,诊断出受试者的人格特征。

2. 评定说明　如表 3-21。

表 3-21　EPQ 四个量表及评定说明

量表名称	检测目的	结果说明
E 量表(共 21 条)	测试内向与外向的个性特征	高分:性格外向。表现为乐观随和,爱交际,喜欢刺激和冒险,易冲动 低分:性格内向。表现为安静离群,踏实可靠,富于内省,不易冲动
N 量表(共 24 条)	测试情绪的稳定性	高分:情绪不稳定。表现为焦虑、紧张、抑郁、情绪反应重、难以平静 低分:情绪稳定。表现为平静,不紧张,情绪反应慢、弱
P 量表(共 23 条)	测试精神质(或倔犟性)	高分:个性倔犟。表现为倾向独身、不关心他人、难以适应环境、对人施敌意 低分:个性随和。表现为对人友善、合作
L 量表(共 20 条)	测试自我掩饰或隐蔽特征	高分:有掩饰或自我隐蔽倾向,说明被试者较老练成熟 低分:掩饰倾向低,说明被试者单纯、幼稚

四、心功能评定

运动负荷试验常作为衡量心功能的重要检测项目。运动负荷试验指给予机体一定量的运动负荷,使心储备力全部动员,并产生相应的异常反应,根据这些异常反应判断心储备力大小或病变程度。

目前常用的运动试验方案有运动平板、功率踏车和简易运动试验等。可根据受试者体质状态、疾病性质和自身承受能力选择最适宜的试验方案。选择方案的原则:① 根据试验目的选择合适的方案。② 运动起始负荷必须低于患者的最大承受能力。③ 每一级运动负荷最好持续 2~3 分钟。④ 受试者试验时间最好在 10 分钟左右。

（一）活动平板运动试验方案

活动平板是一种装有电动传送带的运动装置,患者在传送带上步行或跑步,速度和坡度可调节。优点是比较接近日常活动生理状况,经逐步增加负荷,以达到足够的运动强度,各种坡度、速度时的心血管反应可直接用于指导患者步行锻炼,对心血管疾病的诊断有较高的敏感性和特异性。在试验中需连续监测心电变化,以提高安全性。

1. Bruce 方案　应用最早而广泛,特点是通过同时增加速度和坡度来增加负荷,但其缺点是起始负荷较大,每级运动增量也大,对于老年人和体力差者往往不能耐受。为此,对体质极弱者可增加 0 级——坡度为 0,0.5 级——坡度为 5%,故又称为改良的 Bruce 方案。

2. Naughton 方案　优点是运动起始负荷低,每级负荷增量均为 1 METs,适用于急性心肌梗死出院时以及心力衰竭或体力较差者检查。

3. Balke 方案　特点是依靠增加坡度来增加运动负荷,这样患者比较容易适应。其速度固定在 5.47 km/h 或 4.83 km/h。

4. STEEP 方案　特点是起始负荷为 2 METs,以后每级负荷均比前一级增加 15%,通过增加速度或坡度来实现,而不同时增加速度和坡度,受试者容易适应。

（二）运动负荷的确定

1. 极量运动　极量指受试者运动至生理极限的负荷量。极限运动量可以简单用统计所得的各年龄组的预计最大心率为指标。最大心率粗略计算法为220-年龄数，例如，55岁的受检者最大心率为220-55=165(次/分)。

2. 亚极量运动　亚极量指心率达到85%~90%最大心率的负荷量。例如，55岁的受检者其心率应达到(220-55)×85%=140(次/分)的负荷量。

3. 症状限制性试验　用运动诱发的呼吸系统和心血管系统症状及体征、心电图异常作为终止指标。常用于冠心病诊断、心功能和体力活动能力评定、制订运动处方等。

4. 低水平运动试验　以特定的心率、血压和症状作为运动终止的指标。适用于急性心肌梗死后或病情较重者。

（三）试验阳性评定标准

在试验中符合下列条件之一者为阳性：① 运动中出现典型心绞痛。② 运动中及运动后2分钟内以R波为主的心电图导联出现ST段下移≥0.1 mV，并持续2分钟以上，如果运动前有ST段下移时，则需要在此基础上再增加上述数值。③ 运动中收缩期血压下降。

（四）主观用力程度分级

1. 概念　主观用力程度分级(PRE)或称为主观劳累记分，是根据运动者自我感觉用力或劳累程度衡量相对运动水平的半定量指标。

2. 评分原则　将非常轻定为7分，将非常累定为19分，其他分值在其间。一般症状限制性运动试验可达到15~17分。分值的设计与正常心率反应相关，将分值乘以10约相当于运动时的心率反应（表3-22）。

表3-22　主观用力程度分级

分值	7	9	11	13	15	17	19
受试者感觉	非常轻	很轻	较轻	稍累	累	很累	非常累

（五）试验结果分析

1. 心率　正常人运动负荷增加1 METs，心率应增加8~12次/分。在试验中，心动过缓见于窦房结功能减退；出现异位性心动过速，应立即停止运动。

2. 血压　正常人运动时收缩压应该随运动负荷增加而上升，舒张压一般无显著变化（个别人有可能下降），说明血管舒缩功能良好。

3. 每搏量和心排血量　运动时每搏量逐步增加，心排血量也逐渐增大，最高可达安静时的2倍左右。

4. 心率-收缩压乘积(RPP)　RPP代表心肌耗氧水平，正常值<12 000。该值与心肌耗氧量的相关程度可达0.97，已在康复医学中被广泛采用。

5. ST段　正常人心电图中的ST段可在一定范围内上、下偏移，如偏移超过正常值范围则为异常。

6. 心律失常　运动时使心律失常加重，多为病理性；运动时使心律失常减轻或消失，多为非病理性。

7. 症状　正常人在极量运动试验过程中应无症状，达极量运动时，可有疲劳、下肢无力、气急，并可伴有轻度眩晕、恶心和皮肤湿冷。在亚极量运动时，如出现上述症状应视为异常。胸痛、发绀、极度呼吸困难发生在任何时期均属于异常。在运动中出现胸痛而符合典型心绞痛者，可作为诊断冠心病的重要指征,其意义甚至超过 ST 段改变。

五、呼吸功能评定

呼吸功能评定包括基本肺容积测定和肺通气功能测定。基本肺容积指安静状态下呼吸气量变化,可分为潮气量(VT)、补吸气量(IRV)、补呼气量(ERV)和残气量(RV);肺容量一般指特定呼吸状态下肺容纳气体量,如深吸气量(IC)、肺活量(VC)、功能残气量(FRC)和肺总量(TLC)等。肺通气功能指在单位时间内随呼吸运动出入肺的气量和流速。凡能影响呼吸频率、呼吸幅度和流速的生理、病理因素,均可影响肺通气量。常测定项目如下。

(一)基本肺容积测定

基本肺容积的潮气量、补吸气量、补呼气量和残气量,因这四部分互不重叠,故全部相加等于肺最大容量,即肺总量。

1. 潮气量(TV) 指平静呼吸时每次吸入或呼出的气量。正常值为 400~600 ml。潮气量与年龄、性别、体表面积、呼吸习惯和人体状态等因素有关,个体差异较大。运动时潮气量增加,呼吸浅快时潮气量减少;慢性阻塞性肺疾病患者呼吸深慢时,潮气量可增加。

2. 补吸气量(IRV) 指平静吸气末再尽力吸气所能增加的吸入气量,又称吸气贮备量。正常成人为 1 500~2 000 ml。补吸气量是肺活量的主要组成部分,是代表最大通气量潜力的指标。在胸腔积液、气胸、胸膜粘连、肺纤维化、胸廓畸形等病变时,补吸气量下降。

3. 补呼气量(ERV) 指平静呼气末再尽力呼气所能增加的呼出气量,又称呼气贮备量。正常成人为 900~1 200 ml。

4. 残气量(RV) 指最大呼气末尚存留于肺中不能再呼出的气量。需要用气体分析方法间接计算,正常成人为 1 000~1 500 ml。老年人因肺弹性减弱和呼吸肌力量衰退,故残气量比青壮年多。残气量过多,表示肺通气功能不良。如支气管哮喘和肺气肿患者,残气量增加。残气量/肺总量的比值正常为(28±5)%,每超过被检测者预计值的 8%~10% 为一个级量,依次诊断为轻、中、重度肺气肿。

(二)肺活量

1. 肺活量(VC) 是潮气量、补吸气量和补呼气量三者之和,表示肺最大扩张和最大收缩的呼吸幅度。正常成人男性平均约为 3 500 ml、女性约为 2 500 ml。肺活量的个体差异较大,与身高、性别、年龄、体位、呼吸肌强弱等有关。

2. 用力肺活量(FVC) 是深吸气至肺总量位后以最大用力、最快速度呼出所能呼出的全部气量。它既是肺容积测定,也是气体流速测定。健康人第 1、2、3 秒末已呼出的气量各占肺活量的 83%、96% 和 99%。其中第 1 秒末已呼出的气量最有意义,其正常值:男性为(3 179±117)ml,女性为(2 314±48)ml;$FEV_1/FVC\%$ 应大于 80%。用力肺活量是评定肺通气功能较理想的动态指标,不仅反映肺活量大小,还能反映呼吸阻力变化。肺弹性降低或阻塞性肺病患者 FEV_1、$FEV_1/FVC\%$ 均减低,往往需要5~6 秒或更长的时间才能呼出全部肺活量。

六、气体代谢和能量代谢功能测定

气体代谢测定主要是通过对呼吸气体进行分析,检测机体的耗氧量和二氧化碳排出量。因吸氧量、耗氧量、摄氧量在临床上可视为同义语,一般将呼出气体的 O_2 含量和 CO_2 含量与吸入气体的含量进行比较,计算出各自的差值,其差值可认为是机体的耗 O_2 量和 CO_2 排出量。

(一)有氧代谢能力评定

机体组织细胞有氧氧化消耗的氧主要由吸入气体提供,所以根据吸氧量的多少可间接评定有氧代谢能力。常用测定指标是最大吸氧量。

1. 定义　最大吸氧量（$VO_{2\,max}$）是指机体在运动时所能摄取的最大氧量。用每分钟每千克体重吸O_2的毫升数[VO_2ml/（kg·min）]来表示。

2. 临床意义　最大吸氧量是最大运动时氧输送和利用的最高值，其数值大小取决于心排血量、动静脉氧分压差、氧弥散能力和肺通气量。最大吸氧量值在20岁时达最大，20岁以后随年龄增加而减小，这与肌肉代谢及心肺功能衰退有关，但通过适当的康复锻炼可减轻衰退的程度。在康复运动评估中，用最大吸氧量值规定运动强度和监测运动进程，优于常规方法。健康人一般采用60%~80%最大吸氧量的运动强度进行锻炼较为理想；超过80%最大吸氧量的运动，不仅运动效果不佳，而且对心脏储备能力差的人是有危险的；老年人和心脏病患者用低于50%最大吸氧量的运动强度进行锻炼较为安全。

（二）无氧代谢能力评定

无氧代谢是机体在缺氧情况下获得能量的一种代偿方式，常用的检测指标是无氧代谢阈。

1. 定义　无氧阈（AT）指运动达到一定的负荷以后，组织对氧的需求超过了循环所能提供的供氧量，使体内无氧代谢补充有氧代谢供能时的临界状态。

2. 临床意义　无氧阈的高低对判断受试者的无氧运动能力有重要价值，阈值较高者具有较强的运动耐力。在康复运动训练中，根据无氧阈值制订运动处方较为可靠。在运动强度接近无氧阈值训练时，可明显改善心肺功能，而不致于出现高运动强度的不适感。对于心血管病患者，大于无氧阈值的运动强度则有一定危险，如血乳酸升高、血钾明显改变，严重者可发生猝死。

（三）代谢当量的确定

1. 定义　代谢当量（METs）代表人体的能量消耗值，以在坐位休息时能量消耗为基础，表达各种活动时相对的能量代谢水平。将在坐位休息时耗氧3.5 ml/（kg·min）作为1个代谢当量，不同活动状态的能量消耗可用METs的倍数来表示。

2. 代谢当量的确定方法　①直接测定法：利用检测仪直接测定不同活动状态时的最大吸氧量，再用VO_2 ml/（kg·min）除以3.5，即可得出当时的METs值。②间接判断法：根据临床研究的常见活动状态时平均METs值，间接判断活动的强度和代谢水平。

3. 代谢当量在康复医学中的应用　①制订运动处方：用METs确定运动处方中的运动强度，特别适用于心功能异常，对运动强度不能做出合适的心率反应者，或因药物影响而不能以心率作为反映运动强度指标者。②判断心功能及相应活动水平：例如能从事≥7 METs的活动者，心功能为一级；可从事5~7 METs的活动者，心功能为二级；可从事2~5 METs的活动者，心功能为三级；只能从事<2 METs的活动者，心功能为四级。③区分残疾程度：一般将最大METs<5作为残疾标准。④指导ADL与职业活动：对于心血管病患者，因心血管功能的限制，不能进行所有的ADL或职业活动，应先测定容许体力活动的最高限度，将其功量折算成METs，即是心脏或体力活动最大容量，取最大容量的40%~70%作为选用值，对照相应活动项目指导体力活动。

4. 常见活动状态的METs值　如表3-23。

表3-23　常见活动状态的METs值

活动	METs	活动	METs
生活活动			
刮脸	1.0	步行 1.6 km/h	1.5~2.0
自己进食	1.4	步行 2.4 km/h	2.0~2.5
床上用便盆	4.0	步行 4.0 km/h	3.0

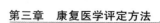

续 表

活动	METs	活动	METs
坐厕	3.6	步行 5.0 km/h	3.4
穿衣	2.0	步行 6.5 km/h	5.6
站立	1.0	步行 8.0 km/h	6.7
洗手	2.0	下楼	5.2
淋浴	3.5	上楼	9.0
坐床	1.2	骑车(慢速)	3.5
坐床边	2.0	骑车(中速)	5.7
坐椅	1.2	慢跑 1.6 km/h	10.2
自我护理			
坐位自助餐	1.5	备饭	3.0
上下床	1.65	铺床	3.9
穿脱衣	2.5~3.5	扫地	4.5
站立热水浴	3.5	擦地(跪姿)	5.3
挂衣	2.4	擦窗	3.4
园艺工作	5.6	拖地	7.7
劈木	6.7		
职业活动			
秘书(坐)	1.6	焊接工	3.4
机器组装	3.4	轻的木工活	4.5
砖瓦工	3.4	油漆	4.5
挖坑	7.8	开车	2.8
娱乐活动			
织毛线	1.5~2.0	桌球	2.3
打牌	1.5~2.0	弹钢琴	2.5
缝纫(坐)	1.6	长笛	2.0
写作(坐)	2.0	击鼓	3.8
交谊舞(慢)	2.9	手风琴	2.3
交谊舞(快)	5.5	小提琴	2.6
有氧舞蹈	6.0	写作	1.7
跳绳	12.0	排球(非竞赛性)	2.9
高尔夫球	3.4	羽毛球	5.5
乒乓球	4.5	网球	6.0
游泳(慢)	4.5	游泳(快)	7.0

七、神经肌电电生理检查

神经电诊断学（nerve electrodiagnosis）是应用电生理学技术检测神经肌肉组织的各种电位活动，依此判定神经肌肉组织病变的诊断方法，包括神经传导检查（nerve conduction studies，NCS）、肌电图检查（electromyography，EMG）和诱发电位（evoked potentials，EP）检查等。

（一）肌电图检查

肌电图检查分为5个步骤：① 观察插入电位。② 肌肉静息状态下的电活动。③ 观察轻微肌肉收缩时的电活动，测定运动单位。④ 观察最大肌肉收缩时电活动，引出募集电位。⑤ 诊断性肌电检查。

1. 正常肌电图

（1）插入电位　当针电极插入受检者放松状态的正常肌肉时，因针的机械刺激，可引起肌纤维活动，出现一阵短暂的电位发放，称为正常插入电位。此电位一般持续时限不超过300 ms，屏幕上显示有正相（波形向下）和负相（波形向上）的干扰电位（图3-7），在扩音器中可发出清脆阵响，随着针电极停止提插或移动，电位与音响相继消失。

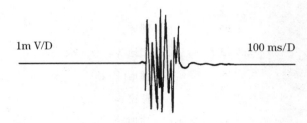

1m V/D　　　　　　　　　　　　100 ms/D

图3-7　正常插入电位

（2）电静息　正常插入电位过后，当肌肉完全松弛时，屏幕上的扫描线仅为一条基线，示为无电位活动，此状态称为电静息。这是有神经支配时肌松弛的特有表现。

（3）终板电位　电极插入正常神经肌肉终板时，即使正常肌肉处于放松状态也可记录出两种自发电位，称为终板电位和终板噪声。终板电位呈单相、双相或三相，起始波总为负相，这可与纤颤电位相鉴别。终板电位的波幅可达200 μV左右，时限在0.5~5 ms。终板噪声的特点是基线不规则变动。

（4）单个运动单位电位　在电静息状态，当受检者做轻微的肌收缩时，在基线上会出现单相、双相或三相，少数为四相的电位，波幅在0.1~0.2 mV，时限在5~15 ms，频率在5~20 Hz，此电位是一个运动神经元所支配的多根肌纤维同步兴奋的电活动，称为单个运动单位电位（在肌电图中又称单纯相）。

（5）干扰电位　随受检者用力强度逐渐增大，肌收缩力逐渐增加，参与活动的运动单位数目也增多，肌电图上不再是一个个孤立的单个运动单位电位，而是显示募集众多的运动单位电位的密集电位。当肌肉收缩达到各电位互相重叠时，称为干扰电位。在互相重叠的电位中，不能分辨出基线时，称为完全干扰电位（又称干扰相）；能看到少量的基线时，称为部分干扰电位（又称混合相）。干扰程度与受检者用力强度有关，用力越大，干扰越严重（图3-8）。

2. 异常肌电图

（1）插入电位异常变化　① 减弱或消失：见于废用性肌萎缩、重症进行性肌萎缩。② 时间延长：多见于肌肉失神经支配。③ 变为肌强直电位：针电极插入受检者肌肉之后，肌肉产生不自主的持续收缩，其电位的频率和波幅随时间延长而逐渐增加，达到一定程度时又降低，在屏幕上呈现一组节律性放电现象，可伴有特殊的"轰炸机俯冲样"音响，此电位称为肌强直电位。多见于先天性肌强直、萎缩性肌强直疾病（图3-9）。

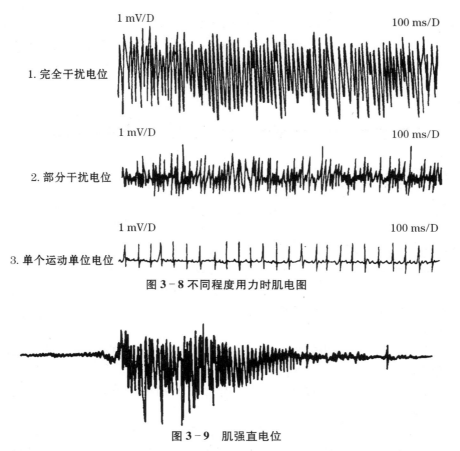

1 mV/D　　　　　　　　　　　　　　　　　　　100 ms/D

1. 完全干扰电位

1 mV/D　　　　　　　　　　　　　　　　　　　100 ms/D

2. 部分干扰电位

1 mV/D　　　　　　　　　　　　　　　　　　　100 ms/D

3. 单个运动单位电位

图3-8 不同程度用力时肌电图

图3-9　肌强直电位

（2）电静息异常变化　正常肌肉放松时,肌电图中应记录为电静息状态,当神经、肌肉异常时,可出现纤颤电位、正峰电位、异常的束颤电位等。

1）纤颤电位:是失神经支配后肌纤维自发颤动所致,多为双相或三相,始相为正,主相为负是其特征,时限为1~5 ms,波幅为20~200 μV,频率为1~30 Hz,从扩音器中可听到清脆的"雨滴"声。如在肌肉的非终板区找到两个以上的纤颤电位,为最有诊断价值的客观指标,常见于失神经支配肌(图3-10A)。

2）正峰电位:又称正锐波,是从肌肉损伤部位记录到的肌纤维活动电位,形似锯齿,起始为正相波,可伴有一个时限较宽,波幅较低的负相波。正峰电位的时限为10~30 ms,波幅一般在100~200 μV,有时可达500~700 μV。正峰电位常与纤颤电位同时出现,见于失神经支配肌及肌源性疾病（图3-10B）。

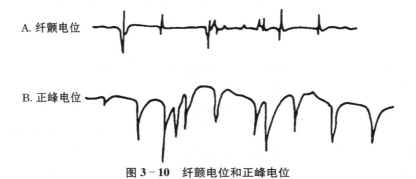

A. 纤颤电位

B. 正峰电位

图3-10　纤颤电位和正峰电位

3）束颤电位：一般认为是肌肉抽动时运动单位的全部或部分肌纤维的自发放电，正常情况下也可以出现。异常的束颤电位多在前角细胞病变时出现，尤其是大于四相，时限在 10 ms 以上，振幅大于 1 mV 的束颤电位更具有诊断价值（图 3-11）。

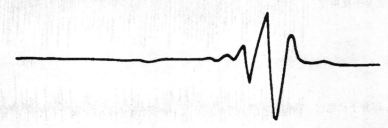

图 3-11　束颤电位

3. 单个运动单位电位异常变化

（1）时限缩短　电位时限小于正常值，波幅也低。此与肌萎缩有关。

（2）时限延长　电位时限大于正常值，波幅也高。此与再生的轴索管理失神经支配的肌纤维使运动单位范围扩大或肌纤维密度增加有关。

（3）多相电位　单个运动单位电位大于四相者称多相电位。正常人可有少量的多相电位，仅占全部动作电位的 12% 左右。当多相电位明显增多时则属病理性，与神经轴索再生使运动单位的肌纤维不同时兴奋有关。

4. 干扰电位异常变化　正常人最大用力使肌肉收缩时，肌电图中应记录出干扰电位，当神经、肌肉病变时，可出现以下异常变化。

（1）病理性电静息　最大用力时，完全无运动单位活动电位，是肌肉完全失神经支配的表现。

（2）病理性单个运动单位电位　最大用力时，仅少数肌纤维有活动能力，出现几个孤立的运动单位电位，图形互不重合，多见于脊髓前角细胞病变、肌萎缩性侧索硬化症、周围神经病变等。

（3）病理性部分干扰电位　最大用力时，只有近半数的肌纤维有活动能力，肌电图中只出现部分干扰电位。与病理性单个运动单位电位的临床意义相同，但表示病变较轻。

（4）病理性完全干扰电位　最大用力时，肌纤维活动的数量减少，而运动单位数正常，虽出现完全干扰电位，但表现时限缩短，波幅降低，多见于肌炎、肌营养不良症、废用性肌萎缩等。

肌电图在临床中的意义：发现运动单位的病变，发现神经肌肉接头传导的障碍，诊断下运动神经元病变，作为临床康复评定的指标。

（二）神经传导速度测定

神经传导速度测定（nerve conduction velocity，NCV）　研究周围神经的感觉或运动兴奋传导功能。神经传导研究一般用表面电极刺激和记录，其优点是方便、无痛，易为受试者接受。有时也用针电极，可以准确定位。

1. 运动神经传导速度测定　运动神经传导检查是通过在运动神经干给予刺激，在其支配的相应的肌肉上进行记录，此时记录的复合性肌肉动作电位（compound muscle action potentials）称为 M 波。

（1）仪器工作条件　① 滤波条件：应保证仪器对所要记录的电位有良好的响应并能不失真地记录下来。滤波范围定为 10~10 000 Hz。② 扫描速度：在扫描速度分别为 2~5 ms/cm 时，可保证运动神经传导电位的良好显示和记录。注意，在一次检查中做重复测量时，该扫描速度应保持不变。③ 灵敏度：1~5 mV/cm，但应根据检查中所获电位波幅的大小而上、下调节。

（2）患者体位　一般取舒适、放松的体位，坐、卧均可。

（3）电极放置　① 记录电极：包括 1 个主电极和 1 个参考电极。采用肌腹-肌腱法，即主电极置于受检肌肉的肌腹上，参考电极则置于该肌远端的肌腱上。一般使用表面电极，但从深部肌肉（如股二头肌）进行记录时，则使用针电极。② 刺激电极：检查中置于支配受检肌肉的神经干体表。阴、阳极的置放以阴极距记录电极较近，阳极距记录电极较远为原则。一般使用表面电极，在做深部神经检查时，也可用针电极。③ 接地电极：使用表面电极，置于刺激电极与记录电极之间，距记录电极较近些。

（4）分析参数　可从四方面进行分析：① 潜伏期：是从刺激开始至反应出现时所经过的时间。大致上包括：从刺激点到神经肌肉接头处经过的时间；跨过神经肌肉接头处所需的时间；肌肉的去极化时间。② 波幅：可为峰—峰值，亦可仅测量负波的波幅，其反映被兴奋的神经纤维的数量及其传导的同步性。波幅的变异范围较大，不如潜伏期可靠。③ 波宽：也反映产生动作电位的神经纤维的数量和传导的同步性，当同步性较差时，会出现波幅下降和波宽增大，且有波形失真。④ 传导速度：是所测量的神经节段的长度除以潜伏时间所得到的计算值。在运动神经，由于冲动在传导的过程中要经由神经-肌肉接头和肌纤维才能到达记录电极，所以不能仅以一点刺激获得的潜伏时间来计算运动神经传导速度，而应在神经干的两个点位进行刺激，获得两个潜伏时间，再量出这两点的距离并除以两个潜伏时间的差值，即可计算得出两个刺激点间的这一段运动神经的传导速度。通过对所获取电位的上述参数的测量与计算，结合对电位形状的观察，即可了解所测神经的传导功能状况。

2. 感觉神经传导速度测定　由于许多周围性神经疾患以感觉异常为首发症状或是以感觉异常表现为显著，故感觉神经动作电位（sensory nerve action potentials，SNAPs）检查常具有重要的诊断价值。

感觉神经传导检查与运动神经传导检查的不同之处在于其不涉及神经-肌肉接头和肌肉，因而只需在神经的某一点给予刺激，而在另一点进行记录即可。同时，由于神经在受刺激后，其兴奋可同时向近、远端两个方向传播，故可做顺向传导和逆向传导检查。前者是在指或趾端或皮肤进行刺激，在相应的神经干记录；后者则相反。两者所测值无显著差异。

在感觉传导检查的各个分析参数中，一般认为潜伏期和传导速度最有临床应用价值，也有人强调 SNAPs 波幅的意义，但其变异范围较前两者大，不如它们稳定。

3. 神经传导速度的临床意义

（1）准确定位局灶性神经损伤（即嵌压）　这类损伤多以局部的髓鞘病变为主，因而受损段的神经传导检查可显示出明显的电位形态、波幅和传导潜伏期与速度的变化。而其近端段传导可完全正常，其远端段则视损伤的严重程度可表现为传导正常或异常。

（2）确定神经损伤的程度，追踪病变进展情况进而指导治疗和判断预后　当神经传导检查提示神经损伤为完全性时，则需考虑行手术探查和修复，且提示预后较差。

（3）髓鞘损害　感觉神经损害和运动神经损害一样，有以轴突损害和以髓鞘损害为主的不同病变。髓鞘损害主要表现为神经传导减慢，其中又有快纤维与慢纤维病变之分。慢纤维病变时可能速度减慢不多，而主要表现为反应波的时限延长或相数增多，同时波幅减低。

（三）诱发电位的测定方法与临床意义

广义的诱发电位指一切刺激所激发的电位。但一般讲的诱发电位仅指在头颅记录到的皮层电位和在脊髓记录到的脊髓电位，以及刺激皮层运动区或刺激脊髓在相应肌肉表面记录的电位。诱发电位又分感觉诱发电位和运动诱发电位。

1. 感觉诱发电位

（1）视觉诱发电位　指用光刺激单眼或双眼，在枕部记录到的皮层电位。主要反映视网膜视神经通路和视皮质功能状态。视觉诱发电位异常见于视神经轴索变性以及视神经通路其他部位的疾病。

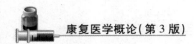

（2）脑干听觉诱发电位　是用声音刺激单耳或双耳诱发的电位,主要反映耳蜗神经和脑干部分听传导路功能。潜伏期除受年龄、性别、体温影响外,一般较为恒定。脑干听觉诱发电位异常可见于传导性耳聋、耳蜗毛细胞损害、小脑和脑桥角肿瘤、遗传性脊髓小脑变性和乙醇中毒等。

（3）躯体感觉诱发电位　指刺激躯体神经时,在头皮或脊髓的相应点记录的电位,刺激强度一般用感觉阈以上,运动阈以下,主要反映躯体神经通路的功能状态。躯体感觉诱发电位异常可见于周围神经或中枢神经损害等。

2. 运动诱发电位

运动诱发电位指应用电或磁刺激皮层运动区或脊髓,产生的兴奋通过下行传导通路使脊髓前角细胞或周围神经运动纤维兴奋,在相应肌肉表面记录到的运动单位电位。

（1）电刺激　因刺激强度要求太大,可致疼痛,故临床较少应用。

（2）磁刺激　需在电磁屏蔽室进行,用电磁刺激相应的脑区,记录电极可放于小指外展肌、肱二头肌、下肢跗展肌,记录运动诱发电位,主要反映运动神经传导功能状态。

【知识拓展】⋯⋯⋯⋯⋯⋯⋯⋯⋯⋯⋯⋯⋯⋯⋯⋯⋯⋯⋯⋯⋯⋯⋯⋯⋯⋯⋯⋯⋯⋯⋯⋯⋯⋯

强度—时间曲线

强度—时间曲线检查是用多种波宽的脉冲电流依次刺激神经、肌肉,将各阈值在坐标纸上定点,把所有阈值的点连接成曲线,根据曲线的形态、位置分析电刺激强度与时间的关系,以判断神经肌肉功能。

（章　稼　叶泾翔）

【复习思考题】

1. 基本概念:腰臀比、BMI、体型、MMT、肌张力、ROM、平衡、协调、步行周期、ADL、失语症、单侧忽略、心电运动试验、用力肺活量、最大吸氧量、无氧阈、代谢当量、诱发电位。

2. 简述肌力和肌张力评定的临床意义。

3. 说出人体主要关节活动度的正常标准。

4. 如何理解平衡、协调评定的临床意义。

5. 步态分析及常见异常步态主要内容有哪些?

6. 熟悉 ADL 的主要内容和评定量表。

7. 了解脑高级功能障碍的主要评定方法。

8. 如何理解心肺功能评定与康复治疗之间的关系?

9. 了解常用电诊断技术在康复评定中的运用。

第四章　康复治疗技术

◎学习目标

　　掌握：康复治疗技术的基本概念和治疗原则。

　　熟悉：康复治疗技术常用的治疗措施及方法。

　　了解：康复治疗技术的临床应用及适应证和禁忌证。

第一节　运 动 治 疗

　　运动治疗（exercise therapy）是物理治疗（physical therapy，PT）的力学方法，是以运动学、生物力学和神经发育学为基本原理，采用主动和（或）被动的运动，通过改善、代偿和替代的途径，来纠正人体躯体、生理、心理和精神功能障碍，提高健康水平的一类康复治疗技术。常用的运动治疗技术有关节活动度训练、肌力训练、牵伸技术、关节松动技术、呼吸训练、平衡协调训练、步态训练、神经发育疗法等。近年来，随着基础医学研究的进展，促进了运动治疗的迅速发展，形成了针对各类运动性疾病如偏瘫、脑瘫等具有特色的治疗方法。社会的进步和医学模式的转变更促使运动治疗被广泛应用于临床，涉及骨科、神经科、胸外科、儿科、妇产科、心血管科、呼吸科等几乎所有的临床学科，并且已介入到危重病医学。

一、关节活动度训练

（一）基本概念

　　关节活动度（range of joint motion，ROM）训练是指利用各种方法来维持和恢复因组织粘连或肌肉痉挛等多种因素所导致的关节功能障碍的运动治疗技术。关节活动度障碍是临床上常见的功能障碍之一，关节在人体中起"轴"的作用，因而关节活动度的维持和改善是运动功能恢复的前提和关键。

（二）常用训练方法

　　1. 被动运动　用外力牵拉和活动功能障碍的关节，或由他人进行关节被动活动，临床应用比较广泛，包括以下几种。① 徒手被动运动：由治疗师沿关节活动方向进行牵拉，可以采用推拿或关节松动术。② 器械牵引：利用器械给予牵引力或推拉力。③ 悬吊训练：利用滑轮、绳索和固定带组合，悬吊拟活动的肢体进行摆动活动，也可通过健肢带动患肢活动。④ 持续性被动活动（continuous passive motion，CPM）：采用 CPM 设备，使被治疗的关节以缓慢的速度和限定的范围进行长时间持续活动，目前广泛应用于关节手术后的早期活动（图 4 - 1，图 4 - 2）。⑤ 水中运动：利用水的浮力帮助进行全关节范围的运动。

　　2. 主动运动　患者采用医疗体操和器械活动进行主动关节活动。由于运动由患者主动完成，所以安全性好，缺点是训练强度一般不大，对于严重关节活动限制的患者效果不好。

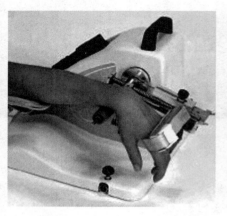

图4-1 上肢CPM

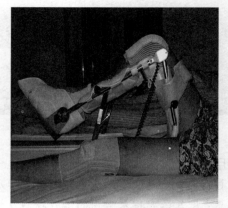

图4-2 下肢CPM

（三）临床应用

1. 适应证　用于能引起关节挛缩僵硬的伤病。例如：骨折固定后、关节脱位复位后、关节炎患者（特别是类风湿关节炎）；肢体瘫痪如脊髓损伤后的四肢瘫、截瘫等。

2. 禁忌证　肌肉、肌腱、韧带有撕裂；骨折未愈合；肌肉、肌腱、韧带、关节囊或皮肤手术后初期；心血管病患者不稳定期，如心肌缺血、心肌梗死；深静脉血栓；关节旁的异位骨化。

【知识拓展】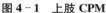

四肢关节功能牵引

通过持续牵引松解关节周围的粘连组织，但不破坏其组织弹性，可增强关节活动范围。对于已出现短缩的肌肉和活动范围刚出现受限的关节，如及早进行关节的持续牵拉或牵引，常可使功能尽快恢复。

二、肌力训练

（一）基本概念

1. 肌力　指肌肉收缩时所能产生的最大力量。

2. 肌肉耐力　指有关肌肉持续进行某项特定任务（作业）的能力，其大小可以用从开始收缩直到出现疲劳时已收缩了的总次数或所经历的时间来衡量。

（二）训练原则

1. 阻力原则　阻力的施加是增强肌力的重要原则。阻力主要来自于肌肉本身的重量，肌肉在移动过程中所受到的障碍的大小，纯粹的外加的阻力等。若在无阻力的情况下训练，则达不到增强肌力的目的。

2. 超常负荷原则　即训练时运动必须超过一定的负荷量和保证超过一定的时间，也称为超负荷原理。这是与训练强度有关的原则。这一原则认为，在训练中，除非使肌肉的负荷超过日常的活动，否则就不能改善肌力，也即超长负荷可能引发超长恢复机制。增强肌力需要肌肉在一定的负荷下做功，所给的负荷应略高于现有的肌力水平或至少相当于使肌肉产生最大强度收缩所需负荷的60%，并持续训练6周，才可取得明显的效果。训练者要满足一定的运动强度、训练的持续时间、运动的频率、一定的运动间期和根据肌肉收缩的形式选择相对应的训练方法等5个基本条件，才能达到肌力增强的目的。

3. 疲劳度原则　指肌肉以一定负荷进行收缩运动，并重复一定的次数或持续一定的时间直至引起适度的肌肉疲劳。训练过程中一定要避免出现过度的疲劳，因过度的疲劳对较弱的肌肉是有害的，训练中一旦出现过度疲劳应立即停止训练。

（三）训练方法

1. 电刺激运动 指采用电刺激的方式诱发肌肉收缩活动，以预防肌肉萎缩和关节粘连形成，为主动运动做准备，适用于肢体瘫痪，肌力 0~1 级而无法运动者。肌电生物反馈触发的功能性电刺激是将微弱的肌电信号触发治疗仪器的电刺激，从而有助于使患者感受到自己努力的结果，取得比单纯电刺激更好的效果。

2. 助力运动 指借助外力辅助和患者主动肌肉收缩完成的肢体活动。外力包括器械（如滑轮和重量）、健侧肢体或他人帮助。助力运动常是电刺激运动向主动运动过渡的中间形式，适用于肌力 1~2 级的患者的功能训练或生活活动能力的代偿性活动。

3. 主动运动 指患者主动独立完成，无外力作用的肢体活动，以增强肌力和耐力，改善关节功能、心肺功能和全身状况，适用于肌力 3 级的患者。

4. 抗阻运动 指患者主动进行对抗阻力的活动。阻力可以来自器械或他人，以提高肌力和肌肉耐力，适用于肌力 4~5 级的患者。抗阻运动在运动形式上介于静力性与动力性运动之间。多数日常活动的性质介于静力性与动力性运动之间。各种体位转化过程往往由静力性收缩启动，动力性收缩主导中间过程，最后以静力性收缩结束。如果强调肌肉耐力和力量的综合训练，抗阻运动是比较好的方式。

5. 等长运动 指肌肉收缩时肌纤维的长度不变，张力改变，关节角度不变的肢体活动，又称为静力性运动，用于肌力训练，特别是可以在关节固定时进行肌肉收缩训练，也可以用于避免关节弧疼痛点（例如髌骨软骨病）的肌力训练。生活中端、提、拉、举、扛、推、蹲等动作基本都属于等长运动。

6. 等张运动 指肌肉收缩时肌纤维长度缩短或延长，张力基本保持不变、关节角度变化的活动，又称为动力性运动。上述助力运动、主动运动和抗阻运动的主要方式都是等张运动。根据肌肉收缩时肌纤维长度变化的方向，等张运动又分为以下两种：

（1）向心性收缩 肌肉收缩时肌纤维长度缩短，如屈肘的肱二头肌收缩。向心性收缩的基本目的是产生肢体运动，收缩速度相对较快，神经控制环路比较简单。

（2）离心性收缩 肌肉收缩时肌纤维的长度延长，如下楼时的股四头肌收缩等。离心性收缩的基本目的是控制肢体运动，收缩速度相对较慢，神经控制比较复杂，涉及各种反馈抑制，在精细运动时涉及较多。

7. 等速运动 指运动中角速度和力矩恒定，肌肉在运动中的任何一点都能达到最大收缩力的活动。该运动方式采用电脑控制的专门设备，根据运动过程的肌力大小变化调节外加阻力，使关节依照预先设定的速度完成运动。与等长运动和等张运动相比，等速运动的最大特点是肌肉能得到充分的锻炼而又不易受到损伤（图 4-3）。

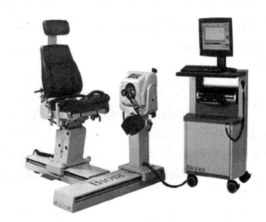

图 4-3 等速肌力训练仪

（四）临床应用

1. 适应证 失用性肌萎缩、关节源性肌萎缩、神经性肌萎缩、肌源性疾病时肌肉收缩功能异常、骨关节畸形、脊柱稳定性差、关节周围主动肌和拮抗肌不平衡、内脏下垂、尿失禁等。

2. **禁忌证** 全身有严重感染和高热患者、严重的心脏病患者、皮肌炎、肌炎发作期、严重肌病患者、局部有活动性出血、骨折后只行石膏外固定未形成牢固骨痂等。

三、牵伸技术

（一）基本概念

牵伸技术是指运用外力（人工或机械/电动设备）牵伸短缩或挛缩的肌肉及肌腱使其延长的康复治疗方法。利用该技术对短缩或挛缩组织进行治疗，能明显改善这些组织的状态，以达到重新获得关节周围软组织的伸展性、降低肌张力，改善或恢复关节活动度的目的。

（二）基本技术

1. **被动牵伸** ① 手法牵伸：治疗师应用外在的力量，通过控制牵伸方向、速度、强度和持续时间，来增加挛缩组织的长度和关节活动范围。手法被动牵伸是最常用的牵伸技术（图4-4）。② 机械牵伸：指借助机械装置，增加小强度的外部力量，较长时间作用于缩短组织的一种牵伸方法。在临床上，当手法牵伸没有效果时，可采用机械设备进行牵伸。其牵伸力量通过重力牵引、滑轮系统或系列夹板而发生作用，强度超过手法牵伸。牵伸时间至少持续20 min，甚至数小时，才能产生治疗效果。还应注意安全和积极配合主动运动。

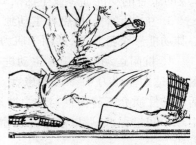

图4-4　手法牵伸

2. **主动牵伸** 又称自我牵伸（图4-5），是患者自己完成的一种肌肉伸展性训练，牵伸力量为自身重量，牵伸强度和持续时间与被动牵伸（徒手、器械）相同。指导患者处于固定而舒服的体位进行牵伸训练，经过严格的训练后，教会患者自我调节牵伸参数是很重要的，是巩固疗效的主要措施。

3. **主动抑制** 是指患者在实施牵伸训练之前或过程中，有意识地放松该肌肉，此时进行牵伸的阻力最小。主动抑制技术只能放松肌肉组织中具有收缩性的结构，而对结缔组织尤其是挛缩组

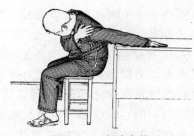

图4-5　主动牵伸

织没有作用。这种牵伸主要用于肌肉神经支配完整，患者能自主控制的情况下，不能应用于存在肌力减退、痉挛或瘫痪的患者。主动抑制技术包括以下3种：收缩—放松、收缩—放松—收缩和拮抗肌收缩。

（三）临床应用

1. **适应证** 适用于肩部、肘部、腕指部和髋部、膝部、踝足部以及颈腰部的短缩和挛缩组织的牵伸；预防由于固定、制动、废用造成的肌力减弱和相应组织短缩等结构畸形的发生；缓解软组织挛缩、粘连或瘢痕形成，如烧伤、软组织、皮肤严重挫伤后所致的粘连和瘢痕；中枢神经病变或损伤的患者，由于肌张力异常增高而导致的肌肉痉挛或挛缩；体育锻炼前后牵伸，预防肌肉骨骼损伤，减轻运动后肌肉疼痛。

2. **禁忌证** 患者有严重的骨质疏松；骨性限制关节活动；神经损伤或神经吻合术后1个月内；关节活动或肌肉被拉长时疼痛剧烈；挛缩或软组织短缩已经造成关节固定，形成了不可逆性挛缩；新近发生的骨折、肌肉和韧带损伤，组织内有血肿或其他创伤因素存在时；关节内或关节周围组织有炎症、感染、结核或肿瘤，特别是各种炎症急性阶段；当肌麻痹或严重肌无力患者，为了维持关节的稳定性，为了保持一定的肌肉力量而发生代偿性挛缩时，应慎用牵伸治疗。

四、关节松动技术

（一）基本概念

1. 关节松动术（joint mobilization） 可用来治疗关节功能障碍,如疼痛、受限,是一种实用、有效的手法操作技术。此方法发展较快,临床应用较广,已经形成了独立的体系。此技术是治疗师利用较大的振幅、低速度的手法,在关节的可动范围内完成的一种针对性很强的手法操作技术,属于被动运动范畴,治疗时常选择关节的生理运动和附属运动作为治疗手段,以达到维持和改善关节活动范围、缓解疼痛的目的。

2. 关节的生理运动 是指关节在生理范围内完成的运动,如关节的屈伸、内收、外展、旋转等运动,可主动完成,也可被动完成。

3. 关节的附属运动 是指关节在自身及其周围组织允许的范围内完成的运动,是维持关节的正常活动不可缺少的一种运动,不能主动完成,需要其他人来帮助才能完成。例如,人不能自己旋转示指的掌指关节,但别人可以帮他完成旋转动作,因此,掌指关节的旋转运动就是一种关节的附属运动。任何一个关节都存在着附属运动。通常,在改善生理运动之前,先改善附属运动,而附属运动的改善,又可以促进生理运动的改善。

（二）基本手法与分级

1. 基本手法

（1）摆动 指骨骼力臂的动作,即关节的生理运动。包括屈伸、内收、外展、旋转。操作时要先固定关节近端,来回运动关节的远端。其前提条件是关节活动度必须达到正常的60%,如果没有具备该条件,则应先进行附属运动来改善。

（2）滚动 即构成关节的两骨接触面发生接触点不断变化的成角运动。不论关节表面凹凸程度如何,滚动的方向总是朝向成角骨运动的方向。关节功能正常时,滚动并不单独发生,一般伴随着关节的滑动和旋转。

（3）滑动 即构成关节的两骨面发生的一侧骨表面的同个点接触对侧骨表面的不同点的成角运动。单纯滑动时,两骨表面形状要一致,或是平面,或是曲面,如果骨表面是曲面,两骨表面的凹凸程度就必须相等。滑动方向取决于运动骨关节面的凹凸形状。运动骨关节面凸出,滑动方向与成角骨运动方向相反;运动骨关节面凹陷,滑动方向与成角骨运动方向相同（凹凸定律）。由于滑动手法可以缓解疼痛,若与牵拉手法一起应用,还可以松解关节囊使关节放松,改善关节活动范围,因此应用较多。

（4）旋转 即移动骨在静止骨表面绕旋转轴转动。旋转时,移动骨表面的同一点作圆周运动。旋转常与滑动和滚动同时发生,很少单独作用。不同关节旋转轴的位置不同:盂肱关节的旋转轴经肱骨头中心并垂直于关节盂。这种旋转与生理运动的旋转不同,生理运动的旋转是肱骨围绕自身长轴转动。

（5）牵引和分离 牵引是使关节腔内骨与骨之间的间隙加大的力,可沿骨的长轴进行牵拉。此手法可减轻或消除疼痛。而分离则是骨的运动方向与骨的长轴牵引方向不同,与关节面呈直角方向。

2. 手法分级 关节松动技术的一个最大特点是对操作者施加的手法进行分级。以澳大利亚麦特兰德（Maitland）的4级分法比较完善,应用较广。麦特兰德根据关节的可动范围和操作时治疗者应用手法的幅度大小分为4级（图4-6）。

（1）Ⅰ级 治疗者在患者关节活动的起始端,小范围、节律性地来回松动关节。

（2）Ⅱ级 治疗者在患者关节活动允许范围内,大范围、节律性地来回松动关节,但未接触关节

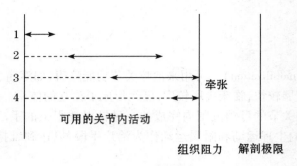

图4-6　关节松动技术手法分级

活动的起始和终末端。

（3）Ⅲ级　治疗者在患者关节活动允许范围内,大范围、节律性地来回松动关节,每次均接触到关节活动的终末端,并能感觉到关节周围软组织的紧张。

（4）Ⅳ级　治疗者在患者关节活动的终末端,小范围、节律性地来回松动关节,每次均接触到关节活动的终末端,并能感觉到关节周围软组织的紧张。

4级手法中,Ⅰ、Ⅱ级用于治疗因疼痛引起的关节活动受限,Ⅲ级用于治疗关节疼痛并伴有僵硬,Ⅳ级用于治疗关节因周围组织粘连、挛缩而引起的关节活动受限。

（三）治疗作用

1. 生理效应　当关节因肿胀或疼痛不能进行全范围活动时,关节松动可以缓解疼痛,防止因活动减少引起的关节退变,这些是关节松动的力学作用。关节松动的神经作用表现在松动可以抑制脊髓和脑干致痛物质的释放,提高痛阈。

2. 保持组织的伸展性　关节松动技术,特别是Ⅲ、Ⅳ级手法,由于直接牵拉了关节周围的软组织,因此,可以保持或增加其伸展性,改善关节的活动范围。

3. 增加本体反馈　本体感受器位于关节、关节囊和肌腱内,传入神经将关节感受器接受到的冲动传入到中枢神经,增加位置觉和运动觉。目前认为,关节松动可以提供下列感觉信息:关节的静止位置和运动速度及其变化,关节运动的方向,肌肉张力及其变化。

（四）临床应用

1. 适应证　用于因力学因素（非神经性）引起的关节功能障碍,包括关节疼痛、肌肉紧张及痉挛,功能性关节制动,进行性关节活动受限等。

2. 禁忌证　包括关节活动过度、关节肿胀、关节炎症、恶性疾病以及未愈合的骨折等。

五、呼吸训练

（一）基本概念

呼吸训练（breath training）是指保证呼吸道通畅,提高呼吸肌功能,促进排痰和痰液引流,改善肺和支气管组织血液代谢,加强气体交换效率的锻炼方法。呼吸训练已广泛用于呼吸系统疾病、胸部手术后及其他合并呼吸功能障碍疾病的康复。

（二）体位

基本原则是选用放松、舒适的体位,例如卧位、半卧位、前倾倚靠坐位等。合适体位的目的包括:放松呼吸相关的肌肉、稳定情绪、固定和放松肩带肌群、减少上胸部活动、有利于横膈移动等。如需加强患侧的胸式呼吸时,可采取患侧在上的侧卧位;对体力较好者可采用前倾站位。

（三）方法

1. 膈肌呼吸训练 亦称腹式呼吸（图 4-7），强调膈肌呼吸为主的方法，以改善异常呼吸模式和增加换气量，用于慢支肺气肿或阻塞性肺疾病患者。患者取舒适放松体位，如卧位或坐位，腹部放松，用双手置于前肋骨下方的腹直肌上，经鼻缓慢深呼吸，吸气时集中意念引导气体吸往腹部，双手随腹部膨隆而向外扩张。呼气时缩唇缓慢呼气，同时腹部下陷，并将双手逐渐向内加压，以增加腹内压，促进横膈上抬，将气体尽量呼出。亦可将双手置放于肋弓，在呼气时加压以缩小胸廓，促进气体排出。呼气与吸气的时间比例大致为 1:1。强调适当深呼吸，以减慢呼吸频率，提高通气效率。

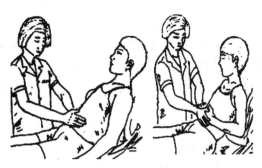

图 4-7 膈肌呼吸训练

2. 局部呼吸训练 指在胸部局部加压的呼吸方法，适用于因手术后疼痛及防卫性肺扩张不全或肺炎等原因导致的肺部特定区域的换气不足。治疗师或患者将手置于需加强部位，在呼吸末端至吸气的全过程施加一轻微及均衡的压力，并于吸气末端时，使阻力突然消失。

3. 抗阻呼气法 指在呼气时施加阻力的训练方法，用于慢支肺气肿或阻塞性肺疾病的患者，以适当增加呼吸道阻力，减少或防止气道在呼气时塌陷，从而改善呼气过程，可以采用缩唇呼气（吹笛式呼气）、吹球囊呼吸和发音呼吸等。

4. 体位引流 是指通过采取各种体位，应用重力使液体流向低处的原理，达到消耗较少的能量就能高效率地将痰液排出的目的，主要应用于痰量较多而排出困难的患者。根据肺叶的不同位置，选定不同的体位，摆放 10～20 分钟，就可使淤积于该处的痰沿着支气管排出。常用手法有以下几种。① 叩击：手指并拢，掌心握成杯状，运用手腕力量有节奏地叩击患者胸壁。② 震颤：治疗师双手放于患者外侧胸廓，当患者吸气时，治疗师双手不予施加阻力，当呼气时，双手给予急速的、均衡的、逐渐向内的力，直至呼气过程终止。上述手法可加速黏液物质由支气管壁分离出来，可与体位排痰或诱导患者咳嗽合并使用。

（四）适应证

急性/慢性肺疾病，如慢性阻塞性肺疾病、肺炎、肺扩张不全、肺栓塞、急性呼吸窘迫综合征；因手术/外伤所造成的胸部或肺部疼痛；支气管痉挛或分泌物滞留造成的继发性气道阻塞；中枢神经系统损伤后肌无力，如高位脊柱损伤、急性/慢性/进行性的肌肉病变或神经病变；严重骨骼畸形，如脊柱侧弯等。

六、平衡协调训练

（一）平衡训练

1. 基本概念

（1）平衡（balance，equilibrium） 是指物体所受到来自各个方向的作用力与反作用力大小相等，使物体处于一种稳定的状态（即牛顿第一定律）。人体平衡比自然界物体的平衡复杂得多，平衡在临床上是指身体所处的一种姿势状态，并能在运动或受到外力作用时自动调整并维持姿势的一种能力。

（2）平衡训练（balance training） 即采用各种措施训练患者，提高其维持身体姿势的能力，通过这些训练，激发姿势反射，加强前庭器官的稳定性，从而改善平衡功能。

2. 基本原则

（1）循序渐进　支撑面由大到小；重心由低到高；从睁眼到闭眼；从静态平衡到动态平衡；逐渐增加训练的复杂性。

（2）综合训练　存在平衡功能障碍的患者往往同时具有肌力、肌张力、关节活动度或步态等异常，如果是脑卒中或脑外伤的患者还可能存在认知、言语等功能障碍。因此，在平衡训练的同时，也要进行系统的综合性训练，以促进平衡功能的改善。

（3）注意安全　训练时注意患者安全，避免发生意外损伤。

3. 训练方法

（1）静态平衡训练法　基于本体促进技术。静态平衡主要是依靠肌肉相互协调的等长收缩，用于维持身体的平衡。在进行静态平衡练习时，先从最稳定的体位开始，然后转至较不稳定的体位；进行立位平衡训练时，先从睁眼开始然后进行闭眼练习。

（2）动态平衡训练法　有两种维持动态平衡的方式：一是调整肌张力保持平衡；二是改变姿势或体位以保持平衡。动态平衡训练应该采用各种体位，支撑面由大到小，重心由低到高，逐步施加外力。

4. 临床应用

（1）适应证　适用于神经系统疾病、骨科疾病或前庭器官病变引起的平衡功能障碍的患者。

（2）禁忌证　中枢性瘫痪伴有重度痉挛者；精神紧张导致痉挛加重者；对伴有高血压、冠心病的患者要在治疗师的监督下进行。

（二）协调训练

1. 基本概念

（1）协调（coordination）　是指人体产生平滑、准确、有控制的运动的能力。所完成运动的质量应包括按照一定的方向和节奏，采用适当的力量和速度，达到准确的目标等几个方面。

（2）协调训练（coordination training）　是指恢复平稳、准确、高效的运动能力的锻炼方法，即利用残存部分的感觉系统以及利用视觉、听觉和触觉来促进随意运动的控制能力。

2. 基本原则

（1）循序渐进　先从简单的单侧动作开始，逐步进行比较复杂的动作，如单双侧同时、上下肢交替等，直至两侧同时做互不相关的动作，如一侧上肢上举，对侧下垂等；先从卧位练习开始，在熟练掌握要领之后，再进行坐位、站位或步行中的练习；先做大范围和快速的动作，熟练后再做小范围、缓慢的动作；先睁眼后闭眼练习；先从障碍轻的一侧开始练习。

（2）重复性训练　每个动作要重复3~4次，只有重复练习，才能起到强化的效果，这种动作才能被大脑记忆，从而促进大脑的功能重组。需注意的是，练习完成后要用相等时间进行休息。

（3）针对性训练　针对具体的协调障碍而进行针对性的训练，这样更具有目的性。

（4）综合性训练　在进行协调训练的同时，也要进行相关的训练，如肌力训练、平衡训练等。

3. 训练方法

（1）上肢协调训练　包括：① 轮替动作练习，如双上肢交替上举、交替屈肘等。② 方向性动作练习，如指鼻练习、对指练习等。③ 手眼协调练习，如拔插木棒、堆积木等。

（2）下肢协调训练　包括：① 轮替动作练习，如交替伸膝、坐位交替踏步等。② 整体动作练习，如原地踏步走、跳绳等。

需注意的是，在练习过程中均需注意节律性，先慢后快，反复多次，逐步增加难度，改善协调能力。

4. 临床应用

（1）适应证　适用于深部感觉障碍，小脑性、前庭迷路性和大脑性运动失调，震颤性麻痹等患者。

（2）禁忌证　严重的心律失常、心力衰竭、严重感染或严重的痉挛等。

七、步态训练

（一）基本概念

步行训练是以矫治异常步态,促进步行转移能力的恢复,提高患者的生活质量为目的的训练方法之一。

（二）基本方法

1. 基础训练　包括:①体位适应性训练;②肌力训练;③关节活动度训练;④平衡训练;⑤协调训练;⑥感觉训练;⑦疼痛的处理。

2. 步行分解训练　在患者达到Ⅱ~Ⅲ级平衡后,进行身体重心转移训练、原地向前后和两侧移步的训练。开始以健腿支撑,患腿进行重心转移和移动训练;然后以患腿支撑,健腿进行上述训练。

3. 平行杠内步行训练　分解动作完成良好之后,开始在平行杠内进行行走训练。平行杠非常稳定,因此有利于患者克服心理障碍,减少训练难度。训练的基本步态包括以下几种。①四点步:一侧手先向前伸出扶杠,对侧下肢向前迈步,另一侧手再向前扶杠,最后另一侧下肢跟上。如果是双侧下肢障碍,则可以根据此原则,选择任意的启动动作。适用于严重瘫痪或双侧下肢瘫痪者。②三点步:先身体前倾,将双手向前扶杠,然后患侧下肢向前,最后是健侧下肢跟上。适用于偏瘫或单侧下肢障碍者。③两点步:右手和左下肢先向前,然后左手和右下肢跟上。另一种变异是两下肢瘫痪者的方式,即两手先向前,然后两下肢同时向前;两下肢向前落在双手支撑的同一平面,称为摆至步,比较安全;落在双手支撑面的前面称之为摆过步,速度比较快。

4. 持拐步行训练　持拐步行和平行杠步行的方式基本一致,区别是用拐的方式。拐包括单拐和双拐,单拐又包括手拐、肘拐、腋拐、四脚拐等。拐不如平行杆稳,因此需要经过适当的训练才可以安全有效地应用。对偏瘫或单侧下肢功能障碍的患者,持拐一般为健侧手,先出拐,再由患腿向前迈,最后是健腿跟上。对于双下肢障碍的患者则需要用双拐。上肢控制能力不佳的患者不能持拐步行。

5. 独立步行训练　患者在下肢支撑能力达到100%体重,同时站立平衡能力达到Ⅲ级,可以开始独立步行训练。训练步骤仍然是先分解动作,然后综合训练,最后增加行走距离、速度和地面的复杂度。长距离独立步行训练与全身耐力训练相关。

【知识拓展】••

机器人步行

康复机器人(图4-8)是目前国际上研究的大热点,旨在利用机器人的原理,辅助或者替代患者的功能运动,或者进行远程康复训练。这是康复工程与康复医疗结合最紧密的部分之一。可穿戴式机器人的研制和模拟生物反馈环境在脑卒中患者康复中的应用,已进入临床。

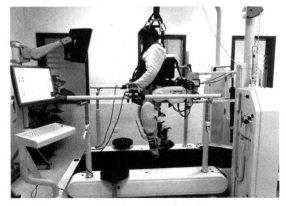

图4-8　康复机器人

八、神经发育疗法

神经发育疗法(NDT),又称为神经生理学疗法(NPT),也称易化技术,这是一类改善脑病损后运动控制障碍的治疗技术。它是依据神经正常生理及发育过程,即由头到脚,由近端及远端的发育过程,运用诱导或抑制的方法,使患者逐步学会如何以正常的运动方式去完成日常生活动作。在康复治疗中常用的方法有:Bobath 技术、Brunnstrom 技术、PNF 技术、Rood 技术等。

(一)Bobath 技术

1. 概述　Bobath 技术是由英国的物理治疗师 Berta Bobath 和她的丈夫 Karel Bobath 共同创立,主要用于治疗偏瘫患者和脑瘫患儿的一类训练方法。此方法的特点是:通过利用关键点的控制及其设计的反射性抑制模式和良好肢位的摆放来抑制痉挛,待痉挛缓解之后,通过利用反射、体位平衡诱发其平衡反应,再让患者进行主动的、小范围的、不引起联合反应和异常运动模式的关节运动,然后再进行各种运动控制训练,逐步过渡到日常生活动作的训练而取得康复效果。

2. 治疗原则

(1)强调学习运动的感觉　Bobath 认为,运动的感觉可通过后天的反复学习和训练获得。进行重复的动作训练可促进患者获得正常运动的感觉,帮助患者学习并掌握动作。

(2)强调学习基本的运动模式　遵循人体正常发育程序,抑制异常的运动模式,并通过控制关键点诱导患者逐步学会正常的运动模式,引出高级神经系统反应,如翻正反应、平衡反应等,逐渐实现正常的活动。

(3)按照运动的发育顺序制订训练计划　正常的运动发育是按照从头到脚、由近及远的顺序。具体运动发育顺序一般是从仰卧位→翻身→侧卧位→肘支撑卧位→坐位→手膝跪位→双膝跪位→立位→行走。在治疗中,首先应强调头颈部的运动,然后是躯干,最后是四肢。

(4)将患者作为整体进行治疗　把患者作为一个整体制订治疗计划和训练方案。不仅要治疗患者的肢体运动功能障碍,还要鼓励患者积极参与治疗,掌握肢体在进行正常运动时的感觉,并结合 ADL 进行训练。在训练偏瘫患者的下肢时,要注意抑制上肢痉挛的出现。

3. 基本技术

(1)反射抑制性模式(reflex inhibiting pattern,RIP)的应用　这是专门针对抑制异常运动和异常的姿势反射而设计的一些运动模式。异常运动主要包括痉挛模式动作、异常的姿势反射活动和联合反应等。仔细分析 RIP 可以发现,它们几乎与偏瘫患者的痉挛模式完全相反(图4-9)。

(2)利用反射性机制改善异常的肌张力　反射性的肌肉反应是获得运动控制的最早发育阶段。因此,在患者的训练中,可利用反射性机制来改善异常的肌张力和异常的姿势。包括:① 利用非对称性紧张性颈反射。② 利用交互性伸肌反射等。

(3)促进正常姿势反应　对于偏瘫患者,除了使其肌张力正常化,还应加强他们正常的姿势反应。正常的姿势反应是人体运动的基本保证。这些姿势的反应对患者坐、站、走等运动功能都是最基本的和最重要的。中枢神经系统对一些反射和反应的控制是分层次的,如翻正反应、上肢的伸展保护反应和平衡反应均属于中脑、下皮质和皮质等部位控制。当中枢神经系统损伤后,正常的姿势反应会受到不同程度的破坏。因此对于偏瘫患者,要首先促进他们出现这些正常的姿势反应,并使之具备正常的姿势控制能力,才能进行各种功能的活动,促进患者随意运动的功能恢复。

(4)床上良好体位保持和体位转换　为防止脑卒中后的偏瘫患者因痉挛造成的关节受限、挛缩,患者在卧床期间应保持良好体位。因此,急性期正确的姿势摆放是非常重要的。床上体位的摆放主要根据反射抑制性抗痉挛体位进行设计,此体位可运用枕头等进行辅助,使肢体处于抗痉挛位。待痉

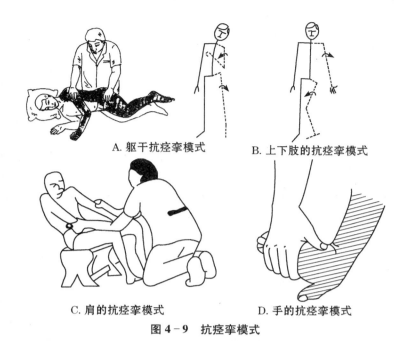

A. 躯干抗痉挛模式   B. 上下肢的抗痉挛模式

C. 肩的抗痉挛模式   D. 手的抗痉挛模式

图 4-9 抗痉挛模式

挛缓解后,良好的体位将帮助患者保持正常的关节活动范围,预防关节出现畸形。对于保持特定体位有困难的患者,可用被子、枕头等予以辅助。但是,无论保持什么姿势,如果不进行体位转换,肢体也会在该体位下发生挛缩、变形。因此,在偏瘫患者的急性期,保持良好的体位和体位变换必须结合进行。

(5)关键点的控制 人体关键点可影响身体其他部位的肌张力,也是运动的起始、诱发之处。关键点的控制主要包括中心控制点:即胸骨柄中下段,主要控制躯干的张力;近端控制点:即头部、骨盆、肩部等,分别控制全身、骨盆和肩胛带部位的张力;远端控制点:即手指、足,分别控制上肢、手部、下肢及足等部位的张力。治疗师可通过在关键点的手法操作来抑制异常的姿势反射和肢体的肌张力。对于躯干肌肉痉挛的患者,可通过对胸骨柄(中心关键点)的控制来缓解肌张力。对于上肢屈肌张力高的患者,治疗师可通过控制拇指(远端关键点)来缓解痉挛。

(6)推-拉技巧 推-拉技巧主要包括对患侧肢体进行轻微的推、拉来促进肢体的伸展和屈曲。通常主要的手法有:① 压迫性轻推,即对关节进行轻微挤压,使关节间隙变窄,可激活关节周围伸肌肌肉,利于关节伸展,促进关节稳定性与姿势的反应。② 轻微牵拉,对关节进行牵拉,可增大关节间隙,使关节面分离,激活关节感受器,刺激关节周围的屈肌肌肉收缩。

(7)拍打 拍打痉挛肌的拮抗肌可促使拮抗肌肌肉收缩,缓解痉挛肌的张力。例如,当肱二头肌痉挛时,可拍打其拮抗肌(肱三头肌),促使其收缩,可达到缓解上肢屈曲痉挛的目的。拍打技术常作为辅助手段应用,以加强肢体的控制能力。

(8)肢体置放和控制 ① 控住训练:将肢体的末端移动到空间的某个位置,使之停留在关节活动范围的某一点上,然后撤去支持,指示患者将肢体控制在该位置上不动并使其保持一段时间,在此期间肢体实际上是在进行一种肌肉的等长收缩。当患者具备控住肢体的能力后,再进行肢体的定位置放训练。② 定位置放训练:定位置放是指将肢体放在一定的关节活动范围内。在肢体能控制后,可训练患者主动将肢体定位在关节活动范围的各个点上,然后由此位置向上和向下活动,再返回原处。初期时,肢体可能因控制不良而逐步下降,此时治疗师可在肢体的下方轻轻拍打,使之能在此体位下控住。

(9)患肢的负重 此技术可刺激本体感受器,这是因为肢体的负重可加强患者对患肢的感觉能力,并加强对患肢的控制能力。当患者的一侧肢体出现肌张力升高时,负重训练可改善伸肌、屈肌之间的张力平衡,以增加肢体的稳定性;另外,肢体的负重可防止骨质疏松等合并症的出现。

(10)辅助器具 辅助器具如四点拐和偏瘫步行器在偏瘫患者的早期不强调使用,踝关节的矫形鞋也应尽可能避免。如果治疗师利用远端关键点不能有效地控制肢体的肌张力,那么就应利用踝关节矫形器进行矫正。理想的矫正位置应使踝关节背屈和外翻,使小腿肌肉处于牵拉位置,持续的牵拉使肌肉产生适应现象,从而降低小腿三头肌的紧张力。

(二)Rood 技术

1. 基本概念 Rood 治疗法由美国物理治疗师和作业治疗师 Margaret Rood 在 20 世纪 50 年代提出,又称多种感觉刺激疗法。本技术的最大特点是强调有控制的感觉刺激,根据人体个体的发育顺序,利用运动来诱发有目的的反应。任何人体活动都是由先天存在的各种反射,通过不断地应用和发展,并由反复的感觉刺激不断地被修正,直到在大脑皮质意识水平上达到最高级的控制为止。因此,应用正确的感觉刺激,按正常的人体发育过程来刺激相应的感觉感受器,就有可能加速诱发运动反应或引起运动兴奋,并通过反复的感觉刺激而诱导出正确的运动模式。此法在治疗中有四个内容,即皮肤刺激、负重、运动、按人体发育顺序诱导出运动的控制。此方法多应用于脑瘫、成人偏瘫及其他运动控制障碍的脑损伤患者的康复治疗中。

2. 基本方法

(1)促进方法 又叫兴奋法,用于迟缓性瘫痪,如脑卒中早期、迟缓性脑瘫等。

1)触觉刺激:常用的有快速擦刷、轻触摸及轻叩皮肤。① 快速擦刷:是徒手或使用软毛刷在皮肤表面快速擦刷 3~5 秒,然后观察肌肉反应;若 30 秒后无反应,则可重复进行擦刷 3~5 次。擦刷最好是自下而上逆毛进行,也可以来回擦刷(图 4-10)。② 轻触摸:用手轻快地触摸患侧手指或脚趾间背侧皮肤、手掌或足底部皮肤,以反射性地诱发手指或脚趾的活动、受刺激肢体的回缩,反复刺激可引起交叉性伸肌反应。③ 轻叩皮肤:会引起与轻触摸相类似的效果。

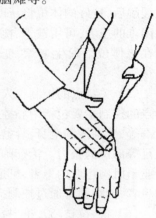

图 4-10 擦刷前臂外侧

2)温度刺激:常使用瞬间的冰刺激,瞬间的寒冷刺激可使组织的兴奋性增高,因此,使用冰块时只能在局部短时间放置,一般 3~5 秒。例如,在患肢足趾间夹冰块可使其足趾松开、背伸;用冰块刺激患肢足背外侧可诱发下肢的屈曲运动;刺激患者软腭、咽后壁等处可诱发吞咽反射。但冷刺激会引起交感神经的保护性反应使血管收缩,不能用于背部脊神经分布区(图 4-11)。

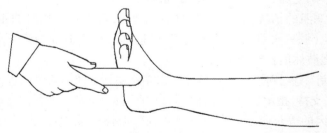

图 4-11 冰刺激足背外侧

3)本体感觉刺激:① 牵拉肌肉——轻快地牵拉肌肉可引起即刻的收缩反应。② 叩击、拍打肌腱或肌腹——快速地叩击或拍打肌腱、肌腹,会引起与快速牵拉相同的效果。③ 挤压关节或骨突处,用力挤压关节可引起关节周围肌肉的协同收缩,例如,脑卒中患者的患肢负重、肩胛带的控制训练等。

挤压骨突处,例如,让患者取膝立仰卧位,用虎口用力挤压踝部,可诱发踝背屈。

4）特殊感觉刺激:包括适当的视觉、听觉和嗅觉的刺激等。使用欢快激昂的音乐、洪亮有趣的语言及明亮鲜艳的环境等刺激会对中枢神经产生一定的兴奋作用,国内外也早有多年的植物人经过声、光、触觉、温度觉、嗅觉等综合刺激治疗一段时间后被唤醒的报道。但这种特殊感觉刺激法常配合其他治疗方法使用。

（2）抑制方法

1）温度刺激:用温热刺激或持续强冷刺激可使肌肉发生一过性放松、缓解疼痛,常在运送疗法之前使用。① 温热刺激:在室温 20~25℃、水温 27~30℃ 的条件下进行温热刺激,舒缓肌肉、缓解痉挛。可采用温水浸浴、湿热敷等方法,一般 10~20 分钟。② 持续冷刺激:使用持续冷刺激可对局部神经组织起到抑制作用,如使用在肢体局部放置冰块或者将肢体浸入冰水中的办法,一般 30 秒后可以使痉挛的肌肉出现松弛。

2）本体感觉刺激:如轻度挤压关节、压迫肌腱、持续牵拉等。① 挤压:轻度地挤压关节,可以降低关节周围的肌肉张力,缓解肌肉痉挛。挤压肩部——可用于缓解因肩周肌肉痉挛引起的肩痛、防治肩关节半脱位(图 4‐12)。挤压背部——通过挤压背部脊柱两侧的部位,可以放松全身肌肉。用以治疗痉挛型脑瘫的患儿。② 压迫肌腱:对肌腱附着处进行加压可放松肌肉。③ 持续牵拉:持续牵拉肌肉可延伸肌肉长度(塑性延长)、缓解痉挛。常采用小重量、较长时间的牵拉方式。例如,对屈肌痉挛明显的人,可用石膏或夹板固定于肌肉延长位置数周。

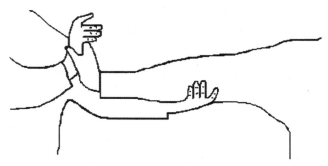

图 4‐12　挤压肩关节

3）其他方法:① 旋转躯干——协助患者缓慢地旋转躯干,如从仰卧或俯卧位翻身到侧卧位,有利于躯干肌肉的放松。治疗时,患者采取膝立仰卧位,治疗师可辅助患者肩部或髋部进行旋转。② 摆动肢体——通过摆动患者的肢体,可以缓解痉挛。如:患者取仰卧位,治疗师握其踝部牵拉并左右摆动其双下肢,可抑制下肢伸肌痉挛;患者取仰卧位,对其屈肌痉挛的肘关节进行缓慢的屈伸摆动(即被动屈伸肘关节),可以缓解屈肘肌痉挛。

（三）Brunnstrom 技术

Brunnstrom 技术的核心为中枢神经兴奋扩散原理,瘫痪早期利用共同运动和反射模式作为促进手段诱发肢体的运动反应,再从异常模式中引导正常运动成分,最终脱离异常模式,形成正常模式,恢复运动控制能力,主要用于评估和治疗成年偏瘫患者。

1. 中枢性瘫痪运动恢复分期　Ⅰ期:脑损伤发病急性期,患侧上、下肢呈弛缓性瘫痪,无随意活动。Ⅱ期:恢复开始,患肢出现联合反应,并开始出现协同运动和痉挛;痉挛开始出现,无随意运动,而是以基本的连带运动、联合反应为主要的运动。Ⅲ期:肢体运动时能随意引发较典型的协同运动,痉挛进一步加重达到高峰。Ⅳ期:出现部分分离运动,协同运动模式逐渐减弱,痉挛减轻,多种运动组合变得容易。Ⅴ期:进一步脱离协同运动模式,分离运动更充分,痉挛继续减少,可较好完成难度更大的运动组合。Ⅵ期:肢体运动主要表现为协调性运动,痉挛消失,可完成每个关节运动,恢复至接近正常。

2. 偏瘫患者的运动模式

(1)联合反应 是在某些环境下出现的一种非随意运动或反射性肌张力增高的表现。脑损伤患者在进行健侧肢体抗阻力运动时,可以不同程度地增加患侧肢体的肌张力或患侧出现相应的动作,这种反应称为联合反应。比如在偏瘫初期,尽管患肢不能做任何随意运动,但如果让患者健侧做抗阻运动,检查者对运动给予抵抗,则引起患侧肢体相应的运动,这就是联合反应。上肢联合反应一般为对称性运动,即健侧屈曲患侧也随之屈曲,健侧伸展患侧也伸展。下肢内收、外展为对称性的,屈曲、伸展为非对称性的,即健侧屈曲则患侧伸展,健侧伸展则患侧屈曲。

(2)共同运动 是脑损伤常见的一种肢体异常活动表现。当患者活动患侧上肢或下肢的某一个关节时,不能做单关节运动,邻近的关节甚至整个肢体都可以出现一种不可控制的共同活动,并形成特有的活动模式,这种模式称为共同运动。在用力时共同运动表现特别明显。共同运动在上肢和下肢均可表现为屈曲模式或伸展模式。

1)上肢:① 屈肌共同运动,肩胛骨后缩或抬高,肩外展外旋、肘屈曲、前臂旋后、腕指屈曲;其中肘屈曲是该组动作的最强成分和首先出现的动作,而肩外展外旋是弱成分。② 伸肌共同运动,肩胛骨前伸、肩内收内旋、肘伸展、前臂旋前、腕和手指的动作不定;其中胸大肌是最强成分,故肩内收内旋是最先出现的动作,其次为前臂旋前,肘伸展最弱。上肢屈肌共同运动的出现通常先于伸肌。如两者均存在且痉挛显著,则两者的最强成分结合起来,即肩内收内旋、肘屈曲、前臂旋前、腕指屈曲,而呈现为偏瘫上肢典型姿势。

2)下肢:① 屈肌共同运动,髋屈曲外展外旋、膝屈曲、踝背伸内翻、趾背伸;其中髋屈曲是最强成分,而髋外展外旋为弱成分。② 伸肌共同运动,髋伸展内收内旋、膝伸展、踝跖屈内翻、趾跖屈;其中髋内收、膝伸展、踝跖屈内翻均属较强成分,而髋伸展内旋与趾跖屈为较弱成分。要注意踝内翻在下肢两种共同运动模式中均出现。

(四)本体神经肌肉促进技术

本体神经肌肉促进技术(Proprioceptive neuromuscular facilitation,PNF,又称 PNF 技术)是通过对本体感受器刺激,达到促进相关神经肌肉反应,以增强相应肌肉的收缩能力的目的,同时通过调整感觉神经的异常兴奋性,以改变肌肉的张力,使之以正常的运动方式进行活动的一种康复训练方法。

1. 模式的命名及特征

(1)命名 PNF 的运动模式是根据肢体近端关节的运动来命名的,分为屈曲和伸展模式,为了区别解剖学上在矢状面所发生的肢体屈曲和伸展,分别在各自的前面加上了英文大写的"D"(Diagonal),用于表示对角的意思,并把屈曲和伸展也分别用英文大写表示:F 和 E(Flexion 为屈曲,Extension 为伸展),而对于每个关节又都有两个相互交叉的运动方向,因此,就有了 D1F、D1E 和 D2F、D2E 的运动模式。

(2)特征 PNF 的运动模式是在 3 个层面同时发生的组合运动模式,即在矢状面进行肢体的屈曲和伸展;在冠状面进行肢体的外展和内收或脊柱侧屈;在横断面进行四肢或躯干的旋转。其中屈曲或伸展为其主要成分,并与内旋或外旋和内收或外展组合起来,形成对角螺旋性运动,因此,有人又称其为"螺旋对角交叉式"的运动模式。模式的轨迹是肢体进行全范围运动时手与足(远端部分)画出的线。对于头和颈,运动模式轨迹是通过鼻子、颌及头顶部画出的;对于躯干上部是通过肩峰所引出的;对于躯干下部则是通过髋关节。因为躯干与肢体一起活动,其轨迹是相连的或平行的。治疗师的身体应该在线中或与之平行。

对角线模式也可以根据肢体(上肢、下肢或两者组合起来)的运动情况分为单侧模式和双侧模式两种形式:① 单侧模式是指单纯的头颈、躯干、一侧上肢或下肢的运动。② 双侧模式是指两侧上肢、两侧下肢或者上、下肢组合的运动。根据组合的情况又可以分为对称模式、不对称模式、对称交叉模式和不对称交叉模式 4 种形式(图 4－13)。

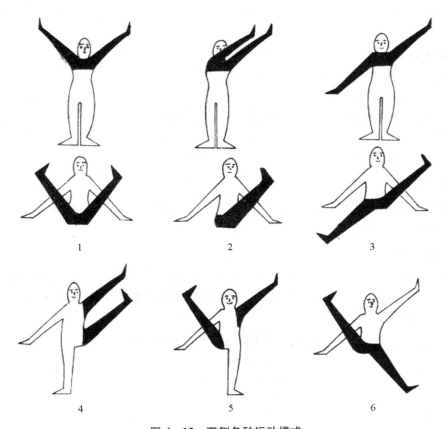

图 4－13 双侧各种运动模式
1. 对称 2. 不对称 3. 反转 4. 单侧 5. 对侧 6. 斜线反转

2. 基本技术

(1) 基本操作 常用的基本操作包括:① 阻力。② 扩散和强化。③ 手法接触。④ 体位和身体力学。⑤ 言语刺激(指令)。⑥ 视觉。⑦ 牵引和挤压。⑧ 牵伸。⑨ 时间。

PNF 的基本操作为治疗师提供了帮助患者获得充分运动功能的工具,其治疗效果并不依赖于患者在意识上的配合。这些基本操作常用于:① 增加患者的运动能力或保持稳定的能力。② 通过适当的抓握和阻力,引导运动。③ 帮助患者通过运动顺序达到协调运动。④ 增加患者的耐力并避免疲劳。虽然我们可以用这些基本操作治疗任何障碍或状况的患者,但有时患者的情况也会不允许进行某些操作,例如:不能在骨折未愈合的肢体上采用挤压;对于不稳定的关节,应用牵张反射要谨慎等。

(2) 特殊技术 PNF 除了基本操作之外,还有一系列特殊技术,利用肌肉的向心性收缩、离心性收缩和静力性收缩,结合一定的阻力及适当的促进程序加以组合、调整以适应每一位患者的需要。包括:① 节律性启动。② 等张组合。③ 拮抗肌反转技术。④ 收缩-放松。⑤ 保持-放松等。

九、运动再学习技术

(一)概述

运动再学习技术(motor relearning program,MRP)是 20 世纪 80 年代初澳大利亚学者 J.Carr 提出

的一套主要应用于成人脑卒中后运动功能恢复的康复治疗方法。该方法将成人中枢神经系统损伤后运动功能的恢复训练视为一种再学习过程,主要以生物力学、运动学、神经学、行为学等为基础,在强调患者主动参与的前提下,以任务或功能为导向,按照科学的运动技能获得方法对患者进行再教育以恢复其运动功能。侧重点主要是由易化治疗转向运动控制的再学习,将脑卒中后的康复训练视为一种应用运动科学任务。

（二）功能恢复的机理

脑损伤后功能恢复主要依靠脑的可塑性和脑的功能重组,有关学说包括剩余学说、替代功能学说、功能重组学说、失神经超敏感及再生、侧支发芽等学说。病损前大脑的质量和脑卒中后患者所处环境的质量也对恢复产生深远影响。但重组的主要条件是需要练习特定的活动,练习得越多,重组就越自动和容易。早期练习有关的运动对大脑的可塑性有好处,如缺少相关的练习,可能发生继发性的神经萎缩或形成异常的神经突触。

（三）基本原则

① 明确脑卒中恢复模式,尽早开始康复。② 诱发正确的肌肉活动,消除不必要的肌肉活动。③ 反馈的适时应用。④ 重心调整训练。⑤ 创造学习和促进恢复的环境。

（四）运动再学习方案设计

运动再学习方案根据患者能独立照顾自己的主要康复目的,将脑卒中患者的功能训练分为六方面:从仰卧到床边坐起、坐位平衡、站起和坐下、立位平衡和步行功能、上肢功能、口面部功能。每个方面的训练按4个步骤进行(表4-1)。

表4-1 运动再学习方案的4个步骤

步骤1	分析作业 观察 比较 分析
步骤2	练习丧失的成分 解释-认清目的 指示 练习+语言和视觉反馈+手法指导
步骤3	练习作业 解释-认清目的 指示 练习+语言和视觉反馈+手法指导 再评定 鼓励灵活性
步骤4	训练的转移 衔接性练习的机会 坚持练习 安排自我监测的练习 创造学习的环境 亲属和工作人员的参与

1. 步骤1 是指对患者功能的观察、与正常功能的比较和丧失成分的分析,尤其注意选择那些对功能的应用起最基本作用的肌肉活动或运动成分,并鼓励患者用心去分析自己的表现,使患者能清楚自己需要练习什么和达到什么目的。

2. 步骤 2 和 3 虽然步骤 2 和 3 是分开的,说明练习的部分-整体性质,但在实际练习时是重叠的,只有当患者不能收缩和控制所需的肌肉,需要把复杂作业分解成各个简单动作时,才在步骤 3 前加上步骤 2。分析的过程应该贯穿在步骤 2 和 3,因为治疗师要继续分析和再评价患者的表现和成功或失败的理由,以便决定下一步的治疗和指导。

3. 步骤 3 在步骤 3 阶段,由于技巧的进步,患者将从学习的认识阶段转变到学习的自主阶段。

4. 步骤 4 步骤 4 是重要的,因为患者虽然在治疗师的指导下能正确地完成特定的运动或活动,但他还需在其他时间进行练习,除了有机会进行身体上的练习外,还应该花时间进行精神上的练习。

第二节 物理因子治疗

在现代医学中,把研究和应用天然或人工物理因子作用于人体,并通过人体神经、体液、内分泌和免疫等生理调节机制,达到保健、预防、治疗和康复目的的方法或学问,称为理疗学。应用物理因子治病的方法概括起来不外乎两大类,即天然物理因子(如日光、海水、矿泉、森林等)和人工物理因子(如电、光、声、磁、热等)。本节内容主要围绕应用人工物理因子治疗展开叙述。

一、电疗法

(一)直流电疗法

在导体中,电荷流动方向不随时间而改变的电流叫直流电,用此种电流作用于人体来治疗疾病的方法叫直流电疗法(galvanization)。这是应用最早的电疗之一,是 18 世纪 80 年代意大利学者 Galvani 利用电流引起蛙肌收缩而发现的一个古老的电疗法。并且,它是离子导入和低频电疗法的基础,其操作技术基本相同。

1. 直流电的治疗作用

(1)镇静和兴奋作用 全身电疗时,下行电流具有镇静作用,上行电流具有兴奋作用。对局部来说,直流电阳极区及附近组织的兴奋性降低,能加强神经系统的抑制过程;阴极区及其附近组织的兴奋性提高,可提高神经系统的兴奋性。如用大剂量长时间通电,阴极区则发生较强的抑制,而阳极区则恢复正常或兴奋性提高,有人称此为直流电的第三作用。

(2)对自主神经和内脏神经的调节作用 在直流电的影响下,特别是在有关反射区通电时,对自主神经失调、张力不足等有促进平衡的作用,对内分泌腺的功能也具有调节作用。

(3)消炎作用 由于直流电能改变细胞膜的渗透性,从而引起充血,增强血液循环,促进病理炎症产物的排除,所以慢性炎症和久不愈合的溃疡可用阴极治疗。

(4)其他作用 阴极有软化瘢痕和促进骨折愈合的作用。阳极可使局部皮肤干燥,治疗多汗症。利用直流电的电解作用,可进行电解拔毛和除去皮肤赘生物等。

2. 治疗技术

(1)主电极和副电极的应用 在做直流电治疗的时候,选用两个面积大小不同的电极,小电极的电流密度大,引起的反应强烈,称为主电极或刺激电极;而大电极电流的密度小,引起的反应较弱,称为副电极或无刺激电极。

(2)电极的放置方法 ① 对置法:一个电极置于病灶的一侧,另一个电极置于病灶的对侧。适于局部和病变部位较深的疾病的治疗。② 并置法:两个电极置于患者身体的同一侧,适于治疗周围神经、血管病变等。

(3)治疗剂量与疗程 ① 治疗剂量:成人为 $0.05 \sim 0.1$ mA/cm^2,最高可达 0.5 mA/cm^2;小儿一般为 $0.02 \sim 0.03$ mA/cm^2;老年人治疗时电流密度酌减。② 疗程:每次 $15 \sim 30$ 分钟,每日或隔日一次,

10~20次为一个疗程。

（4）治疗程序　①选择金属板和衬垫。②检查患者皮肤。③放置衬垫,金属极板,盖胶布或塑料布,固定电极。④开机前向患者交代通电时产生的各种感觉。⑤检查电疗机,然后开启电疗机。⑥先开总开关,再开分开关,然后徐徐转动电位器逐渐增加电流量。⑦治疗完毕,关闭开关取下电机板,检查皮肤有无异常。

3. 临床应用

（1）适应证　神经科疾病,如偏头痛、三叉神经痛等;内科疾病,如慢性胃炎、胃肠痉挛、高血压等;妇产科疾病,如闭经、功能性子宫出血等;五官科疾病,如角膜炎、结膜炎、鼻炎等;皮肤科疾病,如皮肤溃疡、硬皮病等。

（2）禁忌证　恶性血液系统的疾病、恶性肿瘤、急性湿疹以及对电流不能耐受者;对皮肤感觉障碍的患者,治疗时要慎重,避免烧伤。

【知识拓展】••

直流电药物离子导入

在药物溶液中,一部分药物离解成离子,在直流电的作用下,阴极衬垫中含有带负电荷的药物离子或者阳极衬垫中含有带正电荷的药物离子,就会向人体方向移动,通过皮肤、黏膜或伤口而进入体内,起到治疗作用。

（二）低频电疗法

医学上把频率1 000 Hz以下的脉冲电流称作低频电流(low frequency electrotherapy)或低频脉冲电流。应用低频脉冲电流来治疗疾病的方法称为低频电疗法。低频电流的特点是:①均为低频小电流,电解作用较直流电弱,有些电流无明显的电解作用。②对感觉神经和运动神经都有强的刺激作用。③无明显热作用。

1. 低频电流的治疗作用

（1）兴奋神经肌肉组织　低频脉冲电流的主要治疗作用之一是引起神经肌肉兴奋。低频电流作用下,细胞膜受刺激,离子通透性改变,形成动作电位发生兴奋,引起肌肉收缩反应。运动神经每次兴奋后绝对不应期为1 ms,因此神经兴奋能接受的最高刺激频率为1 000 Hz,这是划分低频、中频电疗法的电生理学依据。

（2）镇痛　即时镇痛作用,是电疗中和电疗后数分钟至数小时内所发生的镇痛作用;多次治疗后的镇痛作用,多次治疗后,局部血液循环的改善能减轻局部缺血、减轻组织和神经纤维间水肿、改善局部营养代谢,从而消除或减弱了疼痛的刺激因素。

（3）促进局部血液循环　低频电流刺激神经(尤其是感觉神经)后,使之释放出小量的P物质和乙酰胆碱,电刺激使肌肉产生节律性收缩,改善肌肉组织的供血;皮肤受刺激释放出组胺引起血管扩张,抑制交感神经而引起血管扩张。

2. 常用的低频电疗法　临床常用的低频电疗法有:神经肌肉电刺激疗法、间动电疗法、感应电疗法、经皮神经电刺激疗法、功能性电刺激疗法、超刺激疗法等。现简介如下:

（1）神经肌肉电刺激疗法　低频脉冲电流刺激神经肌肉以治疗疾病的方法称神经肌肉电刺激疗法(neuromuscular electrical stimulation,NMES),又称电体操疗法。

1）治疗作用:采用低频三角波治疗能避免刺激正常感觉神经,而只刺激病肌,不波及邻近正常肌肉,因此治疗电流较少引起疼痛。对失神经支配的肌肉进行合适的电刺激,可以引起肌肉收缩,改善血液循环及营养代谢,延缓肌肉萎缩,防止纤维化和挛缩,能促进神经再生,恢复神经传导功能。

2）治疗技术和方法:使用三角波低频脉冲诊疗仪,先进行强度-时间曲线检查,测定肌肉失神经支配的程度,确定应选用的脉冲电流参数;如没有电诊断条件,可根据经验确定法选择电刺激条件。治疗时阴极点状电极置于患肌运动点上,阳极电极置于肢体近端或躯干。电极下应放厚衬垫。电流强度以引起肌肉明显收缩而无疼痛为度,肌肉收缩的次数以不引起过度收缩为度。刺激数分钟后休息数分钟,重度失神经支配的肌肉,应减少每分钟收缩次数,每次治疗共收缩 40～60 次;收缩次数随病情改善逐渐增加,缩短休息时间,每次治疗可达 80～120 次以上。疗程根据神经损伤程度而定,轻者 3个月,重者 1 年。

3)临床应用:① 适应证,如下运动神经元损伤所致的弛缓性瘫痪、失用性肌萎缩;② 禁忌证,如运动神经元损伤引起的瘫痪、戴有心脏起搏器者。

(2)功能性电刺激　功能性电刺激(functional electrical stimulation,FES)是用低频电流刺激丧失功能或功能不全的器官或肢体,以其产生的即时效应来替代或纠正器官或肢体的功能的治疗方法。

1)康复医学中的应用:功能性电刺激较多用于中枢性瘫痪。当上运动神经元受损时,下运动神经元通路存在,有应激功能,但由于失去来自中枢的运动信号,肢体不能产生随意运动,此时,如给予适当的电刺激,可产生相应的肌肉收缩,用以补偿所丧失的肢体运动。同时电刺激通过传入神经,经脊髓传到中枢,对促进肢体功能重建及心理状态的恢复有作用。

2)临床应用:① 适应证,如脑卒中(应用较多的是足下垂矫正器)、脊髓损伤、脑瘫后的上下肢运动功能障碍等,呼吸功能障碍、特发性脊柱侧弯等;② 禁忌证,如戴有心脏起搏器者禁用其他部位功能性电刺激,意识障碍、周围神经损伤、肢体骨关节挛缩畸形等。

(3)经皮神经电刺激疗法　经皮神经电刺激疗法(transcutaneous electrical nerve stimulation,TENS)是通过皮肤将特定的低频脉冲电流输入人体,刺激神经达到镇痛目的的治疗方法。

1)作用机制:较低频率、较宽波宽的脉冲电流能引起脑内啡肽释放,镇痛作用时间较长;较高频率、较窄波宽的脉冲电流,通过"闸门控制"机制产生镇痛作用,时间较短。

2)临床应用:① 适应证,如急慢性疼痛,亦可用于治疗骨折后延迟愈合;② 禁忌证,如颈动脉窦部位、妊娠妇女下腹部(除用于分娩性疼痛治疗)、心律失常、有心脏起搏器者。

(三)中频电疗法

应用频率 1 000～100 000 Hz 的脉冲电流治疗疾病的方法,称为中频电疗法(medium frequency electrotherapy MFE)。电流作用特点:① 能克服组织电阻,与低频电相比,能作用到更深的组织。② 双向无电解作用:电极下引起电解反应,电极下没有酸碱产物产生,电极下的皮肤也不会像直流电疗时那样受到酸碱产物的化学刺激而破损。所以电极可以大为简化,中频电疗时即使用比较薄的衬垫也不会损伤皮肤。③ 对神经肌肉的作用:作用于皮肤时——震颤感→针刺感→束缚感;引起肌肉收缩——引起肌肉收缩的阈值比疼痛的阈值低得多。④ 有镇痛和促进血液循环作用。⑤ 中频电的电流频率、波形、幅度不恒定,有的疗法可选用两种以上电流,患者不容易产生适应性。

1. 治疗作用

(1)促进局部血液循环作用　即时的充血反应;多次治疗后血液循环的改善是单次作用的累积效应以及自主神经功能调整的结果。

(2)镇痛作用　即时镇痛(闸门控制学说);多次治疗后的镇痛作用。

(3)消炎作用　中频电作用后局部组织的血液循环改善,组织水肿减轻,炎症产物的吸收和排除加速,局部组织的营养和代谢增强,免疫防御机能提高。

(4)软化瘢痕,松解粘连　中频电刺激能扩大细胞与组织的间隙,使粘连的结缔组织纤维、肌纤维、神经纤维等活动而后得到分离。

2. 常用中频电疗法　临床常用中频电疗法有:干扰电疗法、等幅正弦中频电疗法、调制中频电疗法、低频电混合电疗法等。现简介如下：

（1）干扰电疗法　将两路频率相差 0~100 Hz 的中频正弦交流电，通过两组（4个）电极交叉输入人体，在电力线的交叉部位形成干扰电场，产生差频为 0~100 Hz 的低频调制中频电流，这种电流就是干扰电流。应用这种干扰电流治疗疾病的方法称为干扰电疗法（interferential electrotherapy）。

1）作用机制：干扰电场在人体内部产生的低频调制的中频电流，兼有低中频电的作用，且作用较深。此外，干扰电场中"内生"的低频调制中频电流的差频不同，所产生的治疗作用各有所侧重，1~10 Hz 差频电流可提高平滑肌和横纹肌的张力；50~100 Hz 有明显的促进局部血液循环的作用；90~100 Hz 具有镇痛作用。

2）治疗技术和方法：① 静态干扰电疗法，仪器输出 4 000 Hz 与（4 000±100）Hz 的正弦交流电。两组电极交叉对置，使病灶处于电流交叉中心。② 动态干扰电疗法，仪器输出频率 4 000 Hz 与（4 000±100）Hz 两路正弦交流电的波幅被波宽6秒的三角波所调制，两路电流发生周期为6秒的节律变化，电极放置方法同静态干扰电疗法。③ 立体干扰电疗法，采用一对星状电极对置或并置于病灶区，将三路在三维空间流动的 5 000 Hz 正弦交流电互相叠加交叉输入人体，特点为立体的多部位刺激效应。根据病情需要选择不同的差频，电流强度以患者的耐受为度，每次治疗 20~30 分钟，疗程 10~15 次。

3）临床应用：① 适应证，如坐骨神经痛、关节疾病、骨折、软组织损伤、软组织及内脏纤维增生及粘连、平滑肌张力低下、肌无力、肌萎缩、雷诺病及早期闭塞性动脉内膜炎等；② 禁忌证，同直流电疗法。

（2）等幅正弦中频电疗法　① 定义：应用 1~20 kHz 音频段的等幅正弦电流治疗疾病的方法称为等幅正弦中频电疗法，又称为音频电疗法。② 治疗作用：镇痛、促进局部血液循环、软化瘢痕、松解粘连、消散炎症及其残留浸润硬结，提高细胞膜的通透性，促进药物投入人体。③ 临床应用：适应证，如纤维结缔组织增生、肥厚、机化、粘连，神经痛，慢性炎症，平滑肌张力低下疾病与尿路结石；禁忌证，同低频电疗法。

（四）高频电疗法

应用频率为 10 kHz~300 000 MHz，波长为 1~3 000 m 的高频电流或其所形成的电场、磁场或电磁场治疗疾病的方法称为高频电疗法（high frequency electro therapy）。高频电疗法的物理特性有：① 人体组织电阻率低，引起神经、肌肉兴奋的脉冲电持续时间必须 >0.01 毫秒，而 100 kHz 以上的高频电的脉冲持续时间 <0.01 毫秒，所以对神经肌肉无兴奋作用。② 治疗时电极可不接触皮肤，组织对电流的阻力小，电流可畅通无阻地进入人体深部，多以电容法、电感场法、辐射法进行治疗。③ 因频率高，属于正弦交流电，周期性变换电流方向，不出现电解、电泳、电渗现象，对皮肤无刺激。④ 温热效应明显，因欧姆损耗或介质损耗而产热。

1. 治疗作用　高频电作用于人体主要产生两种效应，即温热效应和非热效应（热外效应）。主要是温热效应，由于高频电流通过机体时，体内的各种组织可产生不同程度的热效应。为此，又称为透热疗法。

（1）温热效应　为"内源"热，即为组织吸收电能后转变的"内生"热，而非体外热辐射的加热；热作用较深，可达体内深部组织，其深度依高频电的频率而别；热作用较均匀，包括皮肤、深部组织及体内脏器；热作用的选择性分布，高频电疗的波长频率，治疗方法不同。其作用为：① 改善血液循环。② 镇痛作用。③ 消炎作用。④ 降低肌肉张力。⑤ 加速组织生长修复。⑥ 提高免疫力。⑦ 治癌作用。

（2）非热效应　小剂量高频电作用于人体时，在组织温度不高、没有温热感觉的前提下，却有较明显的生物学效应，这些现象不能用温热效应加以解释，故被人们称之为非热效应。如：白细胞吞噬活动加强,急性化脓性炎症发展受阻,以控制早期急性炎症;神经纤维、肉芽组织再生加速;中枢神经系统功能发生变化,神经系统的兴奋性增高;条件反射活动受到限制等。

2. 常用高频电疗法 临床常用的高频电疗法有长波疗法、中波疗法、短波疗法、超短波疗法、微波疗法等。近年来,长波、中波应用逐渐减少,短波、超短波、微波疗法应用日趋广泛,简介如下。

(1)短波、超短波疗法 ① 定义:应用短波电流治疗疾病的方法称短波疗法。应用超短波电流治疗疾病的方法称超短波疗法。② 治疗作用:短波疗法及超短波疗法具有高频电疗的共有的生物学效应及治疗作用。中等以上剂量的短波及超短波电流具有明显温热效应,小剂量及脉冲短波、超短波电流主要产生非热效应。上述两种疗法作用近似,但超短波作用深度较深。③ 临床应用:适应证,如皮肤皮下组织、骨关节、胸腔、盆腔内脏器官和五官的感染、关节软组织扭伤、神经炎、神经痛、关节炎、颈椎病、肩周炎、腰背筋膜炎、急性肾衰竭、恶性肿瘤(大剂量);禁忌证,如恶性肿瘤(小剂量)、妊娠、出血倾向、心肺功能衰竭、戴有心脏起搏器与金属异物者。

(2)微波疗法 ① 定义:用微波电流治疗疾病的方法称微波疗法。微波疗法又分为分米波疗法、厘米波疗法和毫米波疗法。分米波、厘米波克服了短波和超短波共有的皮下脂肪过热的缺点,使较深肌层产生显著的热作用,深度为 3~5 cm,作用限于单极。② 治疗作用:微波的频率特别高,非热效应明显,尤其是毫米波。分米波疗法温热效应比厘米波强。③ 临床应用:适应证,如炎症性浸润、软组织损伤、伤口溃疡、关节炎、坐骨神经痛等。分米波、厘米波高热疗法适用于体表及体腔内的肿瘤,如皮肤癌、乳腺癌、淋巴瘤、宫颈癌、直肠癌等。凝固疗法适用于体表赘生物治疗及经过内镜治疗胃出血、胃息肉、鼻息肉、宫颈炎等治疗;禁忌证,与短波、超短波疗法相似,但微波疗法禁用于眼部,分米波、厘米波禁用于阴囊及小儿骨骺部。

二、光疗法

应用人工光源或日光辐射治疗疾病的方法称光疗法(phototherapy,lignt therapy)。按照光波波长排列,依次分为红外线、可见光和紫外线。现代用于治病的常用人工光源有红外线、紫外线、激光等。

(一)红外线

红外线疗法(infrared therapy)是应用光波中波长位于红光之外的热辐射线治疗疾病。红外线的光谱范围为 0.76~1 000 μm。一般随波长增加,穿透组织能力逐渐减弱。临床将 0.76~1.5 μm 称为近红外线(短波红外线),可穿透皮肤和皮下组织;波长 1.5~1 000 μm 称为远红外线(长波红外线),易被皮肤吸收,作用浅。

1. 作用机制及治疗作用 红外线被人体吸收后转化为热能,局部组织温度升高,血管扩张,血循环加速,新陈代谢及免疫能力增加,有缓解肌痉挛、消炎、消肿、镇痛作用。

2. 治疗技术 常用的红外线治疗有两类:太阳灯,主要辐射近红外线及少量可见光;另一类是市售 TDP(特定电磁波)、频谱治疗仪等,属长波红外线治疗。方法:照射距离以使患者感到温热为准,每次 20~30 分钟,每日 1~2 次,10~20 次为 1 个疗程。

3. 临床应用 适应证,如软组织损伤 24 小时后、炎症浸润吸收期、延迟愈合的伤口、冻疮、压疮等;禁忌证,如恶性肿瘤局部、对眼睛直接照射、高热、急性炎症、活动性出血、活动性结核。

(二)可见光疗法

用可见光治疗疾病的方法称可见光疗法。在光谱中可见光位于红外线与紫外线之间,波长为 0.4~0.76 μm,分为红、橙、黄、绿、青、蓝、紫 7 种颜色光线,不同波长可见光的光子能量不等。

1. 作用机制 ① 温热作用:可见光被组织吸收,均可产生热效应,红光穿透组织较深,可引起深部组织血循环加强,改善组织营养,提高吞噬细胞功能,促进炎症吸收消散。② 光化学作用:胆红素对蓝紫光(波长 0.4~0.5 μm)有显著吸收作用,吸收后产生光化学变化,转变为水溶性、低分子、无毒的胆绿素,易通过尿便排出体外。

2. 临床应用及治疗技术　① 蓝紫光疗法:治疗新生儿的高胆红素血症。方法:采用 6~10 只 20 W 蓝光荧光灯平行安装于半圆形罩内,灯管与床的长轴一致,距离床约 70 cm。照射时,婴儿全身裸露,戴防护镜,间断或连续照射,总照射时间为 24~48 小时。注意事项:除保护婴儿眼睛外,距离不能太近以免烫伤。② 红光疗法:白炽灯加红色滤板,功率 200 W,等距 10~20 cm,治疗时间 10~20 分钟,每疗程 10 次。适用于面神经炎(急性期)、促进溃疡创面愈合、体表局部感染、急性扭挫伤等。禁忌证与红外线疗法相同。

（三）紫外线疗法

应用紫外线治病的方法称紫外线疗法。紫外线在光谱中位于紫光外,波长范围 0.18~0.4 μm,分三个波段:UVA(长波紫外线),波长 0.32~0.4 μm,生物学作用弱,适用于光化学疗法,治疗某些皮肤病;UVB(中波紫外线),波长 0.28~0.32 μm,能调节机体代谢、抗佝偻病、增强免疫、刺激组织再生和促进上皮愈合;UVC(短波紫外线),波长 0.18~0.28 μm,有强烈杀菌作用,对各种耐药的铜绿假单胞菌、枯草杆菌、金黄色葡萄球菌等有杀灭作用。

1. 作用机制与治疗作用　紫外线作用人体主要产生光化学效应,故又称光化学射线。人体吸收紫外线后,组织内形成血管活性物质,皮下微血管扩张,照射局部皮肤出现红斑,红斑可持续数日,渐渐转为色素沉着和皮肤脱屑。治疗作用:具有抗感染、杀菌、消炎、脱敏、镇痛、影响细胞生长、促进维生素 D_3 形成、调节机体免疫功能及光致敏作用。近年来采用紫外线照射血液并充氧(ultraviolet blood irradiation and oxygenation,UBIO)有改善血液流变学,降低血脂,提高氧合作用,提高免疫功能的作用。

2. 临床应用　①适应证,全身照射疗法适用于佝偻病、骨质疏松症、过敏症、免疫功能减退、疖肿、玫瑰糠疹、银屑病等,局部照射适用于皮肤的化脓性感染、伤口感染或愈合不良、急性气管炎、肺炎、支气管哮喘、急性关节炎、急性神经痛等,体腔照射适用于口腔、鼻、外耳道、阴道、窦道等腔道感染,光敏疗法适用于银屑病、白癜风等,UBIO 用于高脂血症、高黏血症、脑梗死、冠心病、肺心病、突发性耳聋等。② 禁忌证,心肝肾功能衰竭、出血倾向、活动性结核、急性湿疹、系统性红斑狼疮、日光性皮炎、光过敏性疾病、恶性肿瘤局部。UBIO 禁用于脑出血。

（四）激光疗法

应用激光治疗疾病的方法称为激光疗法。激光是受激辐射放大的人工光,优于普通光,具有亮度大、单色性好、方向性强、相干性好的特性。

1. 作用机制　低能量激光,对组织产生激活作用,改善组织血液循环,加速组织修复,加快代谢产物和致痛物质的排出;抑制致病物质的合成,提高痛阈;减少炎性渗出,提高免疫功能。作用于反射区能调节相应节段的生理功能,刺激穴位,起"光针"作用。低能量激光血管内照射有改善微循环、降低血脂等作用。中等能量激光,产生温热效应,能镇痛、止痒、消炎、消肿、促进伤口愈合。高能量激光,能起到使组织温度升高,蛋白质变性凝固、汽化、炭化、切割等作用。激光光敏作用,光敏剂血卟啉衍生物(HpD)在血液中达到一定浓度时,聚集于肿瘤细胞内,在一定波长激光的照射下可被激活而发出荧光,用于定位诊断。在 HpD 参与下,与氧结合后发生光动力学反应,产生对细胞有毒的单态氧杀灭肿瘤细胞。

2. 临床应用　① 适应证,低能量激光治疗局部炎症、皮肤黏膜溃疡、窦道、瘘管、脱发、变态反应性鼻炎、婴儿腹泻等;中等能量激光治疗扭挫伤、关节炎、喉炎、气管炎、神经痛、压疮、神经性皮炎、皮肤瘙痒症等;高能量激光用于治疗皮肤赘生物、宫颈糜烂,或用于手术切割、烧灼、止血、切除皮肤焦痂、瘘管等;氩离子激光用于眼科手术,可通过光导纤维传输的激光用于治疗胃、直肠、气管、肺、膀胱等肿瘤;光敏疗法用于诊治皮肤及口腔、食管、膀胱等体腔内肿瘤。② 禁忌证:恶性肿瘤(光敏治疗除外）、皮肤结核、活动性出血、心肺肾功能衰竭。

三、超声波疗法

用超声波治疗疾病的方法称超声波疗法。超声波是频率在 20 kHz 以上的机械振动波,具有与光波相似的物理性质,如:反射、折射、聚焦,在介质中传播的能量因逐渐被吸收而衰减,在空气中衰减迅速。医用超声波频率为 800~1 000 kHz,国内传统的超声波频率为 800 kHz。近年有研究采用 30~50 kHz 低频超声波及 1~3 MHz 高频超声波进行治疗的报道。

（一）作用机制与治疗作用

超声波的机械振动作用于人体,对细胞产生细微的"按摩"作用,引起细胞质运动,原浆颗粒旋转等;超声能在体内转变成热能;机械作用及热作用进而影响细胞内部结构和功能,酶活性增强,生化反应加速。超声波的治疗作用如下:

1. 镇痛解痉　超声波作用下神经及肌肉组织兴奋性下降。

2. 促进结缔组织分散　软化瘢痕,松解粘连。

3. 溶栓　动物实验提示超声波有溶栓作用。

4. 减轻或消除血肿　由于局部血液循环加速,细胞膜通透性增加,组织营养改善,促进渗出吸收。

5. 促进组织再生、骨痂生长　加速骨折修复。

6. 通过作用于神经、体液的反射途径或穴位经络作用影响全身,或调节相关的脏器功能。

7. 治癌　应用多个声头高强度聚焦使肿瘤组织内产生高温,以杀伤肿瘤细胞。

（二）临床应用

1. 适应证　如神经痛、神经炎、软组织损伤、注射后硬结、瘢痕粘连、血肿机化、狭窄性腱鞘炎、骨折延迟愈合、血栓性静脉炎、冠心病等。

2. 禁忌证　如恶性肿瘤（常规理疗剂量）、急性炎症、出血倾向、小儿骨骺部、孕妇下腹部、眼、睾丸等部位。

四、磁疗法

应用磁场治疗疾病的方法称磁疗法。

（一）作用机制和治疗作用

磁场作用于人体可以改变人体生物电流与磁场的大小和方向,影响体内酶的活性与新陈代谢过程;还能通过对穴位的刺激影响经络而发挥治疗作用。

1. 镇痛　降低神经末梢的兴奋性,提高痛阈;并可改善血循环,加速致痛物质的清除。

2. 消炎消肿　局部血循环改善,血管壁的通透性增高,有利渗出吸收及炎症产物排除,并能增强免疫功能,达到消炎、消肿的作用。

3. 镇静降压　磁场抑制中枢神经兴奋性,改善睡眠,调节自主神经功能,改善微循环。

4. 降脂　动物实验及临床观察证实,磁场可促进脂肪代谢,降低血脂。

5. 修复损伤组织　磁场影响一些酶的活性,从而改善营养和代谢,有助于病损组织修复。

6. 治癌　实验研究,强磁场有抑制杀伤癌细胞的作用。

（二）临床应用

1. 适应证　如软组织损伤、皮下血肿、关节炎、腱鞘炎、肋软骨炎、神经炎、神经痛、神经衰弱,胃肠功能紊乱、胃炎、原发性高血压、痛经、盆腔炎、前列腺炎、婴儿腹泻、瘢痕增生、注射后硬结、海绵状血管瘤等。

2. 禁忌证　禁用于戴有心脏起搏器者,严重心、肺、肝及血液疾病,恶病质,孕妇下腹部,不良反应显著者。

五、生物反馈疗法

生物反馈疗法（biofeedback therapy，BFT）是一种应用电子仪器将人们正常意识不到的身体功能变化，转变为可以被人感觉到的信息，再让患者根据这种信号学会控制其自身的不随意活动的方法。生物反馈疗法是一种心理生理自我调节技术。生物反馈疗法是生物心理社会医学模式指导下的非药物治疗手段，患者应主动参与治疗，医师应兼具心理学知识。只有医患双方共同努力，才能获得预期效果。

（一）作用机制

人体内的皮肤温度、肌电活动、脑电活动、血压、心率、胃肠蠕动等，受自主神经系统控制，一般很难感知和控制。生物反馈就是在操作条件反射的基础上来学会控制内脏或其他方面的非随意功能。生物反馈使人能够认识到自身的生理状况以及如何通过心理活动对它产生影响，通过塑造、强化、条件反射等学习原则，对过强或过弱的生理病理状态进行矫正。利用生物反馈仪进行训练的目的，在于增强患者对机体内部的自我感知能力，达到由意识控制内环境、调节机体和治疗疾病的目的。生物反馈仪实际是学习和训练的工具，不是一个单纯的治疗仪。

（二）常用方法简介

1. 肌电生物反馈　将所采得的肌电信号，经放大、滤波、双向整流、积分，用积分电压驱动声、光、电、数码等显示器，由于积分电压与肌紧张呈正比关系，故能借此直接观察肌紧张与松弛的程度。临床广泛用于放松训练，肌张力增高或下降的训练，使肌张力趋于正常。

2. 手指温度生物反馈　手指温度反映外周血管的功能状态，在应激状态下，外周血管血流减少，手指温度降低；精神情绪稳定时，手指温度升高。将温度传感器置于示指或中指指腹，用数字显示温度值，或用一排红、黄、绿三色彩灯显示温度变化。还可辅以音响指示温度的相对变化，通过训练，逐步达到随意调节手指温度而抗应激的目的。

3. 血压生物反馈　主要通过缓解紧张情绪，提高抗应激的能力达到降压作用。训练时，患者可以观察到血压的动态变化，通过主观努力，练习掌握自我调节血压。适用于部分原发性高血压早期。

4. 心率生物反馈　心率变化受自主神经控制。精神松弛、心情平静时心率减慢；精神紧张、情绪激动时心率加快。方法是让患者注视反馈仪上信号，绿灯亮表示心率慢，嘱患者设法加快心率；红灯亮表示心率快，再嘱患者设法减慢心率，黄灯亮时，表示心率正常，其满意程度用仪表数字0~100表示，100为完全满意。一般先训练增快心率，然后减慢心率，每4分钟交替；经过训练最后逐步达到不用仪器自行调节心率。可用于治疗心动过缓、室性早搏。

5. 皮肤电生物反馈　皮肤电阻与皮肤血管舒缩及汗腺分泌有密切关系。当精神紧张、交感神经兴奋时，皮肤血管收缩，汗腺分泌增加，皮肤电阻下降。治疗时让患者接收到反馈仪上的读数及音响变化，认识交感神经兴奋状态，寻求降低交感神经兴奋性的方法。

（三）治疗技术和方法

1. 仪器要求　灵敏度高、抗干扰性强、有数码显示和声响反馈、性能可靠及体积小、重量轻等。

2. 操作程序（以肌电生物反馈为例）　① 先让患者休息10分钟。其间裸露治疗部位，用细砂纸轻擦电极下皮肤，再用75%乙醇脱脂。② 于电极上涂导电胶，固定电极。③ 接通电源。④ 记录肌电基线，注意量程选择和细调旋钮，每次由大旋调至小，以免损坏机器。⑤ 示范训练方法。⑥ 治疗结束，先关闭电源，在取下电极前用色笔记录下电极位置，供下次治疗时参照。

注意：每次训练5分钟（兴奋性训练时肌肉收缩应达到75~100次），休息3分钟，重复训练4次，同时配合家庭训练每天1~2次，经过训练逐渐撤除BFT仪器。

3. 疗效评定　应根据症状、功能、药量（治疗中用药量的调整）、检验指标、情绪、生活质量、心理生理应激参数等进行综合评定。

（四）临床应用

1. 适应证　因躯体疾病而引起的应激状态；心身疾病；以焦虑为主的精神紊乱；残存部分功能的血管、神经、器官损伤。康复医学中主要用于偏瘫、脊髓不完全性损伤、脑瘫；周围神经损伤；癔病性瘫痪，原因不明的肌痉挛；肌腱移植固定术后；假肢活动的功能训练等。

2. 禁忌证　急性重症精神病、重度抑郁、严重智力缺陷、5 岁以下儿童、诊断不明确、不愿接受此疗法者。

六、传导热疗法

以各种热源作为介质，直接传导给人体，并达到防治疾病和康复目的的一种治疗方法称为传导热疗法。常用的传导热源有石蜡、泥、坎离砂、艾条、火罐等，故其来源广泛、设备简单、操作方便、效果良好，但它与光疗的辐射热和高频电疗法的内生热不同。现以石蜡疗法为例进行简介：

石蜡疗法是利用加热后的石蜡涂敷于患部，达到治疗疾病的目的，此为传导热疗法中最常用的一种。石蜡是高分子碳氢化合物，医用石蜡为白色半透明无水的固体，呈中性反应，热容量大，导热系数小，是良好的导热体。

（一）作用机制

1. 温热作用　石蜡加温后能吸收大量热，保温时间长，缓慢放热，具有强而持久的温热作用，故有镇痛消炎、促进组织修复、缓解肌肉痉挛、降低纤维组织张力、恢复组织弹性等作用。

2. 机械压迫作用　石蜡具有很大的可塑性、延展性，加热到一定温度时为液体，涂布于体表，在冷却过程中体积逐渐缩小，对组织产生机械压迫作用，可促进水肿吸收。

3. 润滑作用　石蜡具有油性，可滑润皮肤、软化瘢痕。

（二）临床应用

1. 适应证　关节炎、腱鞘炎、骨折后关节肿胀与功能障碍、软组织损伤、瘢痕增生挛缩、神经痛等。

2. 禁忌证　恶性肿瘤、活动性结核、出血倾向、急性化脓性炎症、感染性皮肤病、急性软组织损伤等，不适用于婴儿

七、水疗法

应用水的温度、静压、浮力和所含成分，以不同方式作用于人体以治疗疾病的方法称为水疗法。

（一）治疗作用

1. 温度作用　人体对温度刺激的反应受多种因素影响，水与人体作用面积和皮肤温度相差越大，刺激越突然，反应也越强烈。

2. 机械作用　全身浸浴时，人体受到水静压的作用，可使血液重新分布；借助水的浮力能使功能障碍者在水中进行辅助性或抗阻性等各种运动锻炼；水流的冲击能起按摩作用。

3. 化学作用　在水中投放各种矿物盐类，能收到天然矿泉的功效。

（二）常用的水疗方法及适应证

水疗的种类繁多，按温度分类有冷水浴、温水浴、热水浴；按压力分类有低压淋浴、中压淋浴、高压淋浴；按成分分类有汽水浴、药物浴；按作用部位分局部水疗、全身水疗；按作用方式分类有擦浴、冲洗浴、浸浴、淋浴等。现代水疗发展较快，在康复医学临床中，用于多种疾病的治疗，这里介绍几种常用水疗法。

1. 药物浴　① 盐水浴：用粗制盐配成 1%～2% 浓度的浴液，具有提高代谢和强壮作用，适用于风

湿性关节炎和类风湿关节炎。② 松脂浴：在温水中加入松脂粉剂，具有镇静作用，适用于高血压早期、多发性神经炎和肌病。③ 碱水浴：在淡水中加入碳酸氢钠、氧化钙、氧化镁，具有软化皮肤角质层和脱脂作用，适用于多种皮肤病。④ 中药法：根据不同病症制订方剂，煎后加入浴水中治疗相应疾病。

2. 哈伯特槽浴　应用哈伯特槽进行水疗的方法称为哈伯特槽浴。哈伯特槽由"8"字形槽、升降担架、水过滤消毒装置组成，适用于个体治疗，用水量少，治疗师不必浸在水中，升降设备使患者进出水池方便。治疗方式有涡流浴、气泡浴、局部喷射浴等。治疗时根据病情可进行被动关节活动、按摩、抗阻或辅助运动等各种训练。适用于不方便在水中运动池内进行治疗的各种患者；治疗大面积烧伤感染和压疮。

3. 涡流浴　现代的涡流浴槽，水的温度、涡流刺激作用的强弱和治疗时间均能自动控制调节。有三种类型，即上肢用涡流装置，上、下肢两用涡流浴装置，全身涡流浴装置。作用：改善血循环、镇痛，同时综合了温度和机械刺激作用。

4. 水中运动　与地面上的运动疗法相比，不同之处在于水有浮力作用于人体。因受到水中浮力的辅助，肢体沿浮力的方向运动变得容易；反之，则变得较难，因逆着浮力方向运动相当于对抗浮力形成的阻力。因此利用水的浮力能进行辅助或抗阻训练，治疗脊髓不完全性损伤、脑血管意外后偏瘫、肩手综合征、共济失调、骨折后遗症、骨性关节炎、强直性脊柱炎、类风湿关节炎。① 辅助运动：利用水的浮力减轻肢体重量，使平时抬不起来或不易抬动的肢体，在水中可以活动；方法：使肢体或躯干沿浮力方向运动。② 支托运动：肢体沿水平方向活动时，受到浮力支撑，不对抗重力。支托状态不仅有助于肢体活动，而且是评价关节活动和肌力的常用肢位。③ 抗阻运动：肢体的运动方向与浮力的方向相反，相当于抗阻运动，阻力就是水的浮力。通过增加运动速率，或在肢体上附加添加物、增大肢体面积等增大阻力。治疗时根据病情选择不同的阻力，从而达到不同的抗阻运动目的。

（三）注意事项

① 水疗前应认真询问病史及体检，明确身体一般状况、疾病诊断、心肺功能、运动功能、感觉能力评价，合并症如皮肤有无破损、是否大小便失禁，有无传染病。除外水疗禁忌证，如心肾功能代偿不全、活动性肺结核、恶性肿瘤和恶病质、身体极度衰弱和各种出血倾向者。② 治疗在餐后 1～2 小时进行。③ 肺活量低于 1 500 ml 者，不宜在深水中进行水中运动。④ 注意水疗用水的消毒清洁。

八、低温疗法

低温医学是一门新兴的医学科学。低温疗法是指利用低温治疗疾病的方法。按温度降低程度分为冷疗法（0 ℃以上）、冷冻疗法（-100～0 ℃）、深度冷冻疗法（>-100 ℃）。冷疗法的治疗温度在0 ℃以上，但比体温低，这种低温作用于机体后不引起组织损伤，但经过寒冷刺激引起机体发生一系列功能性改变而达到治疗目的，是康复医学临床常用的物理疗法之一。冷冻疗法的区别在于组织细胞发生冻结及细胞破坏现象。"冷冻外科"范畴的冷冻治疗，即指 0 ℃以下的低温作用于机体某部，以实现破坏组织的作用，达到治疗目的，在此不加叙述。

（一）作用机制与治疗作用

低温使神经兴奋性降低，神经传导速度减慢，对感觉神经和运动神经有阻滞作用，可阻断或抑制各种病理兴奋灶，故有镇痛、止痒、解痉等作用。寒冷刺激引起的血管反应和代谢抑制，对急性期创伤性或炎症性水肿及血肿消退有良好作用。上消化道出血如胃出血时，可采用病灶局部相应部位冷敷止血。冷疗可使肌肉的收缩期、舒张期和潜伏期延长，降低肌张力及肌肉收缩与松弛的速度，肌肉的兴奋性减弱，因而有缓解肌肉痉挛的作用。

（二）临床应用

1. 适应证　高热、中暑、急性软组织损伤、炎症早期、关节炎急性期、肌肉痉挛、鼻出血、上消化道出血、灼伤面积在 20% 以内 Ⅰ°、Ⅱ° 烫伤的急救处理。

2. 禁忌证　对寒冷过敏者、雷诺病、红斑狼疮、高血压、冠心病、动脉硬化、动脉栓塞、肢体瘫痪及患部感觉障碍，老年人、婴幼儿、恶病质。一般局部冷疗禁忌证不多，主要是局部循环障碍。

第三节　作 业 治 疗

一、基本概念

（一）作业（occupation）

作业是指人类的活动、劳作、事件或从事的工作。作业的英文名称是动词"occupy"的名词形式，"occupy"一词是指占有时间，占有地点，占有物品，捕捉心灵等意思，也就是用时间、空间、物品来填满时空及人们的身心。作业一般被视为在一个人的生活里有独特的意义和目的的活动（meaningful and purposeful activity）。作业没有特定形式，任何活动只要符合对人类个体"有意义"的定义就可被视为作业。

（二）作业治疗（occupational therapy，OT）

作业治疗是指有选择性和目的性地应用与日常生活、工作、学习和休闲等有关的各种活动来治疗患者躯体、心理等方面的功能障碍，预防生活及工作能力的丧失或残疾，发挥患者身心的最大潜能，以最大限度地改善和恢复患者躯体、心理和社会等方面的功能，提高生存质量，促其早日回归家庭、重返社会的一种康复治疗技术或方法。

2002 年，WHO 颁布新的《国际功能、生理残障和健康分类》（ICF）后，作业治疗的定义修改为协助残疾者和患者选择、参与、应用有目的和意义的活动，以达到最大限度地恢复躯体、心理和社会方面的功能，增进健康，预防能力的丧失及残疾的发生，以发展为目的，鼓励他们参与及贡献社会。

二、分类及作用

（一）分类

作业治疗根据分类的方式不同有不同的项目分类。

1. 按作业治疗的名称分　手工艺作业；日常生活活动训练；文书类作业；治疗性游戏作业；园艺作业；木工作业；黏土作业；皮工作业；编织作业；金工作业；制陶作业；工作装配与维修；认知作业；计算机操作；书法绘画作业等。

2. 按治疗的内容分　日常生活活动训练；工艺治疗；文娱治疗；园艺治疗；自助具、矫形器制作及训练和假肢训练；就业前功能评定和功能性作业活动等。

3. 按治疗目的和作用分　用于减轻疼痛的作业；用于增强肌力的作业；用于改善关节活动度的作业；用于增强协调性的作业；用于增强肌肉耐力的作业；用于改善步态的作业；用于改善整体功能的作业；用于调节心理、精神和转移注意力的作业；用于提高认知能力的作业等。

4. 按作业治疗的功能分

（1）功能性作业治疗（functional OT）　可简称为"日常生活活动训练"（activity of daily living）或"ADL 训练"。生活自理是患者回归社会的重要前提，因此 ADL 训练是康复医学中非常重要的环节，其内容一般可再分为简易日常生活（Basic ADL，如进食、穿衣、转移、个人清洁卫生、上厕所、洗澡）及结构性生活(Instrumental ADL,如小区生活技能、家务劳动等)两类。

(2) 职业作业治疗(vocational OT) 包括职业前评定(prevocational evaluation)和职业前训练(prevocational training)及职业训练(vocational training)3个部分。

(3) 娱乐活动 包括娱乐及游戏活动评定(evaluation of play and leisure)和娱乐及游戏活动治疗(treatment of play and leisure)两个部分。

(4) 作业宣教和咨询(educational OT) 疾病康复过程中对患者及其家庭的宣教咨询是指提供各种学习机会,帮助患者改变不良的健康行为并坚持这种变化以实现预期的、适合各个患者自身健康水平的目标。健康知识是教育的主要内容,而教和学是贯穿于整个教育过程中的两个基本方面。

(5) 环境干预(environment intervention) 环境影响人的行为,同时,人的行为也改变着环境。在临床康复过程中,通过关注环境可以达到意想不到的疗效。

(6) 辅助技术(assistive technology) 包括矫形器配置和使用训练、辅助器配置和使用训练及假肢使用训练。

(二) 作用

① 维持现有功能,最大限度发挥残存的功能。② 提高日常生活活动的自理能力。③ 为患者设计及制作与日常生活活动相关的各种辅助用具。④ 提供患者职业前技能训练。⑤ 强化患者的自信心,辅助心理治疗。

三、作业分析

(一) 概念

1. 活动范畴(performance areas) 是指人类所有的基本活动,包括日常生活活动、工作生产活动和休闲娱乐活动。

2. 行为构成(performance components) 是指活动中每一项动作的基本构成要素,包括动作的基本步骤、运动类型和所需的基本功能等。临床上,可以将每一项活动的一系列动作分解成行为构成。

3. 活动行为场景(performance context) 是指活动发生的基本外界条件,包括时空条件、物质和社会环境等。

4. 任务分析(task analysis) 是指分析个人活动和行为构成、行为场景之间的动态关系,是对某一项日常生活活动、工作生产活动或休闲娱乐活动的基本行为构成以及患者完成该活动所应具备行为场景的一个分析认识的过程。任务分析既可以评估患者的既往活动,又可以评估患者在治疗过程中的活动行为,以评估患者受限的日常生活活动、工作生产活动和休闲娱乐活动为主。

5. 活动分析(activity analysis) 是指在治疗过程中评估治疗性活动中患者的主动性和行为构成,是对一项治疗性活动的基本行为构成以及患者能够完成该活动所应具备的功能水平的一个分析认识的过程。活动分析通常是在治疗过程中评估治疗性活动,如抛圈、磨砂板和日常生活活动等治疗活动。

(二) 分析方法

1. 任务分析 主要评估患者就诊时、治疗前和治疗后的活动与行为构成、行为场景之间的关系,故在评定中可以分为两方面进行,其一是评定活动中行为构成的作用,其二是评定活动中行为场景的作用。

(1) 分级 ① 大:完成活动时的功能需要(或已有)较高级的水平,可以记为3分。② 中:完成活动时的功能需要(或已有)普通的水平,可以记为2分。③ 小:完成活动时的功能只需要(或已有)较低的水平,可以记为1分。④ 无:完成活动时不需要(或不具有)此项功能,可记为0分。

(2) 记录方式 通过表格记录每项功能测定结果及功能进展情况。可以统计比较活动所需功能总分与患者目前功能总分之间的差异,也可以比较治疗前后患者功能总分之间的差异。

2. 活动分析 活动分析时,由于需要评定的项目是在治疗师指导下在治疗场景中完成的治疗性活动,故只需要评定活动项目的行为构成。在选择一项治疗性活动时,治疗师一般要求患者目前的能力应该与该项治疗活动所要求的最低水平相符合。在临床治疗过程中,也可以选择比目前患者水平稍高的治疗活动,可以保证治疗活动对患者的挑战性、趣味性。但需要注意的是,在治疗性活动时,尽可能保证患者经过努力后能够完成,满足活动后的成就感。同时,在治疗活动中的安全也必须注意。同时,对于肌肉骨骼运动系统损伤的患者,可以采用生物力学的方法辅助进行作业活动分析;而对于中枢神经系统损伤的患者则可依据神经发育学原理进行活动分析。分析中必须确定作业活动的类型,区别该作业活动主要是属于体力性的还是脑力性的;是日常活动还是职业活动或娱乐活动;明确选择的作业活动主要涉及哪方面的技能和素质(对训练哪几方面的素质有帮助);该作业活动主要涉及哪几项具体的技能和素质;该作业活动是否符合患者功能恢复的需求。

四、临床应用

1. 儿科 肢体残疾,如脑瘫、小儿麻痹症、肌营养不良、类风湿关节炎、其他创伤或感染引起的运动障碍。发育缺陷,如精神发育迟滞、先天性畸形。学习困难或残疾,包括诵读困难、学业落后、运动技能的学习困难。

2. 精神科 精神分裂症、焦虑症、抑郁症、情绪障碍等。

3. 骨科 截肢后(尤其上肢截肢后)、骨关节损伤后遗症、手部损伤、颅脑损伤、脊髓损伤等。

4. 内科和老年科 脑血管意外、关节疾病、老年性认知功能减退、帕金森病等。

凡需要改善手的运动功能(特别是 ADL 和劳动能力)、身体感知觉功能、认知功能、改善情绪、调整心理状态、需要适应住宅、职业、社会生活条件的患者,都需要进行作业治疗。

【知识拓展】

日常活动作业分析

在分析患者的日常活动作业时,要考虑环境、年龄、性别、职业、文化教育背景、趣味性、适应性、安全性、时间和经费,还要根据该作业的动作组成,从运动、感觉、认知、心理、社交多方面进行综合分析。根据考虑到的所有因素,再从对作业技能和素质的功能要求,确定作业选择标准,并选定作业项目。

第四节 言语和吞咽治疗

一、失语症

(一) 定义

关于失语症的定义有很多种,目前,临床上较常用的是美国 Benson 给失语症下的定义:失语症是指大脑损伤引起的语言能力的丧失或受损。失语症是后天获得性障碍,是大脑受损后已经获得的语言能力重新丧失或受损,即大脑受损致使患者的口语或书面语的理解、表达过程中的信号处理发生了障碍。因感觉缺失、广泛的精神衰退或错乱、肌肉病变等引起的语言障碍,不是失语症。

(二) 病因

常见病因归纳起来可以有 3 类:一类为外伤性,因战争、车祸等原因所致的脑外伤;一类为中毒性,因食物、药物等中毒所致的脑损伤;一类为病源性,因脑血管意外、脑感染、脑肿瘤等疾病引起的脑损伤。其中脑血管病是导致失语症最常见的病因。

(三) 分类

1. 西方失语症分类 一个多世纪以来,失语症的研究取得了很大发展。随着失语症研究的逐步深入,很多学者根据各自不同观点和研究目的,已提出几十种分类方法,其中有些重叠,有些在失语症分类的名称上存在许多混乱,到目前为止还没有一个公认的方法。虽然分类的方法很多,但所有分类均是相对的,一种分类往往通过脑损伤后不同语言症状的组合反映对失语症机制的认识。1979年Benson在"失语、失写、失读"中,开始应用"失语综合征"一词,即病灶在某一部位,患者较高频率地出现一组完全或不完全的临床症状。这一概念在后来的失语症研究和康复中,逐步得到广泛应用,而且被认为在全世界主要的语言上表现出共性,反映了人类大脑所具有的构造和功能上的特性。

2. 汉语失语症分类　见"康复功能评定"有关章节。

3. 典型与非典型失语分类　近些年来的研究证实,较为局限的皮质语言中枢损伤多表现出典型失语症状;广泛皮质损伤及皮质下损伤常表现出非典型失语症状,因此,又提出典型失语和非典型失语的分类方法。由于患者的病变部位不同,病程不同,其临床表现会有很大差异,所以典型失语也是相对的,有些失语难以归类。在20世纪70年代末,已产生将失语症分为非流畅性失语和流畅性失语的两分法,一般损伤部位在中央沟稍前方时,言语为非流畅性,处于后方时则言语为流畅性。这种分类方法强调患者语言障碍性质,在国外从事语言康复的人员应用比较广泛。

（四）治疗措施

① 通过对语言的符号化和解读直接进行训练。② 以语言各模式间的促通为目的,对信息的传达媒介实行代偿。③ 采取通过认知理论间接作用于交流活动的措施。

从临床观点出发,这些措施可以归纳为以下几方面:① 以语言功能改善为目的的措施。② 在实际交流中以提高信息传达能力为目的的措施。③ 以家庭指导和环境调整为中心的措施。这些措施共同作用以促进患者语言能力的改善。

（五）治疗方法

1. 以改善语言功能为目的的治疗方法　① 阻断去除法:是根据Weigl的理论,失语症患者基本上保留了语言能力,而语言的运用能力存在障碍,通过训练可使患者重新获得语言运用能力。② Schuell的刺激法:刺激训练法是多年失语症训练中摸索出的方法,20世纪70年代刺激法被应用到认知心理学的研究中并产生了新的理论。③ 程序介绍法:是将刺激的顺序分成若干个阶段,对刺激的方法和反应的强化严格限定,使之有再现性并定量测定正答率。④ 脱抑制法:利用患者本身可能保留的功能,如唱歌等来解除功能的抑制。⑤ 功能重组:通过对被抑制的通路和其他通路的训练使功能重新组合、开发,以达到语言运用的目的。⑥ 非自主性言语的自主控制:一些失语症患者的表达很困难,只残留下很少的词语或刻板言语,这些言语又是在非自主状态下产生的,因此可以把这些自发产生的词语作为康复的基础。首先是自发性词语正确反应的建立,然后是这种反应的进一步扩展并达到自主控制水平,使患者的命名和交流水平得到改善。有文献报道此方法主要用于皮质下失语症患者。

2. 以改善日常生活交流能力为目的的治疗方法　① 交流效果促进法(promoting aphasics communication effectiveness,PACE)。② 功能性交际治疗(functional communication therapy,FCP)。③ 小组治疗及交流板的应用。

虽然从理论上讲失语症治疗有改善语言功能和提高日常生活能力之分,但这并不是绝对的,治疗人员在选择治疗方法时也要全面地考虑,在运用传统方法时要考虑到日常生活语言的需要,总之要相互促进,真正达到提高患者日常生活交流能力的目的。

（六）适应证

原则上所有失语症都是治疗的适应证,但有明显意识障碍,情感、行为异常和精神病的患者不适合训练。

二、构音障碍

(一) 概念

构音障碍(dysarthria)是由于神经病变,与言语有关的肌肉瘫痪、收缩力减弱或运动不协调所致的言语障碍。此定义强调呼吸运动、共鸣、发音和韵律方面的变化,从大脑到肌肉本身的病变都可引起言语症状。病因常见于脑血管意外、脑肿瘤、脑瘫、肌萎缩性侧索硬化症、重症肌无力、小脑损伤、帕金森病、多发性硬化等。其病理基础为运动障碍,所以又称为运动性构音障碍,此种障碍可以单独发生,也可以与其他语言障碍同时存在,如失语症合并构音障碍。

(二) 分类

根据神经解剖和言语声学特点可分为 6 种类型(表 4-1)。

表 4-1　构音障碍的分类

名称、损伤部位、病因	运动障碍的性质	言语症状
痉挛型构音障碍(中枢性运动障碍):脑血管病、假性延髓麻痹、脑瘫、脑外伤、脑肿瘤、多发性硬化	自主运动出现异常模式,伴有其他异常运动,肌张力增强,反射亢进,无肌萎缩或废用性萎缩,病理反射阳性	说话费力,音拖长,不自然的中断,音量、音调急剧变化、粗糙音、费力音、元音和辅音歪曲,鼻音过重
弛缓型构音障碍(周围性构音障碍):脑神经麻痹、延髓麻痹、肌肉本身障碍、进行性肌营养不良、外伤、感染、循环障碍、代谢和变性性疾病	肌肉运动障碍,肌力低下,肌张力降低,腱反射降低,肌萎缩	不适宜的停顿,气息音、辅音错误,鼻音减弱
失调型构音障碍(小脑系统障碍):肿瘤、多发性硬化、酒精中毒、外伤	运动不协调(力、范围、方向、时机),肌张力低下,运动速度减慢,震颤	元音和辅音歪曲较轻,主要以韵律失常为主,声音的高低强弱呆板震颤,初始发音困难,声音大,重音和语调异常,发音中断明显
运动过强型构音障碍(锥体外系障碍):舞蹈病、肌震挛、手足徐动	异常的不随意运动	构音器官的不随意运动破坏了有目的运动而造成元音和辅音的歪曲,失重音,不适宜的停顿,费力音,发音强弱急剧变化,鼻音过重
运动过弱型构音障碍(锥体外系障碍):帕金森病	运动范围和速度受限,僵硬	由于运动范围和速度受限,发音为单一音量,单一音调,重音减少,有呼吸音或失声现象
混合型构音障碍(运动系统多重障碍):威尔森病,多发性硬化,肌萎缩性侧索硬化症	多种运动障碍的混合或合并	各种症状的混合

(三) 治疗

1. 轻度至中度构音障碍的治疗　轻度至中度病变时,有时听不懂或很难听懂和分辨患者的言语表达。虽然上面列举了不同类型的构音障碍,但是从治疗学的观点看,往往针对的是异常的言语表现而不是构音障碍的类型。言语的发生是受神经和肌肉影响的,所以,姿势、肌张力、肌力和运动协调的异常都会影响到言语的质量。言语治疗应从改变这些状态开始,而这些状态的纠正会促进言语的改善。构音训练的重点部位就是构音器官评定所发现的异常部位。构音评定可发现哪些音可以发,哪些音不能发,哪些音不清楚等,这就决定了构音训练时的发音顺序。一般来说应遵循由易到难的原则。

(1)构音改善的训练 舌唇运动训练,即训练患者唇的张开、闭合、前突、缩回,舌的前伸、后缩、上举、向两侧的运动等;发音的训练,即让患者做无声的构音运动,最后轻声地引出靶音;减慢言语速度,即让患者随节拍器由慢变快的节拍发音增加可理解度;辨音训练,即使患者能分辨出错音;利用患者的视觉途径,如患者的理解能力很好,要充分利用其视觉能力了解发音的部位和机制,指出其主要问题所在并告诉他准确的发音部位。

(2)克服鼻音化的训练 鼻音化(hypernasality)是由于软腭运动不充分,腭咽不能适当闭合,将鼻音以外的音发成鼻音。治疗的目的是加强软腭肌肉的强度,如引导气流法,这种方法是引导气流通过口腔,减少鼻漏气。或当软腭下垂所致重度鼻音化构音,而且训练无效时,可以采用腭托。

(3)克服费力音的训练 这种音是由于声带过分内收所致,听起来喉部充满力量,声音好似从其中挤出来似的。因此,主要的治疗目的是获得容易的发音方式,打哈欠的方法很有效。

(4)克服气息音的训练 气息音的产生是由于声门闭合不充分引起的,因此主要克服途径是在发声时关闭声门,如用一个元音或双元音结合辅音和另一个元音发音,再用这种元音和双元音诱导发音的方法来产生词、词组和句子。

(5)语调训练 即进行发音由低到高的训练,乐器的音阶变化也可以用来克服单一的音调。

(6)音量训练 训练患者强有力的呼吸并延长呼气的时间。

2.重度构音障碍的治疗 重度构音障碍是严重的肌肉瘫痪使运动功能严重障碍而难以发声,在构音检查的项目中只能完成个别音节的复述和个别音节的部分构音类似运动,而且不充分,构音器官检查中的绝大多数的项目均不能完成。这类患者多见于两种情况:一种是处于急性期的患者;另一种见于病程长、病情重并已形成后遗症或病情逐渐加重的退行性病变的患者,如肌萎缩性侧索硬化症和多发性硬化症等。前一种适合用言语辅助装置确保进行交流的同时利用手法辅助进行呼吸和构音训练;后一种往往适合用各种类型的交流辅助系统以保证交流,构音训练常难以收效。

(1)手法 适合于重度构音障碍无法进行主动运动或自主运动控制很差的患者,通过手法可以使患者逐步自主完成构音运动,如进行呼吸训练、舌训练、唇训练等。

(2)增强或替换交流系统的应用 增强或替换交流系统(alterative or augmentative communication system,ACS)包括很多种类,最简单的包括图片板、词板和句子结构板。要选择能充分发挥患者的残存功能和最简单易行的交流手段。

三、吞咽困难

(一)概念

吞咽功能障碍是指由多种原因引起的、可发生于不同部位的吞咽时咽下困难。吞咽功能障碍可影响摄食及营养吸收,还可导致食物误吸入气管导致吸入性肺炎,严重者危及生命。康复训练是改善神经性吞咽功能障碍的必要措施。

(二)病因及分型

各种影响正常吞咽生理的因素均可导致吞咽功能障碍,如因口咽部炎症疼痛不敢吞咽;食管内梗阻及食管腔外压迫;咽与软腭感觉障碍;肌病性或心因性疾病吞咽功能障碍。以下主要介绍康复工作中较常见到的神经系统疾病引起的吞咽功能障碍,表现为口控制能力和食物咀嚼能力减弱;吞咽反射出现延迟;吞咽后,咽部遗有残留食物;在吞咽过程中,残留食物可被吸入气管。神经性吞咽功能障碍分为上运动神经元性和下运动神经元性两大类(表4-2)。

表4-2　上运动神经元性和下运动神经元性吞咽功能障碍的区别

类型	上运动神经元性	下运动神经元性
病灶部位	中枢	外周
吞咽反射	慢或不协调	弱或无
智力	可有损害	完整
目力量	可正常或不协调	差

（三）治疗方法

可分为不用食物、针对功能障碍的间接训练（基础训练）和使用食物同时并用体位、食物形态等补偿手段的直接训练（摄食训练）。

1. 基础训练

（1）口腔周围肌肉训练　包括口唇闭锁训练（练习口唇闭拢的力量和对称性）；下颌开合训练（通过牵伸疗法或振动刺激，使咬肌紧张度恢复正常）；舌部运动训练（锻炼舌上下、左右、伸缩功能，可借助外力帮助）等。

（2）颈部放松　前后左右放松颈部，或颈左右旋转、提肩沉肩。

（3）寒冷刺激法　① 吞咽反射减弱或消失时，用冰冻的棉棒轻轻刺激软腭、腭弓、舌根及咽后壁，可提高软腭和咽部的敏感度，使吞咽反射容易发生。② 流涎对策：对颈部唾液腺进行冷按摩，直至皮肤稍稍发红，每日3次，每次10分钟。

（4）屏气-发声运动　患者坐在椅子上，双手支撑椅面做推压运动，屏气。然后，突然松手，声门大开，呼气发声。此运动可以训练声门闭锁功能，强化软腭肌力，有助于除去残留在咽部的食物。

（5）咳嗽训练　强化咳嗽，促进喉部闭锁的效果。

（6）构音训练、呼吸训练　参见构音障碍治疗方法。

（7）屏气吞咽　用鼻深吸一口气，然后完全屏住呼吸，空吞咽，吞咽后立即咳嗽。有利于使声门闭锁，食块难以进入气道，并有利于食块从气道排出。

2. 摄食训练　基础训练后开始摄食训练，包括以下几种。① 体位：让患者取躯干屈曲30°仰卧位，头部前屈，用枕垫起偏瘫侧肩部。这种体位食物不易从口中漏出，有利于食块运送到舌根，可以减少向鼻腔逆流及误咽的危险。确认能安全吞咽后，可抬高角度。② 食物形态：食物形态应本着先易后难原则来选择，容易吞咽的食物特征为密度均一、有适当的黏性、不易松散、容易变形、不易在黏膜上残留。同时要兼顾食物的色、香、味及温度等。③ 一口量：即最适于吞咽的每次摄食一口量，正常人为20 ml左右。一口量过多，食物会从口中漏出或引起咽部食物残留导致误咽；过少，则会因刺激强度不够，难以诱发吞咽反射。一般先以少量试之（3~4 ml），然后酌情增加。④ 定速：指导患者以合适的速度摄食、咀嚼和吞咽。⑤ 吞咽的意识化：引导患者有意识地进行过去习以为常的摄食、咀嚼、吞咽等一系列动作，防止噎呛和误咽。⑥ 咽部残留食块去除训练：包括空吞咽、数次吞咽训练（"空吞咽"指口中无食物时吞咽唾液，"数次吞咽"指吞入食物后多次空吞咽）；交替吞咽训练（交替吞咽固体食物和流质）；点头样吞咽训练（颈部后屈可使会厌谷变得狭小，残留食物可被挤出，随后，颈部尽量前屈，像点头状，同时做空吞咽动作，便可除去残留食物）；侧方吞咽训练（让患者转动或倾斜颈部，同时做侧方吞咽，可除去梨状隐窝部的残留食物）。

第五节　心理治疗

心理治疗（psychotherapy）是以医学心理学理论为指导，以良好的医患关系为前提，由经过专门训练的医师运用心理学的技术或手段,改善、矫正或消除患者的不正确认知活动、情绪障碍、异常行为和由此引起的各种躯体症状的一种治疗方法。在治疗实践中,心理治疗与药物、手术和理疗一样具有良好的治疗作用,同样能取得令人满意的治疗效果。随着医学心理学的发展,逐步完善和发展心理治疗的技术与手段,改变患者的认知活动及调整异常的行为模式,促使疾病向良性方向转变。

一、心理治疗原则

1. 和谐性原则　心理治疗的成功与否,在很大程度上与心理治疗者是否具备与治疗对象建立和谐关系(rapport)的能力有关,因为良好和谐的医患关系是心理治疗的一个重要条件,医师只有通过在心理治疗中对患者保持尊重、同情、关心、支持的态度,才能使患者建立起对医师的信任感和权威感,才能不断接受医师提出的各种信息,逐步建立治疗动机,才能毫无保留地吐露个人的各种心理问题细节,为心理医师的准确诊断、设计和修正治疗方案提供可靠的依据,同时医师向患者提供的各种治疗要求也才能得到遵守和认真执行。

2. 针对性原则　虽然心理治疗对象的特异性不如临床治疗,但各种心理治疗方法仍然各有一定的适应证,治疗者应根据患者存在的具体问题(如心理问题、心身问题、行为问题或社会适应问题)的性质、程度,以及心理医师本人的熟练程度、设备条件等,有针对性地选择一种或几种治疗方法。针对性是取得治疗效果的保证,但它来源于正确的分析和诊断。

3. 计划性原则　无论实施何种心理治疗,都应根据事先收集到的患者的具体资料,设计治疗的程序,包括采用的手段、时间、作业、疗程、目标等,并预测治疗过程中可能出现的各种变化和准备采取的对策。在治疗过程中,应详细记录各种变化,形成完整的病案资料。

4. 综合性原则　人类疾病是各种生物、心理、社会因素相互作用的结果。因此在对某一疾病实施心理治疗之前,应综合考虑是否同时需要结合其他可利用的能增加疗效的方法与手段,如药物或理疗等手段。

5. 保密性原则　心理治疗往往涉及患者的隐私。为保证材料的真实,保证患者得到正确及时的指导,同时也为维护心理治疗本身的声誉和权威性,必须在心理治疗工作中坚持保密的原则。在学术活动或教学等工作中需要引用时,也应隐去真实姓名。

6. 灵活性原则　在心理治疗过程中,医师应密切观察患者的心身变化,随时准备根据新的情况灵活地变更治疗程序。与此同时,治疗者也要注意各种社会文化和自然环境因素如文化传统、风俗习惯、文化程度、经济地位等对治疗过程的影响。

7. 中立性原则　心理治疗的目的是帮助来访者自立与自我成长,因此在心理治疗的过程中,不能替患者作出选择和决定,保持某种程度的中立态度。

二、支持性心理治疗

支持性心理治疗(supportive psychotherapy)是指治疗者提供的支持构成心理治疗的主要内容,亦称支持疗法。治疗原则如下。

1. 有针对的支持　当一个人面临心理上的挫折时,最需要的,莫过于他人的安慰、同情与关心。支持治疗的第一原则乃是提供所需要的心理上的支持,包括同情体贴、鼓励安慰、提供处理问题的方向与要诀等,以协助患者或求治者能渡过困境、处理问题,应付心理上的挫折。通常说来,治疗者要考虑患者所面临的心理挫折的严重性、患者本身性格及自我的成熟性、适应问题的方式及应付困难的经过,而相应地提供适当支持。

2. 认知调整　由于应激的严重性往往与个人对该应激的认知评价即个体的看法或感觉有关,支持治疗的另一要领在于协助患者端正对于困难或挫折的看法,通过改变对挫折的看法以调节、改善问题。也可以说是用认知治疗的原则支持治疗。

3. 善用各种"资源" 支持治疗的另一特性是帮助患者检讨自己内在或外在的资源。当一个人面临心理上的挫折时,往往会忘掉可用的资源,没有好好运用以应付困难。特别是常常低估了自己内在的潜力,自己的长处没有好好发挥;同时也常忽略了社会支持系统的作用,如家人、朋友、邻居、慈善机构、康复机构等。

4. 排除生活事件 有时候一个人所面临的问题,与外在的环境因素有关,包括自己的家庭、学校、工作单位或一般社会环境方面的困难,比如父母关系不好,亲子关系不融洽,可以考虑如何改善家庭的心理环境,也可以协助患者去处理这些环境上的因素。

5. 提高应付能力 即鼓励功能性的适应,就是与患者或求治者一起去检讨患者应对困难问题的方式,并鼓励患者去采取较为有用且成熟的适应方式。支持治疗的焦点可放在检讨患者采用何种方式去处理心理上的困难,并考虑如何使用功能性的适应方法。

三、认知疗法

认知疗法(cognitive therapy),是指通过改变人的认知过程以及在这一过程中所产生的认识观念来改变不良的情绪和行为,是 20 世纪 60 年代以来在美国心理治疗领域中发展起来的一种新的理论和技术。认知治疗理论认为,人的认知过程决定人的情绪和行为,而情绪和行为的产生有赖于个体对现实世界的判断、评价和解释,以及这些评价受个体的信念、假设、思维方式等认知因素的影响。把人的心理过程包括感觉、知觉、情绪、思维和动机等,都看成是意识现象,这是认知治疗理论同精神分析学说和行为主义理论的主要区别。基于这一理论,认知疗法的基本观点是:认知过程是客观现实世界与情绪、行为反应的中介,当知觉由于某种原因得不到充分的信息,或由于感觉做出错误的评价与解释时,就会对思维的准确性或范围产生影响,使思维受到限制或歪曲,从而导致适应不良的情绪和行为。因此,要想改变不良的情绪和行为就必须首先对原来的认识过程,以及这一过程中产生的错误的认知观念加以改变。这是认知治疗理论的核心。

1. 认知疗法的核心理论 是 ABC 理论,A(activating event)代表激发事件;B(belief)代表个体对这一事件的解释和评价即信念;C(consequence)代表继事件后的个体情绪反应和行为后果。人的情绪和行为障碍(C)不是由某一激发事件(A)直接所引起,而是由于经受事件的个体对它不正确的认识和评价所产生的错误信念所导致。ABC 理论认为 A 只是 C 的间接原因,B 才是 C 的直接原因。因此,只有通过改变患者的不合理观念及评价(B),才能改变、控制患者的情绪和行为障碍(C)。要改变患者不合理的观念(B),就必须对其进行由浅入深、从现象到本质的驳斥和辩论(dispute,D),使之转变为合理的观念从而产生治疗效果(effect,E)。这样,ABC 理论就进一步扩展为 ABCDE 的治疗模型。

2. 治疗过程

(1)心理诊断(psychodiagnosis)阶段 这一阶段医师的主要任务:① 建立良好的医师与患者的工作关系,帮助患者建立自信心。② 找出患者情绪困扰和行为不适的具体表现(C),以及与这些反应相对应的激发事件(A),并对两者之间不合理的观念进行初步分析,但一定要找出患者最迫切希望解决的问题。③ 医师与患者一起协商,共同制定治疗目标,一般包括情绪和行为两方面的内容。④ 向患者介绍 ABC 理论,使其接受这种理论和认识到 A、B、C 之间的关系,并能结合自己当前的问题予以初步分析。

(2)领悟(insight)阶段 更加深入地寻找和确认患者不合理的观念,通过解释和证明使患者在更深的层次上领悟到他的情绪和行为问题,是由于他现在所持的不合理观念造成的,因此他应该对自己的问题负责。一般来说,要帮助患者实现 3 种领悟:① 使患者认识到是他们的不合理观念引起了不良情绪和行为后果,而不是激发事件本身。② 患者对自己的情绪和行为问题负有责任,应进行细致的自我审查和反省。③ 使患者认识到只有纠正不合理的错误观念,才能减轻或消除他们目前存在的症状。

(3)修通(working)阶段 这是最重要的阶段。医师的主要任务是采用各种方法与技术,对患者的非理性观念进行分析、辩论或批判,使患者不能为其非理性观念自圆其说,感到理屈词穷,真正认识到他的非理性观念是不现实、不合乎逻辑的,从而修正或放弃自己原有的不合理的错误观念,代之以合理的观念来调整、控制自己的情绪和行为。

(4)再教育(reeducation)阶段 这一阶段的主要任务是巩固治疗所取得的效果,进一步帮助患者摆脱旧有的不合理观念及思维方式,使新的合理观念和逻辑思维方式得以强化。治疗的主要目的在于帮助患者在认知方式、思维过程以及情绪行为表现等方面重新建立起新的反应模式,以减少其在以后生活中出现情绪困扰和不良行为的倾向。

四、行为疗法

行为疗法(behavior therapy)是一类主要根据学习理论原理来认识和治疗临床问题的心理治疗方法,主要是通过对个体进行训练,达到矫正适应性不良行为的一类心理治疗理论和技术。行为治疗的理论和技术是以疾病或异常行为形成的理论模型为基础的,其治疗的最基本的假设是,人在某种条件下经常出现的行为反应即习惯,是通过学习的过程获得的。多数的行为习惯是适应性的,然而在个体的成长过程中也可能通过学习获得一些不适应行为和不良习惯,并可能给行为者造成极大的烦恼或痛苦。也就是说,人的适应性正常行为和习惯是学习来的,而非适应性异常行为和习惯也是通过学习获得的。同样,既然不良的行为习惯是在一定条件下"学习"来的,那么在另一条件下通过"去学习"就可将其改变或消除。

行为治疗的方法有很多种,其主要方法有以下几种。

1. 系统脱敏疗法 该疗法是沃尔普(J. Wolpe)在20世纪50年代末期发展起来的一种以渐进方式克服或消除神经症性反应的治疗方法。适用于治疗神经症,尤其是许多与焦虑反应相联系的行为障碍。治疗步骤如下:① 使患者学会放松:对患者进行肌肉放松训练,以此来对抗患者的焦虑反应。② 建立焦虑反应等级表:通过仔细询问患者的病史,建立包括问题情境和情节在内的事件反应等级表。③ 重新学习:将焦虑反应等级中引发焦虑的事件刺激与放松反应真正对伍起来,实施实际的治疗,如想象刺激、观看刺激、现场刺激。

2. 满灌疗法 采用对患者来说能引起最强烈焦虑反应的刺激"冲击"患者,从而克服对某些情境的焦虑反应。在临床治疗中,一般采用患者感到最焦虑、最恐怖的情境或刺激作为"冲击"物,要求和鼓励患者不要退缩,要坚持到底,直到没有焦虑或恐惧为止。然后让患者休息20分钟左右,再进行第二次"冲击"。医师以每次冲击时焦虑的程度降低和持续的时间减少来评定治疗效果。治疗一般采用两种方式:想象的方式和现实的方式。

五、家庭治疗

家庭治疗(family therapy)是指将家庭作为一个整体进行心理治疗,治疗者通过与某一家庭中全体成员有规律地接触与交谈促使家庭发生变化,并通过家庭成员影响患者,使之症状减轻或消除。

1. 治疗方法

(1)一般性家庭治疗 这是应用最多的一类方法。治疗师与患者和有关家属一起讨论他们当前存在的问题,并观察家庭成员间的交流方式,然后给予适当的解释和指导,帮助他们对家庭人际关系和交流方式作适应性调整。

(2)动力性家庭治疗 治疗者的任务是帮助患者及其家属找出当前行为和个体以往经验的联系,并从中发掘治疗对象的无意识观念和情感。治疗是分析性的而不是指导性的,治疗者应用心理分析的观点,分析和解释患者家庭中的现象,使他们得到体验性的改变。

（3）交流性和系统性家庭治疗 治疗者把注意力集中于当前问题及其改变方法上,较少考虑各个家庭成员的早年经验。治疗的任务是揭示这些家庭规矩,帮助他们共同改变这些规矩,改善和促进家庭成员间的交流。

（4）行为性家庭治疗 治疗者的任务是帮助家庭成员共同确定哪些是他们欢迎的适应性行为,然后帮助他们形成合适的家庭强化系统。

2. 治疗过程

（1）开始阶段 开始时应将家庭治疗的性质作简要的解释,说明互相要遵守的原则,以便使治疗工作顺利进行。治疗者在早期要重视与家庭建立良好的治疗关系,并共同寻找问题所在及改善方向。

（2）中间阶段 运用各种具体方法,协助各家庭成员练习改善个人状况及彼此间的关系。在这个阶段,最重要的是要时刻去处理家庭对行为关系改变所产生的阻力,适当地调整家庭"系统"的变换与进展,以免有些成员变好时,相对的一些成员却变得更坏,协助其平衡地发展。

（3）终结阶段 养成家庭成员能自行审察、改进家庭行为的能力与习惯,并维持已修正的行为。治疗者应逐渐把家庭的领导权归还给家庭成员,恢复家庭的自然秩序,以便在治疗结束后,家庭仍能维持良好的功能,并继续发展及成熟。

六、集体心理治疗

集体心理治疗又称团体心理治疗,指的是由1~2位治疗者主持的、以集体为对象的心理治疗。治疗者运用各种技术,并利用集体成员间的相互影响,以达到消除患者的症状并改善其人格与行为的目的。

集体心理治疗分4个基本阶段。

1. 治疗准备阶段 这一阶段主要是治疗前的准备工作。治疗者根据自己所持的理论确定集体治疗的性质和目的,选择合适参加集体治疗的对象。对于个别成员可以先进行几次个别治疗,对其问题做到心中有数。

2. 关系形成阶段 这一阶段的工作从集体的第一次聚会开始,治疗者的主要任务是使各个成员对彼此的情况有所了解,努力促使大家形成一种适合集体工作发展的关系和气氛,同时使他们对集体的结构和性质有一定的认识。

3. 治疗阶段 这一阶段的工作是整个集体治疗的重心。在这一阶段,各个成员通过集体获取其他成员所提供的接受、支持、希望,以及各种有关信息和资料;发现和体验到自己与他人的共同点;在互助的气氛中去帮助别人,通过与其他成员的相互反馈来进行彼此的仿效与学习。同时,他更可以获得感情上的净化,能够有机会彻底处理自己人生的一些创伤;加上实际经验和感受到在集体各成员之间的凝聚力,他就会在这种互助的过程中取得治疗改善。

4. 结束阶段 在集体治疗即将结束前,治疗者要和集体成员一起总结集体工作,组织讨论通过集体治疗每一位患者都有哪些收获,原来不适应的情绪或行为有哪些改善,人际交往的能力是否有提高,还存在哪些未解决的问题。这种总结式的讨论往往能强化患者在治疗中所获得的积极的集体经验,并帮助他们在治疗后能够更好地适应现实生活。

第六节 辅助具的应用

一、矫形器

矫形器（orthosis）是用于人体躯干、四肢、踝足等部位的体外附加装置,其功能在于支持稳定,预防

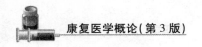

和纠正畸形,提高和补偿功能缺陷,以满足生存需要,提高生存质量。

（一）基本功能

1. 稳定和支持　通过限制关节异常活动,保持关节稳定性,支持关节承重,发挥良好运动功能。

2. 固定和保护　通过固定病变肢体及关节来纠正畸形和恢复功能来达到固定和保护作用。

3. 预防、纠正畸形　因软组织病变及肌力不平衡引起的骨关节畸形,可通过矫形器预防及纠正畸形。

4. 减少负重　矫形器可以部分承担体重,减轻肢体或躯体负荷。

（二）分类

1. 上肢矫形器　使用目的在于提供对患肢的牵引力,控制异常活动,纠正畸形;扶持部分瘫痪肢体,完成精细动作及提高日常生活能力。材料及工艺上要求轻便灵活。包括肩关节矫形器、肘关节矫形器、腕关节矫形器和手部矫形器等。

2. 下肢矫形器　下肢的功能是负重和行走,因此下肢矫形器的主要作用是减少负重,限制活动,替代肢体功能,维持下肢稳定性,改善站立和行走,预防及纠正畸形。包括髋关节矫形器、膝关节矫形器、踝足矫形器等。

3. 脊柱矫形器　脊柱的功能是支持躯干,保持姿势,所以脊柱矫形器的作用是固定躯干,矫正不良姿势,预防及纠正畸形。包括头颈部矫形器、颈部矫形器、颈胸部矫形器、颈胸腰骶部矫形器、胸腰骶部矫形器及腰骶部矫形器。

二、假肢

假肢是为了恢复原有四肢的形态或功能,以补偿截肢造成的肢体部分残损而装配的人工肢体,使截肢者恢复一定的生活自理和工作能力。

安装假肢要对残肢局部加以评估,包括皮肤有无感染、溃疡创面、瘢痕等,残肢有无畸形及程度,残肢长度测量,残端的形状,关节活动度大小,主要肌群的肌力是否良好,残肢有无骨刺、神经瘤等。

（一）上肢假肢

1. 分类

（1）按假手的功能分类　① 机械手:具有手外形和手的基本功能的假肢,临床应用最普遍。② 外部动力手:利用人体以外的力为动力的动力手,常用的有电动手和气动手。③ 工具手:不具备手的外形,但可完成多种手的动作,实用价值大。④ 装饰手:为弥补肢体外观缺陷而装配,只起装饰和平衡肢体的作用。

（2）按截肢部位分类　① 前臂假肢。② 上臂假肢。③ 其他假肢:包括假手指、掌骨截肢假肢、腕关节离断假肢、肘关节离断假肢、肩关节离断假肢等。

2. 穿用假肢的训练　首先让患者认清上肢假肢部件的名称和用途,然后学习穿脱和使用假肢。如是前臂假肢,应学会前臂的控制和机械手的使用;如是上臂假肢,应学会前臂和手的控制,肘关节屈曲、开启肘索和肩的回旋等。

（二）下肢假肢

1. 分类

（1）按截肢部位分类　踝部假肢、小腿假肢、膝部假肢、大腿假肢和髋部假肢等。

（2）按装配时间分类　有术后即装的临时假肢和长久性假肢等。

2. 穿用假肢的训练　使用假肢行走的患者,比正常人行走时要消耗更多的能量,因此在佩戴假肢前后,都需要进行全身康复训练,并逐渐加大全身运动量,以增加肌肉力量及心肺功能。同时也要进行残肢肌力训练及关节活动训练,防止肌肉萎缩及关节挛缩。装配假肢后,应使患者学会穿脱假肢,穿戴假肢在平行杠内训练单足或双足站立以及保持平衡,迈步训练、步行训练及上下楼梯训练等。

三、轮椅

轮椅适用于脊髓损伤、下肢伤残、颅脑损伤、脑卒中偏瘫、骨关节疾病、年老体弱患者。

（一）种类

根据不同残损的部位及残留的功能,轮椅分为普通轮椅、电动轮椅和特殊轮椅。特殊轮椅根据不同的需要又分为站立式轮椅、躺式轮椅、单侧驱动轮椅、电动式轮椅和竞技式轮椅。

（二）选择指标

根据不同患者残损的程度及保留的功能,轮椅的选择及要求应注意以下几个方面。

1. 座位宽度　测量坐下时两股之间的距离,再加上 5 cm,即是座位的最佳宽度。坐下后两边各有 2.5 cm 的空隙。

2. 座位长度　测量坐下时后臀部至小腿腓肠肌之间的距离,并减去 6.5 cm。座位太短,体重落在坐骨上,局部易受压过重;座位过长,会压迫腘窝部,影响局部血液循环。

3. 座位高度　测量坐下时足跟至腘窝的距离,再加上 4 cm,在放置脚踏板时,板面至少离地 5 cm。

4. 座垫　为预防压疮,可在靠背上和座位上放置座垫。

5. 靠背高度　靠背越高,越稳定;靠背越低,上身及上肢的活动就越大。① 低靠背:测量坐面至腋窝的距离,将结果减去 10 cm。② 高靠背:测量坐面至肩部或后枕部的实际高度。

6. 扶手高度　坐下时,上臂垂直,前臂平放于扶手上,测量椅面至前臂下缘的高度,加上 2.5 cm。

7. 其他辅助件　为满足特殊患者需要而设计,如增加手柄摩擦面,车闸延伸,防震装置,扶手安装臂托及轮椅桌,方便患者吃饭、写字等。

四、助行器及生活辅助用具

（一）助行器

1. 定义　助行器(walking aides)是用钢或铝合金管制成的辅助步行装置,用于帮助下肢支撑能力不足或稳定性不佳的患者进行步行。

2. 常用品种、特点、适用情况

（1）交替式　允许患者左右交替前进迈步,步行速度可快,适合于下肢力弱、平衡功能较差者。

（2）抬起式　框架结构不允许左右交替移动,必须由患者抬起框架,然后迈步和移动身体,移动性好,速度慢。适合于下肢力弱、平衡功能差,但上肢肌力较强者。

（3）前轮式　抬起助形器的两个前脚换成两个轮,容易向前移动。

（4）助行台　又称四轮助形器,患者常常以屈肘位上肢的肘部支托在台上来承担部分体重和保持身体平衡,适用于双下肢无力、手腕力弱、伸肘力弱的患者步行训练。

3. 临床注意事项　① 扶手高度合适,高度调整后应支撑稳定。② 框架有足够的支撑稳定性。③ 患者有能力向前移动。

（二）生活辅助用具

1. 分类　用于治疗和训练的辅助器具;矫形器和假肢;生活自理和防护辅助器具;个人移动的辅助器具;家务管理的辅助器具;家庭及其他场所使用的家具及适配件;通讯、信息及信号辅助器具;产品及物品管理的辅助器具;改善环境的辅助器具和设备、工具及机器;用于休闲和娱乐的辅助器具。

2. 应用

（1）运动功能障碍的辅助器具　如可转动的餐具、加大手柄的餐具、防洒碗及防洒碟、碗固定器等；长柄拾物器、各种扶手（固定墙上、桌旁、床旁、厕具旁以及垂吊扶手等）、各种厕具（不同的厕所座位、支架及承托系统、坐便椅等）姿势保持辅助器具；升降装置和无障碍设施等。

（2）信息交流功能障碍的辅助器具　对弱视者的信息交流可借助光学的放大镜、望远镜、助视器来放大影像。对弱听者的信息交流可用助听器（盒式、耳内、眼镜式、植入式）来增益声音。对言语残疾者需要通过语训器的训练来帮助信息交流，对由于发声器官疾病造成言语障碍者可以借助人工喉来进行信息交流。

（3）盲人的辅助器具　如生活自理辅助器具（语音体温计、语音人体秤、语音或凸起显示的手表和怀表及座钟、液体高度提示器）、个人移动辅助器具（手杖、盲杖、电子导向辅助器具、听觉导向辅助器具、盲人用点字指南针和三维地图）、家务管理辅助器具（如准备食物和饮料的称重及测量辅助器具、切和砍及分割辅助器具、烹调和油煎辅助器具、编织针和钩针及织补针、穿针器）、通讯和信息及信号辅助器具（眼镜架、盲文键盘、盲文刻印机）等。

第七节　中国传统康复治疗

中国传统康复治疗技术是指以中医理论为基础，运用中医传统的技术和方法，达到治疗和减轻病痛、改善患者功能、提高生活自理能力及生活质量的治疗方法，是我国康复医学的主要特色之一，具有十分重要的地位和作用。

一、针灸

针灸疗法是在藏象学说、经络学说等中医理论的指导下，运用针刺和艾灸等方法对人体一定的穴位进行刺激，从而达到防治疾病的一种治疗方法。针灸疗法是中医学的重要组成部分。针刺法和灸法是两种不同而相互联系的刺激方法。

（一）取穴原则

腧穴是针灸治疗的基础，因此，取穴（包括选穴和配穴）是否适当与针刺的疗效有密切的关系。值得一提的是，临床上可根据病情，按一种或多种取穴原则并用，组成针灸处方。

1. 循经取穴　是针灸取穴原则的核心，它体现了古人"经脉所通，主治所及"的精神，主要包括本经取穴和表里经取穴两个方面：① 本经取穴：根据病变所在的脏腑、经络取本经的腧穴，尤其是取本经位于肘、膝以下的腧穴。② 表里经取穴：取与病症有关的表里经脉的腧穴。

2. 局部或邻近取穴　由于每个腧穴都能治疗所在局部和邻近部位的病症，故当某一部位发生病变时，就可以在局部或邻近部位选取腧穴治疗。本法多用于器官、经脉、四肢关节等部位的病痛。

3. 对症取穴　是针对全身性的某些病症，结合腧穴的特殊作用而采用的一种取穴方法。本法包括各种特定穴的应用和经验取穴等，如气病取膻中，血病取膈俞。

4. 其他　耳针、头针、腕踝针等亦各有其取穴原则，需区别对待。如耳针的取穴除有不少经验取穴外，更多应用相应部位取穴，按脏腑、经络理论取穴和按神经分布等现代医学知识取穴。

（二）针灸在康复医学中的应用

1. 各种关节病症　如风湿性关节炎或类风湿关节炎、骨关节炎、痛风、肌筋膜炎、腰腿痛、纤维织炎、颈椎病、肩周炎、网球肘等。

2. 各种神经麻痹性病症　如脑卒中后遗症、脑性瘫痪、面神经麻痹、脊髓灰质炎后遗症及某些神经麻痹和肌病等。

3. 某些脏腑病症　如冠心病、高血压、哮喘、胃下垂、胃肠功能紊乱、突发性耳聋、脱发、夜盲等。

4. 肿瘤　可减轻痛苦,增强抵抗力和延长寿命,如止痛、减轻化疗或放疗的反应,升高白细胞及对恶心、呕吐、腹胀、便秘等的对症处理。

5. 其他　如戒烟、减肥以及精神病的康复治疗等。

二、推拿

推拿,古称按摩,是通过手法作用于人体体表的特定部位,以调节机体的生理病理状况,治疗疾病的一种方法。

（一）常用手法的分类

1. 摆动类　是指主要以前臂的主动运动带动腕关节左右摆动来完成手法操作过程的一类手法,如一指掸推法、擦法、大鱼际揉法等。

2. 摩擦类　是指手法操作过程中,着力部位与被治疗部位皮肤表面之间产生明显摩擦的一类手法,如摩法、擦法、推法、抹法、搓法等。

3. 振颤类　是指术者以特定的活动方式使治疗者皮下组织产生明显振动感的一类手法,如振法、抖法等。

4. 挤压类　是指单方向垂直向下用力和两个方向相对用力作用于某一部位的一类手法,如按法、压法、点法、捏法、拿法、捻法、拨法、踩跷法等。

5. 叩击类　是指有节律富有弹性地打击机体表面的一类手法,如拍法、击法、叩法、弹法等。

6. 运动关节类　是指运用一定的技巧在关节生理活动范围内活动被治疗者关节的一类手法,如摇法、扳法、拔伸法、背法、屈伸法等。

（二）临床应用

1. 肌肉骨骼慢性病痛　由肌肉、关节或神经系统病变所引起的肌肉酸胀、疼痛、麻木、萎缩、瘫痪、关节疼痛或运动障碍等表现的神经系统或骨伤科病症,如各种扭挫伤、腰肌劳损、腰椎间盘突出、颈椎病、肩周炎、骨折后遗症等。

2. 部分内科病症　如头痛、失眠、高血压、糖尿病、胃下垂、胃病等。

3. 部分妇科病症　如月经不调、产后耻骨联合分离症、盆腔炎、痛经等。

4. 部分儿科疾病　如小儿腹泻、遗尿、小儿肌性斜颈等。

5. 其他　如面神经麻痹、近视、咽痛、音哑等。

三、拔罐

拔罐是一种以杯罐作为工具,用燃烧或抽气的方法使其内成为负压而紧紧吸附于皮肤上,造成局部充血、瘀血而治疗疾病的方法。拔罐的工具有陶、竹、玻璃等罐,但以玻璃罐最为常用,因其口面光滑吸附力强,质地透明易于观察内面皮肤瘀血情况,且体积小携带方便。根据罐的体积有大、中、小之分。拔罐方法根据燃烧方法的不同可分闪火、投火、架火、贴棉等方法,其中以闪火法最为简便易行而且安全可靠、不易烫伤。现代制作的自动抽气罐操作比较方便,而且还可与红外线联合运用,加强治疗效果。

（一）主要作用

拔罐具有温通经络、祛湿逐寒、行气活血及消肿止痛等作用。

（二）操作要领

首先根据拔罐部位面积选择大小适宜的火罐一至数个,将拔罐部位充分暴露,然后用闪火法(即用镊子夹酒精棉球或自制一端缠有棉球的小棍棒,将棉球端蘸上酒精,点燃棉球,伸进罐内绕圈一周立即抽出)使罐内空气烧尽后,将罐立即扣于皮肤上,罐即被皮肤紧紧吸住。用同样的方法将罐一一

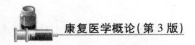

扣上；可用手将罐轻轻提起检查每个罐是否已被吸紧，不紧的重新再拔。

（三）临床应用

1. 慢性疼痛性疾病　如头颈、腰背、胸腹疼痛、风湿痛等。

2. 消肿止痛　软组织扭伤引起的局部肿胀及疼痛。

3. 内科治疗　中医临床上还用于许多内科疾病的治疗，如气管炎、感冒、咳嗽、哮喘、胃肠炎、消化不良、胃痛、腹痛、腹泻等。

4. 其他　如毒蛇咬伤、丹毒和疮疡早期等。

（四）注意事项

1. 拔罐时要选择适当体位和肌肉丰满的部位　骨骼凸凹不平、毛发较多的部位均不适宜拔罐。

2. 根据所拔部位的面积大小，选择大小适宜的罐具　操作时必须迅速，才能使火罐吸附有力。

3. 拔罐时应避免灼伤或烫伤皮肤　若烫伤或留罐时间太长而导致皮肤起水疱时，小疱勿需处理，仅敷以消毒纱布，防止擦破即可。水疱较大时，用消毒针将水放出，涂以龙胆紫药水，或用消毒纱布包敷，以防感染。

4. 拔罐禁忌　皮肤有过敏、溃疡、水肿和大血管分布部位，不宜拔罐。高热抽搐者和孕妇的腹部、腰部，不宜拔罐。

四、传统运动疗法

传统运动疗法是指在中医理论下，根据患者病情特点，运用我国传统的运动形式以帮助患者康复治疗疾病的方法。常用传统运动疗法有太极拳、八段锦、易筋经、五禽戏。

1. 太极拳　是中国传统的运动疗法之一。《易传·系辞传》云："易有太极，是生两仪。两仪生四象，四象生八卦。"太极拳是依据太极阴阳之理结合中医经络学说和道家导引吐纳之术编创出来的一套符合"天人合一"之道的拳术。

2. 八段锦　是指由八段连续动作组成的强身健体和养生延年的一种功法。"八段"是指其动作共有八节；"锦"有典雅华美之意，通过肢体躯干合理的屈伸俯仰，使全身筋脉得以伸拉舒展，起到调和脏腑、行气活血、通经活络、增智强体的作用。

3. 易筋经　源于我国古代导引术，是一种强筋健骨的方法。"易"是变通、改换、脱换之意；"筋"指筋骨、筋膜；"经"则带有指南、法典之意。易筋经就是改变筋骨，通过修炼丹田真气打通全身经络的内功方法。

4. 五禽戏　是一种模仿禽兽动作以防病治病、延年益寿的医疗体育活动。五禽戏又称"五禽操""五禽气功""百步汗戏"等，据说由东汉医学家华佗创制。五禽是指虎、鹿、熊、猿、鸟，戏为嬉戏表演之义。因此，五禽戏不仅外形动作要效仿虎之威武、鹿之安闲、熊之稳健、猿之机敏、鸟之轻捷，而且要内蕴"五禽"神韵，做到形神合一，以达到舒展筋骨、调畅气血、强身健体、延年益寿的目的。

（陈正平　唐　蓉　邓　婕）

【复习思考题】

1. 名词解释：运动疗法、神经发育疗法、理疗学、作业治疗、失语症、构音障碍、心理治疗、矫形器、假肢、中国传统康复治疗技术、医疗体操。

2. 常用的心理治疗方法有几种？

3. 常用传统运动疗法有哪些？

【病例讨论】

1. 患者,男,62 岁,因突发右侧肢体不能活动 30 分钟来急诊科就医,后头颅 CT 示左侧基底节梗死。由急诊科转入神经内科,保守治疗 2 周,病情稳定后转入康复科进一步功能治疗。现发病已 2 周,生命体征稳定。既往有高血压病史,正规服药。

(1)此时,右侧肢体无主动运动,肌张力低下,应进行哪些康复治疗?

(2)2 周后,患者右侧下肢可在仰卧位协同性抬离床面,上肢呈明显屈曲痉挛模式,可随意发起协同性屈曲。如何进行康复治疗?

2. 患者,男性,21 岁。足球比赛射门时出现右膝关节剧痛伴活动受限 2 小时,患者右膝屈曲外翻准备射门时出现右膝关节剧烈疼痛,不敢活动而来医院就诊。检查发现:右膝关节呈强迫屈曲位,内侧明显肿胀,皮下瘀血,局部皮温较对侧升高,内侧副韧带区压痛明显,外翻试验时疼痛加重,外翻角度较对侧无明显增大,浮髌试验阳性,前后抽屉试验阴性,X 线检查未发现骨折征象,外翻位可见关节间隙稍增宽,VAS 评分为 8,右膝关节被动 ROM:30°~45°(活动受限因素为疼痛),不能独自行走。

如何选择物理因子疗法进行治疗?

第五章 神经系统疾病康复

脑卒中

第一节 脑 卒 中

脑卒中(stroke)又称脑血管意外,是一组由各种不同病因引起的脑部血管性疾病的总称,分为缺血性(短暂性脑缺血发作、脑血栓形成和脑栓塞)和出血性(脑出血、蛛网膜下腔出血)两大类,临床上以起病急骤与出现局灶性神经功能缺失为特征,无论是脑缺血或脑出血,其临床表现与病变的脑血管部位密切相关。脑卒中以其高发病率和高致残率成为当前严重威胁人类健康的一大类重要疾病。据统计资料分析提示,我国每年新发生脑卒中者约200万人,每年死于脑卒中者约150万人。目前存活脑卒中患者600万~700万,约有3/4的患者不同程度地丧失劳动能力,其中重度致残者约占40%,生活上完全依赖他人辅助。随着我国进入人口老龄化社会和脑卒中防治水平的提高,脑卒中后致残人数还有进一步增加的趋势。

脑部的血管性损害大多数是继发于动脉粥样硬化或高血压症。脑血管疾病主要的一些类型有:① 脑供血不足,由于脑血流短暂的障碍,或由于高血压性脑病(罕见)。② 脑梗死,由颅内或颅外动脉栓塞或血栓形成所造成。③ 脑出血,包括高血压性脑实质内出血与先天性脑动脉瘤破裂引起的蛛网膜下腔出血。④ 脑血管动静脉畸形,可以引起占位性病变,出现脑梗死或脑出血的症状。

一、临床诊断和治疗

(一)诊断要点

1. 临床特点

(1)缺血性脑卒中 多数在静态下急性起病,动态起病者以心源性脑梗死多见,部分病例的前驱可有 TIA(短暂性脑缺血发作)的表现。出血性病变多在动态下急性起病。

(2)病情 多在几小时或几日内达到高峰,部分患者症状可进行性加重或波动。

(3)临床表现 决定于病灶(梗死灶和出血灶)的大小和部位,主要为局灶性神经功能缺损的症状和体征,如偏瘫、偏身感觉障碍、失语、共济失调等,部分可有血压升高、头痛、呕吐、昏迷等症状。

2. 辅助检查

(1)血液检查 血常规、凝血功能、血糖等。

(2)影像学检查 脑的影像学检查可以直观地显示脑卒中的性质,是缺血性抑或出血性。缺血性脑卒中可显示脑梗死的范围、部位、血管分布、有无出血、陈旧和新鲜梗死灶等,帮助临床判断组织缺血后是否可逆、血管状况,以及血流动力学改变。帮助选择溶栓患者、评定继发出血的危险程度,对临床诊断和治疗至关重要。出血性病变可显示出血的部位、面积大小、水肿效应程度。

常用的影像学检查方法有头颅 CT、磁共振成像、经颅多普勒超声、血管影像。

1)头颅计算机体层成像(CT):头颅 CT 平扫是最常用的检查,能在短时间明确患者是否存在出血性病变(如脑实质内出血或蛛网膜下腔出血),但是对超早期缺血性病变和皮质或皮质下小的梗死灶不敏感,特别是颅后窝的脑干和小脑梗死更难检出。

在缺血性病变超早期阶段(发病 6 小时内),CT 可以发现一些轻微的改变:大脑中动脉高密度征;皮质边缘,尤其在岛叶外侧缘,以及豆状核区灰白质分界不清楚;脑沟消失等。

2)磁共振成像(MRI):标准的 MRI 序列(T_1、T_2 和质子相)对发病几个小时内的脑梗死不敏感,只有 50% 以下的患者出现异常。弥散加权成像(DWI)可以早期显示缺血组织的大小、部位,甚至在皮质下、脑干和小脑的小梗死灶,早期梗死的诊断敏感性达到 88%～100%,特异性达到 95%～100%。灌注加权成像(PWI)可以评价缺血区的灌注情况。

MRI 诊断急性脑出血不如 CT。最近有一些报道显示应用梯度回波技术(GRE)和平面回波敏感加权技术可以观察到急性脑实质出血。

3)经颅多普勒超声(TCD):其优点是无创,检查费用低,可以到床边检查,对判断颅内外血管狭窄或闭塞、血管痉挛、侧支循环建立程度有帮助。最近,应用于溶栓治疗监测,对预后判断有参考意义。

4)血管影像:虽然现代的血管造影已经达到了微创、低风险水平,但是对于脑梗死的诊断没有必要常规进行数字减影血管造影(DSA)检查。在开展血管内治疗、动脉内溶栓、判断治疗效果等方面 DSA 很有帮助,但仍有一定的风险。

磁共振血管造影(MRA)、CT 血管造影(CTA)等是无创的检查,对判断受累血管、治疗效果有一定的帮助。

3. 脑梗死和脑出血的鉴别诊断 脑梗死与脑出血在治疗方法上存在显著的差别,因此发病早期鉴别诊断尤其重要,鉴别要点如表 5-1。

表 5-1 脑梗死与脑出血的鉴别要点

项目	脑梗死	脑出血
发病年龄	多在 60 岁以上	多在 60 岁以下
起病状态	安静状态或者睡眠中	活动中
起病速度	10～48 小时达到高峰	数十分钟至数小时症状达到高峰
高血压史	较少	较多
全脑症状	轻或无	头痛、呕吐、嗜睡、打哈欠等颅内高压增高症状
意识障碍	通常较轻或无	较重
神经体征	多为非均等性偏瘫(大脑中动脉主干或皮质支)	多为等性偏瘫(内囊)
头颅 CT	脑实质内低密度灶	脑实质内高密度灶
脑脊液	无色透明多	血性(洗肉水样)

【知识拓展】••
假性延髓麻痹(假性球麻痹)

假性延髓麻痹是由双侧上运动神经元病损(主要是运动皮质及其发出的皮质脑干束)使延髓运动性脑神经核——疑核以及脑桥三叉神经运动核失去了上运动神经元的支配发生中枢性瘫痪所致,临床表现为舌、软腭、咽喉、颜面和咀嚼肌的中枢性瘫痪,其症状同延髓麻痹十分相似,但又不是由延髓本身病变引起的,故名。

（二）临床治疗

脑卒中的治疗应根据患者不同的病因、发病机制、临床类型、发病时间来选择针对性强的治疗方案,实施以分型、分期为核心的个体化治疗。在一般内科支持治疗的基础上,可酌情选用改善脑循环、脑保护、抗脑水肿降颅压等措施。通常按病程可分为急性期(1个月),恢复期(2~6个月)和后遗症期(6个月以后)。重点是急性期的分型治疗:腔隙性脑梗死不宜脱水,主要是改善循环;大、中梗死还应积极抗脑水肿降颅压,防止脑疝形成。在3~6小时的时间窗内有适应证者可溶栓治疗。

1. 脑卒中的临床治疗原则　① 加强全身维持,保证营养、水电解质的平衡。② 积极控制原发病因,控制血压、调血脂、降血糖。③ 积极控制脑水肿、脑缺氧,降低颅内压。④ 加强对脑细胞的保护,减少脑损害程度。⑤ 防治各种并发症,积极对症处理。⑥ 早期康复介入,将功能障碍降低到最低程度。

2. 脑卒中的临床治疗目的　临床治疗目的是控制血压、稳定生命体征、改善脑循环、支持疗法以及预防并发症。对缺血性脑血管意外可以采取针对性的溶栓、抗凝、降纤、抗血小板治疗等;对出血性脑血管意外治疗的重点是减轻脑水肿、降低颅内压,必要时外科手术治疗。

3. 脑梗死的临床治疗　治疗原则是尽早恢复脑缺血区的血液供应,改善微循环,阻断脑梗死的病理过程,加强缺血脑细胞的保护措施,防止缺血性脑水肿。

（1）溶栓治疗　发病5~6小时内可以选用尿激酶或其他溶栓药物静脉给药。

（2）抗血小板治疗　可以口服阿司匹林或氯吡格雷。

（3）抗凝治疗　使用低分子肝素或常规肝素可能对稳定进行性脑缺血有效,并严密监测凝血酶原时间。

（4）中药治疗　动物实验已经显示一些中药单成分或者多种药物组合如丹参、川芎嗪、三七、葛根素、银杏叶制剂等可以起到降低血小板聚集、抗凝、改善脑血流、降低血黏滞度等作用,以及具有神经保护作用,临床经验也显示对缺血性卒中的预后有帮助。但是,目前没有大样本随机对照研究显示临床效果和安全性。

4. 脑出血的临床治疗　治疗原则是防止进一步出血和控制脑水肿,维持生命功能和防治并发症。可采取以下措施:

（1）控制血压　可选择β受体阻滞剂、α受体阻滞剂、钙通道阻滞剂及血管紧张素转换酶抑制剂(ACEI)等降压药,使血压逐步降至出血前的水平或者(150~160)mmHg/(90~100)mmHg,但降压不可过低过快。

（2）控制脑水肿　脑水肿可引起脑疝,危及患者生命。因此当血压已控制而颅内压增高的变化加重时,应及时使用脱水剂,如20%的甘露醇快速静脉滴注,或联合应用呋塞米或地塞米松。

（3）止血治疗　一般认为颅内动脉出血,止血药或凝血药无明显效果,但对点状出血、渗血及合并上消化道出血仍可使用。

（4）手术治疗　脑出血手术治疗的目的是清除血肿,降低颅内压和血压。一般在病情进行性恶化并有显著的颅内压增高症状、血肿大,内科保守治疗24小时无明显好转及开始就有瞳孔不等大,大脑皮层下出血等情况时可进行手术。

5. 脑梗死和脑出血并发症的临床治疗　① 对没有严重禁忌证的严重偏瘫患者,建议使用小剂量低分子肝素预防下肢深静脉血栓形成和肺栓塞。② 密切观察呼吸道是否通畅,有无吞咽困难、呼吸道感染等症状。③ 有继发癫痫发作的患者可以给予抗癫痫治疗。④ 出现应激性溃疡的患者可以使用制酸药。

二、主要功能障碍

脑卒中发生后,引起的功能障碍是多种多样的,病变部位不同引起的功能障碍也不相同。脑卒中后常见的功能障碍包括以下几种。

（一）运动障碍

可表现为病变半球对侧肢体不同程度的瘫痪,包括肌力消失或减低,肌张力降低或增高,腱反射减弱或亢进,病理反射阳性及可能的阵挛;肢体运动功能部分恢复时可表现为协同运动模式,上肢以屈肌张力增高为主,下肢以伸肌张力增高为主。

（二）感觉障碍

主要有痛觉、温度觉、触觉、本体觉和图形觉的减退或丧失,约65%的脑卒中患者有不同程度和不同类型的感觉障碍。

（三）认知障碍

认知功能属于大脑皮质的高级功能,包括感觉、知觉、记忆、注意、识别、理解和智能等。大约35%的患者在脑卒中后会发生认知功能障碍,认知功能障碍损害的程度不仅对脑卒中患者的预后有明显影响,而且还影响患者的康复训练过程。

（四）言语障碍

言语障碍主要包括失语症和构音障碍两种类型。

1. 失语症　是由于病变累及产生语言的中枢或联络纤维束所致,常见有运动性失语、感觉性失语、命名性失语、传导性失语、皮质性失语等类型。

2. 构音障碍　主要是由于发声器官神经肌肉的病变而引起的发声器官肌肉无力、肌张力异常和不协调等所致,表现为发音异常和构音不清楚,早期常伴有吞咽功能障碍。

（五）吞咽障碍

脑卒中患者由于病灶累及口面咽部神经控制中枢,可使口腔周围肌群协调能力、摄食和吞咽运动控制失调而表现为咀嚼不能、舌运动减退、吞咽呛咳、误吸等。

（六）心理障碍

脑卒中患者由于脑组织损伤及发病后出现的多种功能障碍,常使其出现情绪情感障碍、行为障碍、躯体化不适主诉增多、社会适应不良和日常生活无规律性等心理问题。

（七）日常生活活动能力障碍

表现在穿衣、梳洗、进食、洗澡及大小便处理等方面的能力减退。

三、康复评定

康复评定是康复治疗的基础,没有评定就无法规划治疗和评价治疗效果。康复评定类似临床医学的疾病诊断,但又具有其自身的专业特点。康复评定不是确定疾病的性质和类型,而是客观地、准确地评定功能障碍的性质、范围、程度,并估计其发展预后和转归,为制订康复治疗计划打下科学基础。

（一）康复评定的时间

1. 初期评定　一般在患者入院初期完成(最迟不超过入院后7天),目的是全面了解患者功能状况和障碍程度、致残原因、康复潜力,并据此确定康复目标和制订康复治疗计划。

2. 中期评定　在康复治疗中期进行,目的是经过康复治疗后,评定患者总的功能状况和评价康复治疗的效果,提出重返家庭和社会或作进一步康复治疗的建议。

3. 后期评定　在康复治疗结束时进行,目的是经过康复治疗后,评定患者总的功能状况和评价康复治疗的效果,提出重返家庭和社会或作进一步康复治疗的建议。

（二）康复评定的内容

1. 躯体功能评定

（1）运动功能　包括以下几个方面,可根据患者身体情况加以选择。

1）肌张力及痉挛:肌张力是检查者被动活动关节牵拉肌肉所感受到的阻力,痉挛是速度依赖性的肌肉牵张反射亢进。可采用临床肌张力分级和改良 Ashworth 痉挛量表评定。

2）肌力:肌力是指肌肉收缩时产生的最大力量。可采用徒手肌力检查和等速肌力来测定。

3）平衡功能:平衡功能障碍可能由于锥体束损害、小脑病变和前庭功能障碍所致,所以主要评价坐位、立位和步行时的平衡状态。可采用平衡量表（如 Berg 平衡量表、Fugl–Meyer 平衡功能评价法）评定,有条件的可以用平衡测试仪检测。

4）协调功能:协调功能障碍又可称为共济失调,可通过指鼻试验、轮替试验和跟-膝-胫试验评定。

5）步行能力:主要通过临床观察患者在步态周期中不同时相的表现进行分析,也可以用"站起—走"计时测试、6 分钟或 10 m 步行测试评定;有条件的可以采用步态分析系统测试。

6）整体运动功能:可通过 Brunnstrom 肢体功能恢复分期、Fugl–Meyer 运动功能评定。Fugl–Meyer 量表比较全面,评定了肌力、反射、随意性、协调性等多方面,虽较复杂,但在康复临床上最常用。

Brunnstrom 肢体功能恢复分期:肢体的运动功能障碍按照脑卒中后各期（软瘫期、痉挛期、相对恢复期和后遗症期）的状况,采用 Brunnstrom 六阶段来评定（表 5-2）。

表 5-2　Brunnstrom 六阶段评定法

阶段	特点	上肢	手	下肢
I	无随意运动	无任何运动	无任何运动	无任何运动
II	引出联合反应、共同运动	仅出现协同运动模式	仅有极细微的屈曲	仅有极少的随意运动
III	随意出现的共同运动	可随意发起协同运动	可有勾状抓握,但不能伸指	在坐和站立位上,有髋、膝、踝的协同性屈曲
IV	共同运动模式打破,开始出现分离运动	出现脱离协同运动的活动:肩 0°、肘屈 90°的条件下,前臂可旋前、旋后;肘伸直的情况下,肩可前屈 90°;手臂可触及腰骶部	能侧捏及松开拇指,手指有半随意的小范围伸展	在坐位上,可屈膝 90°以上,足可向后滑动。在足跟不离地的情况下踝能背屈
V	肌张力逐渐恢复,有分离精细运动	出现相对独立于协同运动的活动:肘伸直时肩可外展 90°;肘伸直,肩前屈 30°~90°时,前臂可旋前旋后;肘伸直,前臂中立位,上肢可举过头	可作球状和圆柱状抓握,手指同时伸展,但不能单独伸展	健腿站立,病腿可先屈膝,后伸髋;伸膝下,踝可背屈
VI	运动接近正常水平	运动协调近于正常,手指指鼻无明显辨距不良,但速度比健侧慢（≤5 秒）	所有抓握均能完成,但速度和准确性比健侧差	在站立位可使髋外展到抬起该侧骨盆所能达到的范围;坐位下伸直膝可内外旋下肢,合并足内外翻

（2）感觉功能　可根据患者存在的情况采用相应的评定方法,评定患者温度觉、针刺觉、触觉、位置觉及复合感觉。

2. 认知功能评定 主要包括定向力、注意力、记忆力、执行功能、结构和空间感知能力等方面。常用的评定方法有简易精神状态检查量表（Minimum - Mental State Examination，MMSE），蒙特利尔认知评定量表（Montreal Cognition Assessment，MoCA）、改良长谷川痴呆量表（Revised Hasegawa Dementia Scale，HDS-R）和基本认知评定量表。韦氏智力量表（Wechsler Adult Intelligence Scale，WAIS-R）也常用于认知功能的评定。空间感知能力评定可以采用 Albert 划杠测验、删字测验（Diller 测验）来测试。

3. 言语功能评定

（1）失语症 可用汉语失语症检查法、波士顿失语症检查法或西方失语症检查法评定。

（2）构音障碍 一般采用弗朗蔡构音器官功能性检查法评定。

（3）吞咽障碍 可以采用临床吞咽检查法、电视透视下吞咽能力检查法以及纤维光学内镜吞咽检查法评定患者是否发生误吸，及明确误吸的原因。

4. 心理精神评定 建议采用汉密尔顿抑郁量表（HAMD）、汉密尔顿焦虑量表（HAMA）进行脑卒中后焦虑抑郁筛查。

5. 日常生活活动能力评定 可采用改良巴氏指数量表（Barthel Index）或者功能综合评定量表（functional comprehensive assessment，FCA）来进行评定。

改良巴氏指数量表是用来评定日常生活活动（ADL）能力的，是康复医学的特色及常用的量表之一，可在治疗前、中、后期对患者进行评价。以患者日常实际表现作为评价依据，而不以患者可能具有的能力为准。评分标准为：0~20 分完全残疾，生活完全依赖；20~40 分重度残疾；40~60 分中度残疾；60 分以上者轻度残疾，但生活基本自理；100 分正常，ADL 自理。60 分是能否独立的分界点。

功能综合评定量表的内容较详细，但操作相对费时间，内容主要包括躯体功能和认知功能两部分。

躯体功能包含：① 自我照料：进食、穿衣、梳洗、沐浴、上厕所。② 括约肌功能。③ 转移。④ 行走。

认知功能包含：① 交流：视听理解、语言表达。② 社会认知：社会交往、解决问题能力、记忆。共分为 18 个小项。

评分标准为每个项目最高评分 6 分，最低评分 1 分，总分 108 分。6 分表示患者能完全独立完成项目，不需要帮助；5 分表示能独立完成，不需帮助，但需要借助一定器械，或仅需监护、提示、哄劝等不接触身体的帮助；4 分表示需要较少的帮助（患者能完成 75% 或以上）；3 分表示需要中等程度的帮助（患者能完成 50% 或以上）；2 分表示需要最大程度的帮助（患者只能完成 25% 或以上）；1 分表示完全依赖帮助或无法进行测试（患者只能完成 25% 以下）。

6. 社会心理和生活质量评定 可用心理量表、社会生活活动量表评定患者的心理和社会生活活动水平。综合患者的运动、感觉、日常生活活动、情感、社会生活等内容来综合评定患者的生活质量。临床上常采用 SF-36（中文版）来评定患者的生活活动质量。

SF-36（中文版）一般急性期不作生活质量评定，多在出院前或随访中进行。该量表是美国医学研究（Medical Outcomes Study，MOS）组织开发的一个普适性测定量表。1990—1992 年，含有 36 个条目的健康调查问卷简化版 SF-36 的不同语种版本相继问世。其中用得较多的是英国发展版和美国标准版，均包含躯体功能、躯体角色（role-physical）、肌体疼痛、总的健康状况、活力（vitality）、社会功能、情绪角色（role-emotional）和心理卫生 8 个领域。现已按照西方量表的汉化方法制订出了中国版本的 SF-36 量表。

（三）康复评定的临床意义

通过康复评定可明确患者的功能障碍种类，是属于躯体性、精神性、言语性、社会性及混合性中的哪一种,如果是混合性的,需分清功能障碍的主次,有针对性地决定采取何种康复治疗措施。

通过康复评定可明确患者功能障碍程度,患者功能障碍的严重程度,常以其独立程度的受损为标准。

根据康复评定结果制定康复治疗的目标,对患者功能障碍的种类、严重程度和主要功能障碍有了正确全面的了解以后,即可制订康复治疗的目标。康复治疗目标可分为近期、中期、出院和远期4期。① 近期目标:这是康复治疗初步阶段的目标。② 中期目标:是康复治疗过程过半时应达到的目标。③ 出院目标:是患者治疗结束时应达到的目标。④ 远期目标:是患者出院后回归家庭和社会后所能达到的水平。

决定各种康复治疗措施的先后顺序:康复评定会议要综合各专业的评定结果,根据功能障碍的主次,对康复治疗的先后顺序作出合理的安排。影响患者生活自理能力最严重的和患者感到最痛苦和最迫切希望解决的应予优先考虑。

【知识拓展】 ....

Albert 划杠测验

由40条2.5 cm长的短线以不同方向有规律地分布在一张16开白纸的左、中、右,让患者将整页纸的线条全部划掉。Albert的研究显示忽略症在右脑损伤更严重,而且忽略症和划杠测验结果中存在着显著相关性。由于这个测验可以为定量,因此最常用,而且被国际大多数学者公认。另外这个测验在脑血管病的急性期测定的结果对损伤后6个月的功能活动(包括临床、神经学、生物学及社会等因素)有预测意义。

四、康复治疗内涵

1. 脑卒中后康复治疗时机　脑卒中康复治疗要根据病情,一般来说,只要神志清楚、生命体征平稳、神经功能缺损等病情不再发展,即可开始脑卒中的早期康复。脑卒中患者在发病后的半年之内,尤其是前3个月内,是功能恢复的最佳时期,切不可忽视,要运用合理的方法,尽早进行康复治疗。如不注重早期康复,肢体的运动功能恢复可呈现异常模式,即误用综合征或废用综合征,影响患者日常生活训练能力。

2. 脑卒中康复治疗实质　通过有效康复训练,让患者在整个康复训练过程中,不断加强学习—锻炼—再学习—再锻炼,发挥其主观能动性,积极投入到康复训练中,进而促进脑组织功能的重组、强化残余功能和增强代偿能力,以取得良好的康复效果。在各个阶段均应遵循全面评定、个性化治疗及循序渐进等原则,鼓励患者主动参与力所能及的日常训练,将康复治疗与日常训练紧密结合。

3. 脑卒中康复治疗内容

（1）康复治疗团队　以康复医师为核心,由康复治疗师、康复护士、心理治疗师、营养师、康复工程师等组成的团队,通过协作方式共同制订康复治疗计划,并组织实施。

（2）良好的环境　患者的病房、治疗与训练场所都要做到宽敞明亮、舒适,适宜的环境有利于患者的康复治疗。

（3）早期康复　在患者病情稳定的前提下,尽早开展康复治疗,早期康复有助于减轻脑卒中患者的残疾程度,提高其生活质量。应根据患者的全身情况,选择相应的治疗方法和治疗强度,可以采用床上治疗、床边训练、室内训练和室外训练等方式。

（4）综合康复治疗　综合运用多种康复治疗方法(包括运动疗法、作业治疗、言语治疗等)有助于提高临床治疗效果。

（5）防治并发症　积极预防和治疗与脑卒中有关的并发症(如肩痛、肩手综合征、压疮、坠积性肺炎、尿路感染、下肢深静脉血栓形成等),有利于患者的功能训练和功能恢复。

（6）社区康复　开展多种形式的社区康复治疗与训练，可以促进患者功能的改善，丰富患者的社区生活和人际间的关系，进一步提高患者的生存质量。

4. 脑卒中康复治疗原则

（1）早期开始　生命体征稳定、神经功能缺损症状无进展，即可开始康复治疗。

（2）综合全面治疗　除了药物治疗之外，需针对其出现的功能障碍的特点相应地采取物理治疗、作业治疗、言语治疗、心理治疗、康复护理、康复生物工程，以及中医治疗（包括针灸、中药）等综合的治疗方法，以取得最佳的康复疗效。

（3）循序渐进　治疗内容、时间及强度均应根据康复评定结果，逐渐增加；治疗过程中给予患者的帮助视患者的情况逐渐减少，而要求患者的主动参与逐渐增多。

（4）持之以恒　从病情稳定后康复介入开始，直至患者的功能达到最大程度恢复，均需患者坚持不懈；功能恢复达到平台期后，应继续保持训练的习惯以及全面的康复管理，防止废用及疾病复发。

5. 脑卒中康复治疗目标　脑卒中康复治疗目标，是通过以物理疗法、作业疗法为主的综合措施，最大限度地促进功能障碍的恢复，防止废用和误用综合征，减轻后遗症；充分强化和发挥残余功能，通过代偿和使用辅助工具，以及生活环境的改造等，争取患者早日达到生活自理，回归社会。

脑卒中偏瘫患者运动功能在急性期的恢复主要由坏死组织及出血吸收、脑循环和代谢改善，以及脑水肿减轻等所引起的自然恢复。急性期之后的功能恢复，可能主要与"脑功能重组"有关。

脑卒中康复治疗时，不仅要重视患侧肢体的恢复，也应重视健侧肢体的康复训练。忽视健侧和全身功能的维持和强化同样也不利于患者的康复。许多研究发现，不仅在患侧，甚至在健侧也往往存在不同程度的废用，从而成为预后不良的原因。因此，康复应从急性期开始，尽早开始主动训练，早下床，在不引起异常运动反应的前提下，逐渐增加活动量，以便尽可能地减轻废用综合征。另外，由于误用综合征也影响患者的预后，甚至有些误用一旦形成则很难纠正（如异常运动模式的构筑化或定型化），故早期正确的训练是非常重要的。

由于每个患者的病情程度及影响预后的因素不同，其最终预后存在很大差异。在充分进行预后预测的基础上，适当地制订不同的康复目标，并采取相应的康复措施是必要的。

五、早期康复治疗

早期康复又称一级康复，是指患者早期在医院急诊室或神经内科的常规治疗及早期康复治疗。脑卒中患者发病后，急性期治疗规范按照中华医学会神经病学分会提出的治疗指南进行。此期康复治疗目标应为减轻或避免可能发生的并发症（如压疮、呼吸道感染等），促进患者肌张力的恢复和主动训练的出现；防止出现异常运动模式，为后期的功能训练创造良好的条件。

1. 预防并发症　可采取定时翻身（一般每2小时翻身1次）或使用翻身床、交替充气床垫等措施来预防压疮；保持呼吸道通畅，预防呼吸道感染；经常活动肢体，预防深静脉血栓形成等。

（1）良好体位的摆放　包括仰卧位、健侧卧位和患侧卧位。① 取仰卧位时，头枕上枕头，不要有过伸、过屈和侧屈；患肩垫起防止肩后缩，患侧上肢伸展稍外展，前臂旋后，拇指指向外方；患髋垫起以防止后缩，患腿股外侧垫枕头以防止患腿外旋。本体位是护理上最容易采取的体位。② 取健侧侧卧位时，头用枕头支撑，不让头向后扭转；躯干大致垂直于床面，患侧肩胛带充分前伸，肩屈曲90°～130°；肘和腕伸展，上肢置于前面的枕头上；患侧髋、膝屈曲似踏出一步置于身体前面的枕头上，足部不要悬空。③ 取患侧卧位时，头部用枕头舒适地支撑，躯干稍后仰，后方垫枕头，避免患肩被直接压于身体下；患侧肩胛带充分前伸，肩屈曲90°～130°；患肘伸展，前臂旋后，手自然地呈背屈位；患髋伸展，膝轻度屈曲；健肢上肢置于体上或稍后方，健腿屈曲置于前面的枕头上。注意足底不放任何支撑物，手不握任何物品。

（2）翻身练习及变换体位　这是最基本的躯干功能训练之一，主要目的是预防压疮和肺部感染。另外由于仰卧位强化伸肌优势，健侧侧卧位强化患侧屈肌优势，患侧侧卧位强化患侧伸肌优势，不断变换体位可使肢体的伸、屈肌张力达到平衡，预防痉挛模式出现。一般每 60~120 分钟变换体位一次。

（3）翻身训练　尽早使患者学会向两侧翻身，以免长期固定于一种姿势，出现继发压疮及肺部感染等并发症。偏瘫患者仰-侧卧翻身法有：① 伸肘摆动翻身法：先双手十指交叉，患手拇指压在健手拇指的上方（Bobath 握手），伸肘并屈膝，再将伸握双手摆向健侧，然后反向摆向患侧，利用摆动惯性向患侧翻身。如翻向健侧，则摆动方向相反。② 健侧翻身法：先屈肘，健手前臂托住病肘，将健腿插入患腿下方，再旋转身体，同时以健腿搬动患腿、健肘搬动病肘翻向健侧。

在翻身时，交叉的双手伸向翻身侧，同时屈曲的双腿倒向该侧，至侧卧位，然后返回仰卧位，再向另一侧翻身。每日进行多次，必要时训练者给予帮助。注意翻身时头一定要先转向同侧。向患侧翻身较容易，很快就可独立完成。

2. 预防关节挛缩、变形　按摩可促进血液淋巴回流，减轻肢体水肿；被动活动瘫痪的肢体可以维持肌张力和关节活动范围；抗痉挛体位的摆放可预防异常模式的发展。例如，仰卧位时的抗痉挛体位应为患侧上肢的肩关节稍上抬前挺，上臂外旋稍外展，肘腕伸展，掌心向上，手指伸展并分开；患侧下肢骨盆和髋关节前挺，大腿稍向内收并稍内旋，患侧大腿外侧放置垫物以防下肢外旋，膝关节稍垫起微屈，踝关节成 90°，足尖向上。

3. 维持和改善关节活动范围　对于软瘫期的患者，为了促进肢体血液循环和增加感觉输入的作用，应尽可能早地开展四肢的被动活动。四肢关节应由被动运动、主动-辅助运动逐渐过渡到主动运动。应先从健侧开始，然后参照健侧关节活动范围做患侧。一般按从肢体近端到肢体远端的顺序进行，动作要轻柔缓慢。重点进行肩关节外旋、外展和屈曲，肘关节伸展，腕和手指伸展，髋关节外展和伸展，膝关节伸展，足背屈和外翻。早期肢体的被动运动可以每次 10~15 分钟，每日 1~2 次。意识清醒的患者可采用 Bobath 握手，用健侧手握住患侧手来带动患侧肢体完成主动-辅助运动，完成主动运动时应避免诱发肢体的错误模式或利用协同运动来完成。

4. 诱发肢体的随意运动　可采用 Brunnstrom 技术、Bobath 技术、Rood 技术、PNF 技术以及运动再学习技术中具有诱发肢体随意运动的方法。具体方法如下。

（1）Rood 方法　其核心内容是利用多种感觉刺激方法作用于皮肤、关节感受器，通过感觉反馈环路调节脊髓传出纤维的兴奋性，从而改变特异性靶肌肉的肌张力，诱发或协调肌肉活动。感觉刺激的方法包括：温度刺激、机械性刺激、关节感觉刺激。这些感觉刺激的方法根据效果又分为促进法和抑制法。

1）促进法：适用于偏瘫的弛缓期或肌肉收缩力弱等情况。可在相应肌群表面的皮肤上，用软毛刷快速擦、冰刺激和轻敲，可以刺激不同阈值的感觉神经，引起有关肌肉的收缩活动；快速牵伸肌肉，在关节 ROM 伸到最大范围时再快速牵伸一次；也可在肌腹或肌腱上加压或轻叩或推拿，以及在肢体关节加压（如患肢负重），从而刺激本体感受器，产生促进或易化效应，即邻近关节的肌肉收缩活动。

2）抑制法：适用于偏瘫的痉挛期，可在相应肌群表面的皮肤上给予温热刺激（30~35℃），持续、缓慢牵伸痉挛或肌张力高的肌肉，缓慢地进行体位转换（从仰卧或俯卧到侧卧位）。

（2）Bobath 方法　这是目前治疗脑卒中后偏瘫肢体最常用的运动疗法之一。该方法是通过反射性抑制模式（如控制关键点等）来抑制异常的肌张力，然后再进行正常的运动功能训练，以重新获得对运动的控制能力。常用的手法包括：反射抑制模式、翻正反射和平衡反应、感觉刺激。

（3）Brunnstrom 方法　其主要是通过联合反应、紧张性、对称性和不对称性颈反射、紧张性迷路反射、皮肤或本体刺激等来引出协同动作，当这些协同动作能较随意和自由地进行时，再通过训练对这些协同动作进行修正。

1）利用联合反应：健侧上肢屈曲（伸展）抗阻可引起患侧上肢的屈曲（伸展）；患侧上肢屈曲时，其同侧下肢可表现为屈曲，患侧下肢伸展时，其同侧上肢可表现为伸展；健侧下肢屈曲时，可引起患侧下肢的伸展，健侧下肢伸展时，可引起患侧下肢的屈曲。

2）利用共同运动：颈向患侧屈或在斜方肌上叩击可引起肩胛骨的抬高（即耸肩动作），从而诱发该侧上肢的屈肌共同运动（包括肩胛骨上提、肩关节外展与内旋、肘关节屈曲、前臂旋前、腕指关节屈曲与内收）；取仰卧位，头转向患侧，躯干转向健侧，在患侧肱三头肌上叩击，将患侧肘部伸展，可诱发该侧上肢的伸肌共同运动（包括肩胛骨前伸、肩关节内收与外旋、肘关节伸展前臂旋后、腕关节稍伸展、手指关节屈曲与内收）。

3）促进选择性随意运动：利用本体刺激和相应的皮肤刷擦与叩击，有助于从上肢屈曲共同运动或下肢伸肌共同运动中分离出来，进行主动的选择性运动。

（4）神经肌肉本体促进法（PNF） 是利用牵伸、关节压缩、施加阻力等本体感觉刺激，以对角螺旋形组合运动模式促进运动功能恢复，这种方法简称本体促进法。

（5）运动再学习方法（MRP） MRP是20世纪80年代由澳大利亚Carr和Shepherd（1987年）提出的，主要用于中枢神经系统疾患患者的运动功能恢复训练，强调患者应主动参与，通过重新学习和反复训练，恢复其运动功能和日常生活活动能力。

5. 床上运动 可以进行桥式运动（由双桥到单桥）；Bobath握手，双手交叉上举运动；床上翻身训练（健侧向患侧，患侧向健侧）；床上坐起及坐位平衡训练（由静态平衡至动态平衡）。

桥式运动：在床上进行翻身训练的同时，必须加强患侧伸髋屈膝肌的练习，这项练习可避免患者以后行走时出现偏瘫步态、预防压疮的发生。由于做该动作时髋关节处于伸展位而膝关节处于屈曲位，抑制了下肢的伸肌痉挛，促进分离运动的产生。当患者能够轻松做这个运动后，就可以避免以后膝关节被锁住现象的发生，因此在发病早期即应进行这项活动。方法：患者呈仰卧位，帮助患者双腿屈曲，让患者抬高臀部并保持平衡，防止骨盆向健侧旋转。进一步的治疗措施，患者可用健足抬离床面，单用患侧负重进行上述运动。

6. 体位转移训练 如果病情允许，并且患者已经掌握了床上坐起及坐位平衡能力，可以进行床-椅转移、坐-站转移及站立训练（训练顺序是站立床站立、扶持站立到独自站立）。

7. 其他的物理因子治疗 ①功能性电刺激疗法：电极放在瘫痪肢体的抗重力肌上（上肢腕关节背伸肌、下肢踝关节背伸肌），频率为20~30 Hz，电流强度为患者最大耐受量。每次20分钟，每日1~2次，10天为1个疗程。②经颅电刺激疗法：两个电极放在双侧乳突，每次40分钟，每日1次，20次为1个疗程。

8. 高压氧治疗 不能独自坐的患者可以入单人舱或者卧位治疗；可以单独自坐2小时的患者可以采取坐位，多人同时治疗。

9. 中医康复 包括中药、针灸、中医推拿等方法。

脑血管病属于中医的中风，临床上又称半身不遂，其原因多由脏腑气血不和，阴阳平衡失调，又因七情太过等诱发，导致肝风内动，气血痰互结，阻于清窍，横窜经络而成。常用方法有：中药治疗主要以补阳还五汤为主进行加减；针灸治疗时，体针取穴上肢的肩髃、曲池、手三里、外关、合谷、八邪，下肢的环跳、风市、阳陵泉、足三里、悬钟、太冲等，另外可以配合眼针、头针疗法。

注意事项：加强对患侧肢体关节的保护，防止关节的损伤；在各项康复训练中防止屏气；要求患者加强对患侧肢体的注意；对脑出血患者在早期康复治疗期间，应在治疗前后注意脉搏、血压的变化，一般心率不超过120次/分，收缩压升高不宜超过20~40 mmHg（2.7~5.2 kPa）；尽量调动主观能动性，积极配合治疗师的治疗；注意床上体位。

六、恢复期康复治疗

恢复期康复又称二级康复，一般在康复中心或综合医院的康复医学科中进行，一般为发病后第2

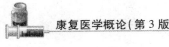

个月初至第3个月末。此期患者典型的表现是：上肢屈肌协同运动和下肢伸肌协同运动,姿势异常,肢体和躯干控制能力差。此期治疗目标应为：最大限度地恢复或改善患者的运动、认知、言语等功能；降低肌张力,打破共同运动模式,诱发随意独立的运动,提高各关节的协调性,改善步行能力,提高手的精细功能；预防可能出现的肩关节半脱位、肩手综合征、关节僵硬等合并症,进而帮助患者恢复行走能力和部分恢复患者的日常生活活动能力。

1. 抑制痉挛肌群的肌张力　可采用抗痉挛体位、腕背伸夹板和踝关节背伸矫形器、Bobath 技术、Bobath 球等方法。

抗痉挛训练：早期卧床时可指导患者采用 Bobath 式握手,上举上肢,做此动作时应注意使患侧肩胛骨向前,患肘伸直；坐位时可借助滚筒、磨砂板进行训练,或指导患者将患肘伸直,手指伸展分开,撑于椅面上,然后将身体的重心缓慢移至患侧；站立时,双手平放抵于墙壁上,肘关节伸直,身体重心向前,以上这些方法均有利于抑制上肢屈肌痉挛模式。而针对下肢可采用仰卧位,双腿屈曲,Bobath 式握手抱住双膝,将头抬起,轻轻前后摆动使下肢更加屈曲。该运动不仅可降低下肢伸肌痉挛,同时也可以抑制上肢屈肌痉挛；此外,桥式运动也有利于抑制下肢伸肌痉挛。

2. 增强患肢运动功能的训练　可以采用 Rood 技术、PNF 和运动再学习技术。训练的重点是躯干的屈伸和旋转功能,上肢肩胛带和肩关节的运动、肘的屈伸控制,下肢膝关节屈伸运动、踝背伸控制以及下肢多关节综合控制训练(伸髋屈膝活动和伸髋屈膝踝背伸的控制)。

3. 平衡控制训练　包括坐位静态和动态平衡、坐位到站立位的动态平衡、站立位的静态和动态平衡能力控制训练。具体方法可以使用平衡训练板、Bobath 球、平行杠内和平衡训练仪训练。

（1）坐位平衡训练　包括左右平衡和前后平衡训练。① 左右平衡训练：患者坐位,治疗人员坐于其患侧,一手放在患侧腋下,一手放在其健侧腰部,嘱患者头部保持直立,将重心移向患侧,然后再让患者将重心逐渐向健侧转移；然后,治疗人员一手抵住患者患侧腰部,另一只手压在患者同侧肩部,嘱患者尽量拉长健侧躯干,并且头部保持直立位；随着患者主动性逐渐增加,治疗人员可相应减少辅助力量。② 前后平衡训练：指导患者用双手拾起地面上的一件物品或是双手向前伸,拿起桌上一件物品,再向后伸手取一件东西。

（2）站立位平衡训练　为了使患者保持稳定的站立,以便为下一步步行做好准备,可进行前后及侧方的站立位平衡训练。具体方法是：患者立位,嘱患者转头向躯干后方看,然后回到中立位,再从另一侧向后看；或是嘱患者分别从前方、侧方及后方的桌上取物品。随着功能的改善,可让患者一手或双手从地上拾起大小不同的物品,或者嘱患者接住治疗人员从前方、侧方抛来的球。

4. 步行训练　包括原地单腿支撑、交替单腿支撑、原地迈步、平行杠内行走、室内和室外行走、上下楼梯训练。

一般在患者达到自动态站位平衡以后,患腿持重达体重的一半以上,并可向前迈步时才开始步行训练。但由于老年人易出现废用综合征,有的患者靠静态站立持重改善缓慢,故某些患者步行训练可适当提早进行,必要时使用下肢支具。不过步行训练量早期要小,以不致使患者过度费力而出现足内翻和尖足畸形并加重全身痉挛为度。对多数患者而言,不宜过早地使用手杖,以免影响患侧训练。

在步行训练前,先练习双腿交替前后迈步和重心的转移。多数患者不必经过平行杠内步行训练期,可直接进行监视下或少许扶持下步行训练。步行训练早期常有膝过伸和膝打软(膝突然屈曲)现象,应进行针对性的膝控制训练。如出现患侧骨盆上提的划圈步态,说明膝屈曲和踝背屈差。在可独立步行后,进一步练习上下楼梯(健腿先上,患腿先下)、走直线、绕圈、跨越障碍、上下斜坡及实际生活环境下的实用步行训练。

5. 其他的物理因子治疗　包括水疗法、温热疗法、瘫痪侧肌肉生物反馈电刺激等。

6. 作业治疗　重点在上肢功能的训练、日常生活活动能力的训练以及感知和认知功能的训练。① 上肢功能的训练:包括肩、肘关节活动的控制,前臂旋前旋后的训练,手的精细动作和协调性、灵巧性训练。② 日常生活活动能力的训练:包括训练穿脱衣服、如厕及沐浴的指导和训练,以及自助具的应用(如餐具、梳洗修饰、穿着、洗澡等自助具)。③ 对某些患者经积极的康复治疗,腕手、踝足的功能仍没有完全恢复,可佩戴适当的支具,如固定式休息位低温热塑腕手夹板、功能位低温热塑腕手夹板、休息位低温热塑踝足夹板和活动式前臂夹板等。④ 对有偏盲的患者,先让患者了解自己的缺陷,然后进行双侧活动的训练,例如,将物体放在两侧,让患者通过转头,将有效部分的视野作水平扫描,以补其不足,或用拼板拼排左右结构的图案,用文字删去法多次训练患者,使患者认识到因视野缺损而漏删的部分文字。

7. 言语治疗　包括失语症和构音障碍的治疗。① 个性化训练:由治疗师对患者进行一对一的训练。② 集体治疗:把有类似言语障碍的患者分为一组,由治疗师进行训练。③ 自主训练:患者接受一段时间的治疗并掌握了一些交流技巧后,布置任务让患者自己训练。④ 家庭治疗:由治疗师设计治疗方案,指导家属对患者进行治疗,定期复查。⑤ 交流辅助工具:对于严重言语障碍患者,经过系统的言语训练仍无法改善言语功能,可以通过辅助交流工具,如交流板进行交流。

8. 心理治疗　有抑郁或焦虑症的患者,给予针对性的心理辅导或咨询。具体可通过以下方法。

（1）正常的情绪反应模式　促进患者建立主动认知模式,鼓励患者通过各种方式倾诉内心痛苦体验;对患者需要给予理解和支持;给予患者安慰、激励、解释与积极暗示,指导其从正面、有利的方面看待现实,增强心理应激能力。

（2）根据认知过程影响情绪和行为的理论进行认知行为干预　通过认知和行为来改变患者不良认知和功能失调性态度。首先评定患者认知能力及其与自我放松技巧的关系以及接受新事物的能力,鼓励患者练习自我活动技巧,增加成就感;模仿正面形象,自我校正错误行为,提高患者对现实的认知能力。可通过放松技巧和音乐疗法等方法达到目的。

9. 中医康复　包括中药、针灸、中医推拿等方法。

10. 恢复期康复应注意以下事项　① 在完成各项训练中要注意保持躯干的正确姿势和头的中立位,必要时可借助镜子的反馈作用提醒患者。② 动作的完成要规范,不断矫正异常动作。③ 在进行关节肌肉的挤压牵张过程中要注意防止关节、肌肉、韧带的损伤。④ 训练中一旦出现肌痉挛,应及时控制;注意对患肢保护,防止继发性损伤。⑤ 在训练中强调患者主动配合和主动活动,尽量减少他人的帮助。⑥ 要把患侧看成一个整体,训练中要全盘考虑。⑦ 遵循循序渐进的训练原则,训练强度由中到大,训练量由少到多,训练难度由简单到复杂。⑧ 作业治疗和各项训练强调用患肢完成。⑨ 把步行、上下楼等高难度动作进行分解,开始就注意输入正确的动作模式。

七、后遗症期康复治疗

后遗症期康复又称三级康复。脑卒中患者经过一段时间专业康复后,如果可以进行社区生活,就可以考虑让患者出院。社区康复医师在二级康复的基础上,根据患者居住环境制订康复计划并负责实施训练。如果患者功能恢复达到平台期,可以对患者及其家属进行康复宣教,使患者可以在家中进行常规的锻炼以维持功能。如果患者功能仍有改善的空间,建议重新评价患者的功能,制订新的康复计划并继续康复治疗。此期治疗目标应为:加强协调性和选择性随意运动训练,并与日常生活活动内容相结合,促进患者日常生活活动能力的恢复。

由于活动空间限制、家属照顾过多或无暇顾及、患者主动性差等原因,老年人和移动能力较差者易出现功能和能力的退化,甚至造成卧床不起,故参照原先的训练进行维持性训练是非常必要的。即使那些经训练仍不能恢复步行的患者,也至少应每日进行翻身和坐位训练,甚至是被动的坐位,这种最低限度的训练可明显地减少压疮、肺炎等合并症。

对不能适应原来生活环境的患者，可进行必要的环境改造，如尽量住平房或楼房底层，去除门槛，台阶改为坡道或两侧安装扶手，厕所改为坐式并加装扶手，地面不宜太滑或太粗糙，所有用品要方便取放和使用等。患者要定期到医院或社区康复机构接受再评定和指导，并力争恢复一定的工作。

另外，相当一部分患者可通过上下楼梯、远距离步行等，使运动耐力不断提高，活动空间不断扩大，训练种类也逐渐增多，使生活质量得以提高，但要注意，所有的训练均要在安全的前提下进行，训练量也应逐渐增加，不可冒进。

① 继续进行恢复期的各项康复训练，以进一步改善功能或防止功能的减退。② 充分利用残余功能，尽可能改善患者的周围环境条件以适应残疾，争取日常生活在最大限度内自理。对功能恢复很差者，重点是发挥健侧肢体的代偿功能。③ 对有工作潜力的、尚未退休的患者，酌情进行职业康复训练，使患者尽可能回归社会。④ 适时使用必要的辅助器具（如手杖、步行器、轮椅、支具）以补偿患肢功能。⑤ 如果有可能，对家庭和居住的小区环境做必要的改造。⑥ 重视职业、社会、心理康复。

后遗症期康复注意事项：① 患侧肢体功能虽不能恢复，但仍要注意加强该侧肢体的被动活动，防止关节、肌腱、韧带挛缩造成的关节活动范围受限，尽量发挥患手的辅助功能。② 注意患侧肢体的保护，防止进一步损伤。③ 充分利用矫形器、辅助具、保护具来改善患者的活动能力。④ 注意完成动作过程中的安全性。

【复习思考题】

1. 简述脑卒中偏瘫后功能训练的原则。
2. 请问诱发肢体做随意运动的方法有哪些？
3. 请问脑卒中后二期康复的康复治疗内容主要有哪些？
4. 简述脑卒中后康复评定主要内容及采用的方法。

颅脑外伤

第二节 颅 脑 外 伤

颅脑外伤是指由于创伤所致的脑部损伤，是因创伤致残的主要原因之一。它是危害人类生命健康的重要疾病，在青年人的意外死亡中，头部伤是主要的死亡原因。主要致伤原因有交通事故、坠落、头部直接暴力伤等。损伤可以引起颅骨骨折，导致额部或顶部的硬膜外血肿、硬膜下血肿、脑内血肿等。

一、临床诊断和治疗

（一）诊断要点

临床诊断主要根据明确的外伤史、伤后的症状和体征及辅助检查。

1. 询问病史　外伤史有明确的头颅或全身复合伤病史，对嗜睡或昏迷患者应注意询问可靠证人。

2. 症状与体征　脑外伤后表现多种多样，主要包括意识障碍、头痛、呕吐、眼部症状、锥体束征、脑疝等。

（1）意识障碍　绝大多数脑外伤患者有不同程度的意识障碍，通常表现为嗜睡、昏睡、浅昏迷及深昏迷等。其中昏迷可表现为以下几种形式。① 外伤后立即昏迷：脑震荡昏迷不超过 20 分钟，伤后遗忘小于 1 小时，无神经体征；脑挫裂伤昏迷在 20 分钟以上，伤后遗忘大于 1 小时，有神经体征，脑水肿，肉眼可见解剖性的破坏；脑血肿昏迷在 20 分钟以上，伤后遗忘大于 24 小时，有神经体征，脑水肿，颅内压升高，脑穿刺液呈血性。② 外伤后先有短暂意识障碍，以后清醒，继之又出现昏迷多为硬膜外血肿，同时有颅内压升高，脑穿刺液呈血性。③ 数日或数月后出现昏迷，多为硬膜下血肿，有颅内压升高，脑部症状，瞳孔一侧散大。

（2）头痛、呕吐 是脑外伤后最常见的表现。头痛持续性加剧,可说明有高颅压及颅内血肿的可能,呕吐频繁提示颅内压进行性增高。

（3）眼部症状 眼部症状和体征对伤情判断和预后有重要意义。双侧瞳孔大小不等,一侧或两侧时大时小,眼球位置向下或向上,表示中脑受损;一侧先缩小,继而散大,光反应差,意识中,而另一侧瞳孔正常,则提示脑疝。

（4）锥体束征 当一侧上肢或一侧上下肢有运动、感觉障碍提示对侧半球损伤。双侧锥体束征提示双侧大脑半球受损或脑干受损,如同时有四肢瘫痪,则更能说明脑干受损。如伤后无锥体束征出现,继而逐步出现,同时有躁动及意识加重,则提示颅内继发血肿。

（5）脑疝 根据脑疝部位的不同,可出现动眼神经麻痹、偏盲、同侧偏盲、去皮质强直、颈部疼痛及强直、肌肉松弛、呼吸、脉搏、血压变化以及昏迷等。

3. 辅助检查 主要可采用 X 线片、CT 检查、MRI 检查、腰椎穿刺、神经电生理检查等。

（1）X 线平片 所有颅脑损伤患者,尤其是开放性损伤,应常规摄头颅正位与侧位片。

（2）CT 检查 可鉴别硬膜外血肿,硬膜下血肿,颅内血肿,还可了解脑挫裂伤,脑水肿,脑肿胀,脑室、脑池系统的变化以及中线结构有无移位等。

（3）MRI 检查 对慢性硬脑膜下血肿及邻近中线部位的病变较 CT 有着明显的优越性。对脑水肿、脑出血、脑肿胀等均表现为高信号,图像不如 CT 直观易辨,因此,对急性颅脑损伤的诊断价值不如 CT。

（4）腰椎穿刺 了解颅内压及脑脊液含血情况,判断是否并发颅内感染。

（5）神经电生理检查 脑电图检查对脑挫裂伤、脑水肿、颅内血肿、硬脑膜下积液等有一定的诊断意义,并可作为监测、了解脑的恢复情况的参数。

（二）临床治疗

轻微的颅脑损伤一般不需特殊治疗,如脑震荡,但对严重的颅脑外伤采取及时、正确的抢救不仅能挽救患者的生命,而且可以最大限度地减轻继发性脑损伤,为将来的康复打下基础。急性期的临床处理主要为稳定生命体征、改善脑循环、支持疗法以及预防并发症。

1. 一般处理 床头抬高 20°左右,昏迷者侧卧或者将头偏向一侧,及时清理呼吸道分泌物,保持呼吸道通畅,给予患者吸氧,注意吸痰,必要时气管切开。存在疼痛症状的患者,可给以镇静止痛药;高热时给以物理降温或药物降温;昏迷者或呕吐者,可静脉补充液体能量。

2. 减轻脑水肿 常用方法有使用脱水剂、皮质激素及人工冬眠等。

（1）脱水 通过渗透性药物或利尿药物进行脱水治疗,以减轻脑水肿、降低颅内压、防止脑疝的发生。常用脱水剂有人体白蛋白、甘露醇、呋塞米等。

（2）糖皮质激素 常用地塞米松或氢化可的松。肌内或静脉给予地塞米松、口服泼尼松均可预防和治疗脑水肿,并能增强机体对创伤的耐受能力。

（3）人工冬眠 如果患者病情严重,出现严重脑水肿、持续高热、强直性抽搐及呼吸循环的显著变化,应及早进行人工冬眠。

（4）预防感染 早期应用抗生素可以有效地预防感染。

3. 改善脑功能 可采用给予神经营养药物及高压氧治疗。

（1）神经营养药物 常用药物有胞磷胆碱、甲氯芬酯、吡拉西坦和阿米三嗪。

（2）高压氧治疗 可改善脑组织供氧,促进损伤脑细胞恢复。

4. 手术治疗 严重脑挫裂伤、脑水肿、上述治疗病情继续恶化或有发生脑疝的体征时,施行手术减压治疗。

【知识拓展】 ∙∙

人工冬眠

应用冬眠药物结合头部物理降温，能降低脑组织代谢，减少耗氧量，并能提高神经细胞及身体其他重要脏器对缺氧的耐受能力，减轻脑组织对创伤的反应，防止脑水肿的发生、发展。

高压氧治疗

将患者置身于高压氧舱内进行加压、吸氧，以达到治疗疾病的目的的方法。常规的高压氧治疗，不会产生任何副作用。高压氧不是一个固定的模式：由于压力的不同，吸氧浓度的不同，治疗效果也不同；不同的疾病可能选择不同的治疗压力和吸氧方式。高压氧治疗是最经济、最确实、最安全的治疗方式，也是任何其他治疗方法无法替代的。

二、康复评定

颅脑损伤所引起的功能障碍可涉及多个方面，主要包括认知、行为、言语、情绪及运动和感觉等方面的功能障碍。颅脑损伤，尤其是中、重度颅脑损伤后，认知功能障碍特别突出，常见的认知损害包括：注意力及觉醒、记忆、感觉及知觉、言语及交流、情绪、智力及行为等方面的功能障碍。

康复评定的内容

1. 脑外伤严重程度评定

（1）格拉斯哥昏迷量表（Glasgow Coma Scale，GCS）　是国际上公认的区分昏迷严重程度的量表，对颅脑外伤预后也有估测意义（表5-3）。睁眼、运动和言语三项分数相加为15分。临床上根据GCS计分和昏迷时间长短将脑外伤的严重程度分为：① 轻度昏迷为13~15分，伤后昏迷时间30分钟以内。② 中度昏迷为9~12分，伤后昏迷时间30分钟至6小时。③ 重度昏迷为≤8分，伤后昏迷时间在6小时以上，或在伤后24小时内出现意识恶化并昏迷在6小时以上。

表5-3　格拉斯哥昏迷量表（GCS）

项目	试验	患者反应	评分
睁眼反应	自发	自己睁眼	4
	言语刺激	大声向患者提问时患者睁眼	3
	疼痛刺激	捏患者时能睁眼	2
	疼痛刺激	捏患者时不能睁眼	1
运动反应	口令	能执行简单命令	6
	疼痛刺激	捏痛时患者拨开医师的手	5
	疼痛刺激	捏痛时患者撤出被捏的手	4
	疼痛刺激	捏痛时患者身体呈去皮质强直（上肢屈曲、内收内旋；下肢伸直，内收内旋，踝跖屈）	3
	疼痛刺激	捏痛时患者身体呈小脑去皮质强直（上肢屈曲、内收内旋；腕指屈曲；下肢去皮质强直同）	2
	疼痛刺激	捏痛时患者毫无反应	1
言语反应	言语：与患者交谈	能正确会话，并回答医师他在哪、他是谁及年和月	5
	言语	言语错乱，定向障碍	4
	言语	说话能被理解，但无意义	3
	言语	发出声音但不能被理解	2
	言语	不发声	1

（2）连续记忆恢复后损伤程度的评定　患者意识清醒后可以通过伤后遗忘评定损伤程度。伤后

遗忘是指受伤后记忆丧失到记忆恢复所需的时间。可以通过 Galyeston 定向力、遗忘试验进行检查。恢复时间<60 分钟为轻度,1~24 小时为中度,1~7 天为重度,>1 周为很重。根据回答 10 个问题的正确与否评分,75~100 为正常;66~74 为异常边缘;<66 为异常。

（3）残疾分级量表　主要用于中度和重度残疾的颅脑外伤患者,目的是评定功能状态及其随时间的变化。共有 8 项,前 3 项(睁眼、言语反应、运动反应)为格拉斯哥昏迷量表的简化形式,反映残损;第 4~6 项(认知水平在进食、如厕、洗漱修饰方面的表现)反映残疾;第 7 项(功能水平)和第 8 项(就业能力)反映残障。该量表的最大特点是评定简单,约 5 分钟即可完成。

2. 认知功能检查　脑外伤后认知功能障碍包括意识改变、记忆障碍、听力理解异常、空间辨别障碍、失用症、失认症、忽略症、体象障碍、皮质盲和智能障碍等。Rancho Los Amlgos(RLA)认知功能评定量表是描述脑损伤恢复中行为变化常用的量表之一,从无反应到有反应分为八个等级(表 5－4)。

表 5－4　Rancho Los Amlgos(RLA)认知功能评定量表

Ⅰ级:没有反应	患者处于深睡眠,对任何刺激完全无反应
Ⅱ级:一般反应	患者对无特定方式的刺激呈现不协调和无目的反应,与出现的刺激无关
Ⅲ级:局部反应	患者对无特定方式的刺激呈现不协调和无目的反应,与出现的刺激无关,以不协调延迟方式(如闭着眼睛或握着手)执行简单命令
Ⅳ级:烦躁反应	患者处于躁动状态,行为古怪,毫无目的,不能辨别人与物,不能配合治疗,词语常与环境不相干或不恰当,可以出现虚构症,无选择性注意,缺乏短期和长期的回忆
Ⅴ级:错乱反应	患者能对简单命令取得相当一致的反应,但随着命令复杂性增加或缺乏外在结构,反应呈现无目的、随机或零碎;对环境可表现出总体上的注意,但精力涣散,缺乏特殊注意能力,用词常常不恰当,并且是闲谈,记忆严重障碍常显示出使用对象不当,可以完成以前常有结构性的学习任务,如借助帮助可完成自理活动,在监护下可完成进食,但不能学习新信息
Ⅵ级:适当反应	患者表现出与目的有关的行为,但要依赖外界的传入与指导,遵从简单的指令,过去记忆比现在的记忆更深更详细
Ⅶ级:自主反应	患者在医院和家中表现恰当,能自主地进行日常生活活动,很少差错,但比较机械,对活动回忆肤浅,能进行新的学习,但速度慢,借助结构能够启动社会或娱乐性活动,判断力仍有障碍
Ⅷ级:有目的反应	患者能够回忆并且整合过去和最近的事件,对环境有认识和反应,能进行新的学习,一旦学习活动展开,不需要监视,但仍未完全恢复到发病前的能力,如抽象思维,对应急的耐受性,对紧急或不寻常情况的判断等

三、康复治疗

颅脑损伤所引起的功能障碍可涉及多个方面,其康复治疗是综合的、具体的、有针对性的。在治疗颅脑损伤的同时,要注意其他系统的症状和体征,进一步确诊是否有骨折和内脏损伤等同时发生。一旦确诊,则应审时度势适当地处理好。颅脑外伤康复治疗的目的是控制肌张力,维持正常姿势控制;维持和增加关节活动范围;保持呼吸道通畅,防止呼吸道感染;改善可能存在的言语、认知、心理障碍问题,提高日常生活独立能力。

颅脑损伤的康复主要包括以下几个阶段:早期康复、恢复期康复和后遗症期康复。

1. 早期康复　此期为昏迷和无意识期,康复主要是为促进意识障碍患者意识恢复,预防颅脑损伤后常见的并发症。包括保持良好的体位,通过各种感觉刺激,促进脑功能的恢复,常用方法有音乐刺激、穴位刺激、光电刺激、生活护理刺激等。进行定时翻身、改换姿势、使用充气垫和尽早开展肢体被动活动治疗,以防止挛缩、压疮、肺炎、尿路感染、营养不良等各种并发症的发生,同时进行高压氧治疗。

2. 恢复期康复　颅脑外伤急性期过后,生命体征已稳定1~2周后,即可开始恢复期康复治疗,主要包括运动功能训练、轮椅及辅助器具的应用、言语认知能力的提高和综合能力训练。

(1) 运动功能训练　是恢复期康复最重要的内容之一。主要包括:① 恢复和增强肌力训练,根据患者肌力所处水平,选择合适的肌力训练方式进行训练。② 对于肌肉痉挛和肢体的控制进行训练,主要采用神经发育疗法,包括 Brunnstrom 技术、Rood 技术、Bobath 技术,以及运动再学习技术。③ 对有关节活动度受限的患者进行关节活动度训练,方法主要有主动运动、被动运动、助力运动、关节牵引等。

(2) 轮椅及辅助器具的应用　可以显著提高患者的独立生活能力。

1) 轮椅的使用:患者不能独立步行时,学会轮椅的使用可以增加患者的活动能力,同时也可提高患者对康复训练的自信心。要学会掌握轮椅的前进、后退、轮椅到床的转移、轮椅到坐厕的转移、轮椅过障碍物的技术等。

2) 其他辅助器具:如果患者的运动功能不能完全恢复,为了防止畸形和便于日常生活,需采用其他辅助器具,如矫形器(包括足踝矫形器、分指板等)、手杖、帮助日常生活的辅助器具(如拾物器、勺柄、提鞋辅助具等)。

(3) 言语治疗　采取综合的治疗手段,具体包括:视、听觉的应用;多途径的言语刺激方法;替代方式(手势、交流板等);促进言语理解、口语表达;恢复或改善构音功能;提高言语的清晰度、流畅性等。

(4) 认知能力训练　包括失认症、失用症、注意力、思维能力和记忆力训练等。

1) 失认症的训练:主要包括针对单侧忽略、视觉空间失认、古茨曼综合征及触觉失认的训练治疗。

单侧忽略:治疗师不断提醒患者集中注意其忽略的一侧;站在忽略侧与患者谈话和训练;对忽略侧提供触摸、拍打、挤压、擦刷、冰刺激等感觉刺激;将患者所需物品放置在忽略侧,要求其用健手越过中线去拿取;鼓励患侧上下肢主动参与翻身,必要时可用健手帮助患手向健侧翻身;在忽略侧放置色彩鲜艳的物品或灯光提醒其对患侧的注意;阅读文章时,在忽略侧一端放上色彩鲜艳的规尺,或让患者用手摸着书的边缘,从边缘处开始阅读,避免漏读。

视觉空间失认:① 颜色失认,用各种颜色的图片和拼板,先让患者进行辨认、学习,然后进行颜色匹配和拼出不同颜色的图案,反复训练。② 面容失认,先用亲人的照片,让患者反复看,然后把亲人的照片混放在几张无关的照片中,让患者辨认出亲人的照片。③ 让患者自己画钟面、房屋,或在市区路线图上画出回家路线等。如画一张地图,让患者用手指从某处出发到某处停止,让患者手放在停止处,要求其能原路找回出发点,如此反复训练。连续两次无误可再增加难度。④ 让患者按治疗师要求用火柴、积木、拼板等构成不同图案。如用彩色积木拼图,治疗师向患者演示拼积木图案,然后要求患者按其排列顺序拼积木,如正确后再加大难度进行。

古茨曼综合征:① 左、右失认,反复辨认身体的左方或右方,接着辨认左方或右方的物体。左右辨认训练可贯穿于运动训练、作业训练及日常生活活动中。② 手指失认,给患者手指以触觉刺激,让其呼出相应手指的名称,反复在不同手指上进行。③ 失读,让患者按自动语序,辨认和读出数字,让患者阅读短句、短文,给予提示,让患者理解其意义。④ 失写,辅助患者书写并告知写出材料的意义,着重训练健手书写。

触觉失认(失实体觉):也称为体觉障碍,包括实体觉和体像觉。实体觉训练方法与身体失认训练相同。体像觉训练可采用人体图形或模型让患者学习人体各个部分及名称,再用人体拼图板让患者拼配;或可以刺激患者身体某一部分,让其说出其名称;或治疗师先说出患者身体某一部分的名称,让其刺激自己身体的这一部分。也可以看图说明,让患者按要求指出身体的各部分和呼出身体各部位名称。

2)失用症的训练:主要包括针对结构性失用、穿衣失用、意念性失用、意念运动性失用等训练。

结构性失用:如训练患者对家庭常用物品的排列、堆放等,先由治疗师示范,然后再让患者模仿训练。开始训练时一步一步给予较多的暗示、提醒,有进步后再逐步减少暗示和提醒,并逐渐增加难度。

运动失用:如训练患者完成刷牙动作,可把刷牙动作分解,示范给患者看,然后提示患者一步一步完成或手把手地教患者。也可以将牙刷放在患者手中,通过触觉提示完成一系列刷牙动作。反复训练,改善后可减少暗示、提醒等,并加入复杂的动作。

穿衣失用:训练穿衣时,治疗师可用暗示、提醒指导患者穿衣,甚至可一步一步地用言语指示并手把手地教患者穿衣。最好在上下衣和衣服的左右作上明显的记号以引起注意。

意念性失用:当患者不能按指令要求完成系列动作,如泡茶后喝茶、洗菜后切菜、摆放餐具后吃饭等动作时,可通过视觉暗示帮助患者。如令其倒一杯茶,患者常常会出现顺序上的错误,即不知道先要打开杯盖,再打开热水塞,然后倒水这一顺序等,那么就必须把一个个动作分解开来,演示给患者看,然后分步进行训练,上一个动作要结束时,提醒下一个动作,启发患者有意识地活动,或用手帮助患者进行下一个运动,直到有改善或基本正常为止。

意念运动性失用:患者不能按治疗师命令进行有意识的运动,但过去曾学习过的无意识运动常能自发地发生。治疗时要设法触动其无意识的自发运动。如要让患者刷牙,患者不能完成;让患者假装刷牙也不成;令其模仿刷牙也不一定能成。当其不能完成这项动作时,可以将牙刷放在患者手中,通过触觉提示完成一系列刷牙动作。如患者划火柴后不能吹灭它,假装或模仿也不成,但治疗师把火柴和火柴盒放到患者手中或许能成;把点燃的火柴放到患者面前他常能自动吹灭。因此要常启发患者的无意识活动以达到恢复功能的目的。

3)注意力训练:① 猜测游戏,取两个透明玻璃杯和一个弹球,在患者注视下,治疗师将一杯扣在弹球上,让患者指出有弹球的杯子,反复数次,无误后就改用不透明的杯子,重复上述过程。② 删除作业,在纸上写几个大写的汉语拼音字母如 K B L Z B O Y,让患者指出指定的字母如 B,成功之后改变字母的顺序再删除规定的字母,成功之后将字母写小些或改为三行,或更多的字母再进行删除。③ 时间感,给患者一只秒表,按口令启动秒表,并于 10 秒停止;然后不让患者看表,启动秒表后 10 秒停止;以后将时间由 10 秒逐渐延长到 2 分钟停止。

4)思维训练:① 读报纸,取一张当地的报纸,首先提问患者关于报纸首页的信息,如大标题、日期、报纸的名称等。如回答无误,再让患者指出报纸中的专栏,如体育、商业分类广告等,回答无误后再训练患者寻找特殊的消息,可提问两个球队比赛的比分结果、当日的气象预报等。② 排列数字,给患者 3 张数字卡,让患者将数字由低到高顺序排列好,然后每次给患者一张数字卡,让其根据数字的大小插进已排好的 3 张卡间,正确无误后再给其几个数字卡,询问患者其中有什么共同之处,如哪些是奇数或偶数,哪些可以互为倍数。③ 分类,给患者一张列有 30 项物品名称的清单,并告知这 30 项物品都分别属 3 类(如食品、字典、衣服)物品中的 1 类,要求患者给予分类,如不能进行,可予以帮助。训练成功后,进而要求对上述清单中的某类物品进行更细的分类。还可以进行从一般到特殊的推理和做开支预算等思维方面的训练。

5）记忆训练：进行记忆训练时，要遵循因人而异、循序渐进的原则。每次训练的时间要短，开始要求患者记住的信息量要少，信息出现的时间要长，以后逐步增加难度。患者成功时应及时强化，给予鼓励，增强信心。如此反复刺激，反复训练，提高记忆能力。

常用方法有：① PQRST法，P(preview)是先预习要记住的内容；Q(question)是向自己提问与内容有关的问题；R(read)是为了回答问题而仔细阅读资料；S(state)是反复陈述阅读过的资料；T(test)是用回答问题的方式来检验自己的记忆。② 编故事法。③ 安排环境，将房间贴上清晰的标签，在地板上贴上方向标记以便患者较少依赖记忆。也应鼓励运用笔记本、日记本和微型收录机。特别重要的是鼓励记忆障碍患者运用。

3. 后遗症期康复　颅脑损伤患者经过急性期临床处理、正规的早期和急性期康复治疗后，各种功能已有不同程度改善，大多可回归到社区或家庭。但部分患者仍遗留有不同程度的功能障碍，因此，此时期的患者除了继续上述急性期后康复训练内容，进一步改善和提高运动、言语、认知功能外，还要使患者学会用新的方法来代偿损伤或不能恢复的功能，增强患者在各种环境中的独立和适应能力，最终使患者回归社会。常用的方法如下。

（1）强化作业治疗　利用家庭或社区环境继续加强日常生活活动能力的训练，强化患者自我照料生活的能力；逐步与外界社会直接接触。学习乘坐交通工具、购物、看电影等。加强就业前的作业训练，颅脑损伤患者中大部分是青壮年，其中不少在功能康复后尚需重返工作岗位，部分可能要转变工作，应尽可能对患者进行有关工作技能的训练。

（2）矫形器和辅助器具的应用　有些患者需要应用矫形器改善功能，对运动障碍患者可能需要使用各种助行工具、轮椅；自理生活困难时，可能需要各种自助具等。

【复习思考题】

1. 名词解释：失认症、人工冬眠。
2. 简述颅脑损伤所引起的功能障碍有哪些。
3. 认知功能障碍有哪些类型，如何康复？

小儿脑性瘫痪

第三节　小儿脑性瘫痪

小儿脑性瘫痪，简称"脑瘫"(cerebral palsy,CP)，是指出生前到出生后1个月以内，因损伤或病变等各种原因所致的大脑发育障碍，以非进展性中枢性运动障碍和姿势异常为主要表现的临床综合征，可伴有精神发育迟滞、癫痫、视觉、听觉、言语、摄食等障碍，是儿童致残的主要疾病之一。脑瘫康复就是针对脑瘫患儿存在的各种功能障碍问题，帮助他们获得或者学会新的运动功能及生活的能力，达到生活自理能力。

一、临床诊断

脑瘫的诊断主要是根据患儿母亲妊娠病史、临床表现及辅助检查来进行诊断，脑瘫分类是脑瘫的诊断中最重要内容。

脑瘫的分类：因损伤部位和程度的不同，脑瘫的表现也不同，可按运动障碍特点和运动障碍肢体情况来分类。

1. 按运动障碍特点分类

（1）痉挛型　最常见的类型，约占发病数的2/3，病变主要是由于锥体系受损伤所致。临床上表现为肌张力增高、肌肉僵硬,从而导致身体姿势异常,患儿活动困难。可表现为上肢屈曲、下肢内收或交叉成剪刀姿势,走路时步态呈剪刀步态,小腿三头肌紧张,足跟不能放平,足呈马蹄内翻状态。智力多数正常,但也可能合并智力低下、斜视、癫痫、肢体挛缩变形等问题。

（2）手足徐动型 此型约占脑瘫患儿的1/4左右,病变主要在锥体外系。患儿的肌张力强度和性质不断发生变化,从而产生不自主的运动。肌张力越低变化越大,不自主的运动发生越频繁。症状以不自主无意识的运动为特点,运动障碍可发生在四肢或躯干,面部呈现"龇牙咧嘴""挤眉弄眼"等怪异表情。全身肌群收缩不协调,使患儿站、坐不稳,难以保持一定的姿势。上下肢出现难以控制的自发扭动,不能稳定,各关节呈现过度活动。

（3）迟缓型 也称软瘫,见于婴幼儿。主要是因为缺乏抗重力的能力而造成自主性运动能力低下,表现为手脚或身体过分松软,少活动,缺乏保护性的头部侧转性反应,容易发生呼吸道堵塞、窒息等危险。一般是痉挛型或者手足徐动型脑瘫患儿的早期过渡现象,2~3岁后有可能会转变为手足徐动型或痉挛型。

（4）共济失调型 此型约占发病的5%左右,病变主要发生在小脑。深感觉丧失,患儿常不能保持一个固定的姿势。临床主要表现为平衡功能障碍,肌张力低下,但不能自主运动,表现为肢体运动不协调,距离感差,步态不稳。

（5）混合型 此型约占发病的1/10左右。同时兼有上述类型中的两种以上类型的特点。临床表现并无定式,各种症状、体征往往混合存在,常常以痉挛型和手足徐动型两型混合为多见,表现为上肢不随意运动及下肢痉挛性张力增高。

【知识拓展】..

马蹄内翻足

该病是一种最常见的先天畸形,出生后即有畸形。本病有遗传因素,马蹄内翻足的形成主要由于足部肌力不平衡所致,即内翻肌(胫前肌及胫后肌)强而短缩,外翻肌(腓骨肌)弱而伸长,跖屈肌(小腿三头肌)强于足背屈肌(胫前肌)。肌力的不平衡长久形成骨关节畸形,在畸形的基础上负重造成畸形加重。

2. 根据运动障碍肢体情况分类

（1）单瘫型 患儿仅有一个上肢或下肢受累,出现运动障碍。以一侧下肢的痉挛型脑瘫为多见。此类病例较罕见。

（2）偏瘫型 患儿一侧的上、下肢均受累,出现功能障碍。也以痉挛型为多,偶见手足徐动型,障碍程度一般上肢较下肢为重,尤以手功能障碍为显著。

（3）三肢瘫型 患儿四肢中有3个肢体受累。常见为一侧上肢和双下肢。

（4）双侧偏瘫型 患儿四肢均受累,出现运动障碍。两侧上肢及下肢的障碍程度不对称,一般上肢障碍情况比下肢严重,四肢远端比近端重,躯干部也多同时受累,出现运动异常。此型多为手足徐动型的患儿,其次为混合型脑瘫患儿。

（5）截瘫型 表现为双下肢运动功能障碍,常有遗传性。

二、康复评定

脑瘫患儿的康复评定包括运动功能评定、与发育相关的活动能力评定、智力障碍评定、言语与听力的评定。

（一）运动功能评定

主要包括肌张力、原始反射、自动反应及随意运动几个方面的评定。

1. 肌张力的评定 可以通过抱患儿时的感觉、触摸及被动运动进行检查。

（1）肌张力增高　触摸肌肉硬度增加；被动活动时阻力增加，有紧硬感；固定肢体近端，摆动远端关节及肢体，肢体摆动度小。

（2）肌张力减低　触摸肌肉松软，被动运动时无阻力；肢体摆动较大。

2. 原始反射的评定　包括紧张性迷路反射、不对称性颈紧张反射、拥抱反射、呕吐反射、觅食反射、自动站立和行走反射、握持反射、咬合反射和交叉伸展反应。

3. 自动反应的评定　包括倾斜反应、坐位平衡反应、立位平衡反应、降落伞反应和翻正反应。

4. 随意运动的评定

（1）听刺激的反应和发声　听力、视力跟踪，周围视力、发声。

（2）头部和肩胛带的粗大动作控制　头部的正中控制，头部的前后控制，头部的平衡，通过肩部支撑身体重量。

（3）上肢的粗大动作和精细动作控制　双手放开，双手放至中线，抓大的物件，抓小的物件，伸手抓物，合并、转移物件。

（4）躯干和下肢的粗大动作控制　坐位时的背部伸直，髋部自主活动的运用，翻身、俯卧位行进，保持坐姿的能力、坐起、站起、行走。

（二）与发育相关的活动能力评定

1. 一般情况评定　包括视觉、听觉、沟通、情绪行为等。

2. 随发育进展的运动能力评定　包括头部控制、翻身、跪爬、站立、步行及高级体能技巧评定。

（1）头部控制　正常的婴儿一般4~6月龄时已经能良好地控制头部，在任何体位下都可以翻正头部，并始终将头部保持在正中位置。但迟缓型和徐动型脑瘫患儿头翻正能力降低，头的控制不好，表现为抬不起头和异常姿势。

（2）翻身　一般6~8月龄的婴儿能独立地翻身，动作流畅。迟缓型、痉挛型、手足徐动型脑瘫患儿由于肌张力异常、发育迟缓及异常反射的存在，妨碍肩部与骨盆间的相对旋转而不能完成翻身动作。

（3）跪爬　正常婴儿7~12月龄时可以四点跪，18月龄时可以直跪；7~8月龄时开始腹爬，9月龄时可以四肢爬，10月龄以后可以爬高。

（4）站立　8月龄大的婴儿开始能扶着栏杆站起来，至10月龄已能独立站立站稳。

（5）步行　正常的小儿12~18月龄就具备了行走的能力，而且逐渐平稳。

（6）高级体能技巧活动　徒手前行（停-走回原处）；向后行；双手抱大物件向前行；单脚站立；跨越障碍物；跑4.5 m（停-跑回原处）；踢大球仍能保持平衡；跳高；跳远；单脚跳；上楼梯（四级）；下楼梯（四级）。

3. 日常活动能力评定　包括进餐、如厕、梳洗、穿衣等。

（1）进餐行为评定　用手进餐，持器具进食，进饮，预备餐具桌。

（2）如厕评定　坐下至便盆/从便盆起身，控制大小便，穿/脱裤子。

（3）梳洗评定　洗手/面，刷牙，开/关水龙头，梳头，在指导下自己洗澡。

（4）穿衣评定　自己穿衣/裤/鞋/袜，自己脱衣/裤/鞋/袜。

（三）智力障碍评定

通过智力评定不仅可以了解脑瘫患儿是否合并智力障碍，从而为制订康复治疗计划提供可靠的依据，还可以及早发现智力低下的儿童，早期开始特殊教育。一般从出生至6岁的儿童可以用丹佛发育筛选测验。诊断性试验则使用我国修订的韦氏智力量表等进行检查。

（四）言语、听力的评定

一般小儿2岁还不会说话应引起注意，并密切观察。

三、康复治疗

脑性瘫痪临床表现较为复杂，因此临床处理起来也较为困难，康复需从多方面入手。患儿除肢体畸形、关节挛缩、运动功能障碍之外，常常伴有智力、言语、生活能力低下等多种障碍。治疗中除医师外，需与其他各有关专业人员组成治疗小组，针对患儿的多种多样的病状，从不同的侧面加以分析，提出治疗意见，形成一个总体的治疗方案，使患儿得到合理全面的治疗，达到良好的康复效果。

（一）物理治疗

1. 运动疗法　运动疗法是小儿脑瘫常用的行之有效的康复方法。目前，在国际上有不同学派的脑性瘫痪运动治疗方法，如 Bobath 法、Vojta 法、Peto 法（引导式教育法）等，治疗师可根据患者的情况选用不同的方法。

（1）头部控制功能训练

1）痉挛型：患儿仰卧位，治疗师将两手放在患儿头部的两侧，把颈部向上方拉长，并用前臂将患儿的肩膀往下压，以增加压力；然后治疗师用手抓住患儿的前臂，将患儿的手抬高且往外转，拉坐起来，即可使患儿的头抬高而保持正位。

2）手足徐动型：患儿仰卧位，治疗师将患儿的手臂拉直往内转并稍往下压，慢慢将患儿拉坐起来，促进患儿的头部保持抬高而向前。

3）肌张力低下型：治疗师用手抓住患儿肩膀，用大拇指顶在胸前，将肩膀往前给患儿较大的稳定性，协助患儿将头抬起。

（2）上肢功能训练　治疗师用手握住患肢肘部外侧，肘适当外旋，使掌心向上。反复训练可使腕关节容易伸展，手放开，拇指较易外展伸直。注意，切忌以暴力拉伸。

（3）下肢功能训练　患儿仰卧位，治疗师双手分别握住患儿两膝关节上部，先使髋关节旋外，然后再将患儿大腿缓慢分开，反复训练，但切不可抓住患儿双踝关节硬拉。患儿两腿夹紧时，可将髋关节弯起来，并旋转活动髋关节，放松。患儿的脚呈尖足状，脚趾像鹰爪般勾起来，活动时先将下肢往外转，足背屈，然后将患儿脚趾拉直。

（4）翻身训练　①患儿仰卧位，治疗师用双手分别握住患儿双踝部，作左右交叉运动，让患儿的双腿交叉带动髋部，使骨盆旋转，并以骨盆旋转带动躯干旋转，最后带动肩部，使患儿翻身。②让患儿以肩部旋转带动躯干、骨盆和下肢。治疗师用双手握住患儿一侧肩部，使肩部做旋转运动。诱发患儿翻身时，将患儿的头转向一边，用手紧紧固定其下颏，在第5肋间处往外压，并且推向胸骨的对侧，患儿身躯可由此诱发出反射式的翻身动作。

（5）从仰卧位到坐位训练　训练患儿先从仰卧位翻身成侧卧位，然后用上肢撑地，将上身推起成对称的坐姿。注意要使患儿学会从仰卧位坐起，须做好翻身动作，还须掌握在俯卧位用上肢支撑负重。

（6）坐姿训练　①痉挛型：治疗师先将患儿的两腿分开坐，上身前倾，并将患儿下肢压直，鼓励患儿向前弯腰坐稳。②手足徐动型：将患儿两脚并拢弯曲坐，治疗师用手抓住患儿肩膀，向前内方转动，让患儿自己用双手撑在两旁支持自己。③肌张力低下型：治疗师抱住患儿，用双手在患儿的腰椎部位向下压，并用大拇指压放在脊柱两旁，给以固定力，可促进头及躯干的伸直。当患儿学会坐稳后，可经常采用前后左右推动患儿的方法，让患儿学会在动态中保持平衡。

（7）爬行训练　当患儿刚开始学爬行时，治疗师用手固定骨盆，然后轻轻将骨盆向上提，左右交替，助于爬行。患儿渐渐学会爬行，刚开始手脚同侧往前伸，逐渐变成左手右脚及右手左脚式的交替爬行。

（8）直跪训练　在维持直跪位姿势中，髋部训练是关键，治疗师可用双手扶助患儿两侧髋部，或一手抵住胸部，另一手使患儿髋部充分伸展；也可根据患儿上肢功能，在直跪时上肢提供适当辅助。

（9）从直跪位到站立训练　在患儿直跪训练基础上，训练左右半跪。在开始作半跪训练时，对患儿的髋部和膝部要给予适当扶持。当患儿已能正确保持半跪姿势时，治疗师可以面对面站在患儿跟前，尽可能少地给予帮助，训练患儿将重心由后腿移到前腿，使患儿能够伸展髋、膝关节，上抬躯干，从半跪位站立起来。

（10）从椅子坐位站起训练　站起训练时，治疗师先帮助患儿将双腿收回到椅子跟前，两脚稍稍分开，再帮助患儿上身前倾，屈曲髋部，使重心前移，直至患儿的双眼与脚趾在同一垂直平面上，然后让患儿伸展膝关节和髋关节，从椅子上站起。

（11）站立和行走训练　①训练患儿从地上站立起来时，治疗师需注意保持患儿的两侧大腿分开和外转，并用手顶住其膝盖，使其重心往前倾，均匀地落在地上，然后扶住患儿站起来。②在站立时要求头部保持正中位，上身平直，髋、膝伸展，两腿分开，脚掌平放于地面。开始训练时，可让患儿扶站、靠墙站、利用站立架或倾斜板进行站立训练。③在站立训练基础上，让患儿作跨步站立训练。当具备了使重心由两条腿向一条腿转移的能力时，开始学习行走。④患儿步行训练时，治疗师站在患儿后面，让患儿背部紧靠自己身体，双手抓握患儿上臂近腋窝处（或控制骨盆处），然后治疗师的腿慢慢迈步，推动患儿的腿迈步。下肢功能稍好的患儿也可利用助行器、矫正鞋、拐杖、平行杠等进行步行训练，以后逐渐减少扶持和帮助，过渡到独立步行。

（12）躯干调节和平衡能力训练　患儿坐位或站位，让患儿伸手抓取置于患儿周围不同方向、距离略超过臂长的各种物体和玩具，以达到训练躯干前屈、左右旋转、左右侧屈的目的。当患儿躯干活动困难时，治疗师可协助患儿完成躯干运动。对患儿平衡能力的训练，可利用平衡板、蹦床训练，也可让患儿通过走海绵垫、走斜面、上下楼梯、走平衡木等来训练。

2. 物理因子治疗　神经肌肉电刺激疗法，可以减低痉挛，增强拮抗肌的活动；温热疗法和水疗法有利于缓解患儿全身痉挛状况，从而使肌张力异常得到改善，还可以促进血液循环和心肺功能，增强身体抵抗力；生物反馈疗法可以减低痉挛和增强肌力。

（二）作业治疗

1. 日常生活活动能力训练　包括进食训练、穿脱衣训练、大小便训练等。

2. 手的技巧训练　包括对称的用手训练，如拍手、揉捏橡皮泥等；手的抓放动作训练，如抓放小的物件（方块、小球、豆子）到一个容器内；手的精细动作训练，如搭积木、拼板等。

（三）其他常用治疗措施

1. 言语治疗　包括早期语言发育刺激、言语训练、构音器官训练和代替言语的交流方法等。不论小儿对所说的话能不能反应，都要和其交谈，反复多次后，小儿逐渐懂得自己发出声音的意义。

2. 引导式教育　脑瘫患儿治疗时，环境的转移使患儿要不断适应不同的要求，容易影响训练的效果和已学知识的巩固，引导式教育则强调从早期诊断到早期干预和教育的纵向连续性，强调学习、训练与日常生活相结合的横向连续性。

3. 支具和辅助具治疗　可使用足托、拐杖和助行器等。

4. 中医康复 包括中药、针灸、推拿等方法。

5. 手术治疗 通过手术,可缓解严重痉挛和挛缩,矫正畸形,整复脱臼,但须慎重选用。

【复习思考题】

1. 简述小儿脑瘫的定义。
2. 简述小儿脑瘫的临床分型。
3. 什么是引导式教育?

脊髓损伤

第四节 脊 髓 损 伤

脊髓损伤是由于外伤、疾病和先天性因素,导致神经损伤平面以下的感觉和运动功能部分或全部障碍,使患者丧失部分或全部工作能力、活动能力和生活自理能力的神经损伤,是康复治疗的主要对象之一。它是一种严重致残的疾病,发病后造成损伤平面以下的截瘫或者四肢瘫。致伤原因在我国依次是高处坠落、外伤(砸伤)、交通事故、运动损伤等。根据损伤原因,脊髓损伤可分为创伤性和非创伤性两类,非创伤性脊髓损伤又可分为血管性、感染性、退行性及肿瘤源性等;根据位置,创伤性脊髓损伤又可分为颈脊髓损伤、胸腰段脊髓损伤。临床上所见的挥鞭性损伤,多见于上身在高速运动时突然静止,导致头部由于惯性继续向前运动,造成脊髓损伤。

一、临床诊断和治疗

脊髓损伤的临床诊断主要根据损伤史、伤后的临床症状和体征及辅助检查。伤后的临床症状和体征主要包括损伤平面以下运动、感觉及自主神经功能障碍;辅助检查主要包括 X 线检查、CT 检查、MRI 检查、神经电生理检查及尿流动力学检查。

脊髓损伤早期治疗主要包括对症支持治疗、恢复脊柱稳定性及解除脊髓局部受压的手术治疗。

二、康复评定

脊髓损伤的康复评定主要包括损伤程度、损伤平面、日常生活能力的评定等。

(一)损伤程度的评定

主要根据美国脊髓损伤学会脊髓功能损害(ASIA)分级进行评定(表 5-5)。

表 5-5 美国脊髓损伤学会脊髓功能损害(ASIA)分级

A 完全性损害	骶段无任何感觉或运动功能
B 不完全损害	神经平面以下包括骶段(S-S)存在感觉功能,但无运动功能
C 不完全损害	神经平面以下存在运动功能,大部分关键肌肌力<3 级
D 不完全损害	神经平面以下存在运动功能,大部分关键肌肌力≥3 级
E 正常	感觉和运动功能正常,但可遗留肌肉张力增高

损伤程度的判断是基于脊髓休克结束,脊髓休克的判断可通过肛门指检来评定。脊髓休克的诊断价值不亚于脊髓诱发电位检查。

(二)损伤平面的评定

神经损伤平面指脊髓具有身体双侧正常感觉、运动功能的最低节段。如 C_6 损伤意味着 C_6 及以上($C_2 \sim C_5$)仍然完好,C_7 以下即有功能障碍。脊髓损伤后,感觉和运动平面可以不一致,左右两侧也可能不同。神经损伤平面的综合判断以运动平面为主要依据,但 $T_2 \sim L_1$ 损伤无法评定运动平面,所以主要依赖感觉平面来确定神经损伤平面。C_4 损伤可以采用膈肌作为运动平面的主要参考依据。神经损伤平面采用关键肌和关键点的方式。采用积分方式使不同平面及损伤分类的患者严重程度可以横向比较。

1. 感觉损伤平面　关键点指确定感觉损伤平面的皮肤标志性部位。感觉检查包括身体两侧28对皮区关键点(表5-6)。每个关键点要检查针刺觉和轻触觉,并按3个等级分别评定打分:0=缺失;1=障碍(部分障碍或感觉改变,包括感觉过敏);2=正常;NT=无法检查。正常者两侧针刺觉和轻触觉的感觉总积分各为112分。

表5-6　感觉关键点

神经节段	感觉关键点	神经节段	感觉关键点	神经节段	感觉关键点
C_2	枕骨粗隆	T_4	第4肋间(乳线)	L_1	T_{12} 与 L_2 之间上 1/3 处
C_3	锁骨上窝	T_5	第5肋间(T_4 与 T_6 之间)	L_2	大腿前中部
C_4	肩锁关节的顶部	T_6	第6肋间(剑突水平)	L_3	股骨内上髁
C_5	肘前窝的外侧面	T_7	第7肋间	L_4	内踝
C_6	拇指	T_8	第8肋间(T_7 与 T_9 之间)	L_5	足背第3跖趾关节
C_7	中指	T_9	第9肋间(T_8 与 T_{10} 之间)	S_1	足跟外侧
C_8	小指	T_{10}	第10肋间(脐水平)	S_2	腘窝中点
T_1	肘前窝的尺侧面	T_{11}	第11肋间(T_{10} 与 T_{12} 之间)	S_3	坐骨结节
T_2	腋窝	T_{12}	腹股沟韧带中部		
T_3	第3肋间				

2. 运动损伤平面　关键肌是指其肌力达到3级,而其上一节段另一肌肉的肌力必须达到4级以上,这是由于每一个节段的神经根都支配一块以上的肌肉,同样大多数肌肉受一个以上的神经节段支配,因此根据神经节段与肌肉的关系,将肌力3级的关键肌定为运动损伤平面(表5-7)。运动积分是将肌力(0~5级)作为分值,把各关键肌的分值相加。正常者两侧运动平面总积分为100分。

表5-7　运动关键肌

神经平面	关键肌	神经平面	关键肌
C_5	屈肘肌(肱二头肌,旋前圆肌)	L_2	屈髋肌(髂腰肌)
C_6	伸腕肌(桡侧伸腕长肌和短肌)	L_3	伸膝肌(股四头肌)
C_7	伸肘肌(肱三头肌)	L_4	踝背伸肌(胫前肌)
C_8	中指屈指肌(指深屈肌)	L_5	长伸趾肌(趾长伸肌)
T_1	小指外展肌(小指外展肌)	S_1	踝跖屈肌(腓肠肌、比目鱼肌)

3. 脊髓损伤功能恢复的预测　不完全损伤的患者其功能恢复变异较大,一般没有统一的预测标准。完全性损伤的功能障碍较为恒定,可以根据损伤水平推断出预后。对不完全性脊髓损伤的患者来说,应具体确定脊髓损伤水平以下的肌力评分。脊髓损伤水平对选择康复治疗方法、制订护理方案和评定疗效有重要意义。完全性脊髓损伤后,脊髓损伤平面与功能预后直接相关,具体见表5-8。

表 5-8　脊髓损伤平面与功能预后的关系

神经平面	最低功能肌肉	活动能力	生活能力
$C_1 \sim C_3$	颈肌	依赖膈肌起搏维持呼吸，可用声控方式操纵某些活动	完全依赖
C_4	膈肌、斜方肌	使用电动高靠背轮椅，有时需要辅助呼吸	高度依赖
C_5	三角肌、肱二头肌	可用手在平坦路面上驱动高靠背轮椅，需要上肢辅助具及特殊推轮	大部依赖
C_6	胸大肌、桡侧伸腕肌	可用手驱动轮椅，独立穿上衣，可以基本独立完成转移，可驾驶特殊改装汽车	中度信赖
$C_7 \sim C_8$	肱三头肌、桡侧屈腕肌、指深屈肌、手内部肌	轮椅实用，可独立完成床—轮椅/厕所/浴室转移	大部自理
$T_1 \sim T_6$	上部肋间肌/背肌	轮椅独立，用长腿矫形器扶拐短距离步行	大部自理
T_{12}	腹肌、胸肌、背肌	长腿矫形器扶拐步行，长距离行动需要轮椅	基本自理
L_4	股四头肌	短腿矫形器扶手杖步行，不需要轮椅	基本自理

（三）日常生活能力的评定

主要根据巴氏指数（Barthel index，BI）和功能独立性评测（Functional independence measure，FIM）来评定。

三、康复治疗

脊髓损伤的康复治疗根据时间可分为早期康复治疗和恢复期康复治疗。

（一）脊髓损伤的早期康复治疗

脊髓损伤患者经早期抢救和手术治疗，病情稳定后就应该尽早开始康复介入。早期康复治疗主要包括早期的康复护理、呼吸训练、康复训练、压疮的防治、心理治疗等。

1. 康复护理

（1）床和床垫　脊椎稳定者可使用减压床或气垫床。

（2）翻身训练　为了防止压疮，一般每 2 小时翻身一次。翻身时必须稳妥地托住患者再移动，防止出现脊柱扭转。进入慢性期之后翻身的间隔时间可以逐渐延长，但是务必以皮肤无压迫缺血为前提。

（3）正确卧位　可以采用仰卧位或侧卧位，正确的卧位有助于保持骨折部位的稳定，避免局部压力过重，预防压疮和挛缩，并可抑制痉挛的发生。病情许可的前提下，逐步让患者由平卧位向半卧位和坐位过渡。

（4）个人卫生活动　协助患者梳洗，注意采用中性肥皂。大小便及会阴护理注意避免局部潮湿，以减少发生压疮的可能性。大小便后软纸擦拭，避免皮肤擦伤。

2. 排痰和呼吸训练　急性高位脊髓损伤后由于呼吸功能障碍，排痰能力下降，可造成肺炎等并发症。可以采用胸部轻叩击和体位引流的方法促进排痰，鼓励腹式呼吸。

3. 康复训练

（1）肢体被动活动　患者生命体征稳定之后，应立即开始全身各关节的被动运动，每日 1~2 次，每个肢体 5 分钟，这样可以促进血液循环，保持关节的最大活动范围。

1）肢体被动运动的原则：进行被动运动时要注意动作轻柔、缓慢和有节奏，活动范围应尽可能达到最大生理范围，但不可超过，以免拉伤肌肉或韧带。髋关节外展要限制在45°以内，以免损伤内收肌群。在下胸段或腰椎骨折时，进行屈髋屈膝运动时要注意控制在无痛范围之内，不可造成腰椎活动。禁止同时屈曲腕关节和指关节，以免拉伤伸肌肌腱。

2）神经损伤平面在腰椎以上的患者：需要特别强调髋关节屈曲及腘绳肌牵张运动，因为只有髋关节直腿屈曲超过90°时才有可能独立坐在床上，这是各种转移训练和床上活动的基础，可由治疗师辅助牵伸或者患者自行床上坐位牵伸。

3）高位脊髓损伤患者：肩胛骨和肩带肌的被动运动与训练对于恢复上肢功能意义重大，不可忽视。为了防止肩关节半脱位，可以使用肩托，同时可使用踝足矫形器防止和纠正足下垂和跟腱挛缩。

（2）预防体位性低血压的适应性训练　为防止体位性低血压，应使患者逐步从卧位转向半卧位或者坐位，倾斜的高度逐渐增加，以无头晕等低血压症状为度。除此以外，还可以用弹力绷带捆扎下肢或用腹带以增加回心血量。适应性训练的时间取决于损伤的平面，平面低则适应性训练时间短，平面高则时间长。

（3）膀胱和直肠训练　脊髓损伤后早期经常有尿潴留，一般采用留置导尿管的方法。留置导尿管时要注意卧位时男性导尿管的方向必须朝向腹部，以免导尿管压迫尿道壁，造成尿道内溃疡。留置导尿管时还要注意夹放导尿管的时机。膀胱储尿在300~400 ml时有利于膀胱自主收缩功能的恢复。要记录出入液体量，以判断放尿时机。为了训练患者小便时膀胱控制能力，应尽早采用清洁间歇导尿或者无菌间歇导尿。清洁间歇导尿时，需将外阴部局部清洗干净，导尿管用后用清水冲洗，然后放入生理盐水或消毒液中保存。

脊髓损伤后的直肠问题主要是便秘。为了缓解便秘，首先需保证足量膳食纤维的饮食（例如蔬菜等）和规律的排便习惯（体位和时间）。实在难以自行排便的情况下，可使用直肠润滑剂，使用后嘱患者自行用力排便，以使患者逐步适应自行排便的过程。手指肛门牵张法也很有效，方法是将中指戴指套，涂抹润滑剂后插入肛门，缓慢将手指向肛门一侧牵拉，或者进行环形牵拉，刺激结肠蠕动，缓解肛门括约肌的痉挛，从而促进排便。

4. 压疮处理　保持皮肤清洁、干燥；保持良好的营养状态；避免皮肤长时间受压。对已形成压疮者，可采用超短波、短波、直流电、神经肌肉电刺激等物理治疗，以减轻局部炎性反应、促进创面愈合。

5. 心理治疗　几乎所有脊髓损伤患者在伤后均有严重心理障碍，包括极度压抑或忧郁、烦躁，甚至发生精神分裂症。因此康复治疗时必须对患者进行耐心细致的心理工作，对于患者的问题给予鼓励性的回答，帮助患者建立信心，积极参加康复训练。

【知识拓展】 ···

直立性低血压

直立性低血压又叫体位性低血压，是指由于体位的改变，如从仰卧位突然转为直立位，或长时间站立发生的脑供血不足引起的低血压。通常认为，站立后收缩压较平卧位时下降20 mmHg或舒张压下降10 mmHg，即为直立性低血压。

（二）脊髓损伤恢复期的康复治疗

脊髓损伤后，患者的部分肌肉丧失了活动能力，他们必须使用其尚有功能的肌肉完成活动从而自理生活。所以，一旦患者病情允许患者从骨科或神经外科出院，就应积极进行恢复期的康复治疗。恢复期康复治疗同样须重视压疮的防治、神经源性膀胱肠道的康复管理，另外需加强肢体的运动功能康复，具体包括以下内容。

1. 肌力训练　对于瘫痪肢体，应加强训练以提高肌力；对于正常肢体也应加强训练，以增强肌力，以代偿瘫痪肢体的功能。脊髓损伤者为了应用轮椅、拐杖或助行器，在卧位、坐位时均要重视训练肩带肌力，包括上肢支撑力训练、肱三头肌和肱二头肌训练和握力训练。对于采用低靠背轮椅者，还需要进行腰背肌的训练。步行训练的基础是腹肌、髂腰肌、腰背肌、股四头肌、内收肌等训练。

2. 软组织牵伸　包括腘绳肌牵伸、内收肌牵伸和跟腱牵伸。腘绳肌牵伸是为了使患者直腿抬高大于90°，以实现独立坐位。内收肌牵伸是为了避免患者因内收肌痉挛而造成会阴部清洁困难。跟腱牵伸可以缓解跟腱挛缩程度，以便帮助步行训练。牵伸训练还可以帮助降低肌肉张力，对缓解痉挛有一定的作用。

3. 坐位训练　正确的独立坐位是进行转移、轮椅和步行训练的前提。床上坐位可分为长坐位（膝关节伸直）和短坐位（膝关节屈曲）。实现长坐位才能进行床上转移训练和穿裤、袜、鞋的训练，然后再逐步过渡到短坐位。

4. 转移训练　包括独立转移和帮助转移。帮助转移指患者在他人的帮助下转移体位，可由两人帮助或一人帮助。独立转移指患者独立完成转移动作，包括从卧位到坐位转移、床上或垫上横向和纵向转移、床至轮椅和轮椅至床的转移、轮椅到凳或凳到轮椅的转移以及轮椅到地和地到轮椅的转移等。在转移时可以借助一些辅助具，如滑板。

5. 轮椅训练　主要包括：① 合适的姿势：可采用身体重心落在坐骨结节上方或后方（后倾坐姿），或相反的前倾坐姿。前倾坐姿的稳定性和平衡性更好，而后倾姿势较省力和灵活。要注意防止骨盆倾斜和脊柱侧弯。② 轮椅的操纵：上肢力量及耐力是良好操纵轮椅的前提。在技术上包括前后轮操纵，左右转弯和前进后退训练。伤后2~3个月，患者脊柱稳定性良好，坐位训练已完成，可独立坐位15分钟以上时，开始进行此训练。患者应注意每隔30分钟左右用上肢撑起躯干，或躯干向左右、前后侧倾，使臀部离开椅面减轻压力，以免坐骨结节等处发生压疮。③ 轮椅独立转乘训练：方法有前方转乘，将轮椅与床成直角，上床时轮椅距床30 cm，锁住轮椅，将双侧下肢移到床上，然后将轮椅向前驱动，靠床再锁住，双手利用支撑动作将身体挪推到床上。下床时动作相反。

6. 步行训练　发病后半年左右，患者可逐步开始步行训练。首先要进行步态分析，以确定髂腰肌、臀肌、股四头肌、腘绳肌等肌肉的功能状况。完全性脊髓损伤患者步行的基本条件是上肢有足够的支撑力和控制力。如果要具有实用步行能力，则神经损伤平面一般在腰或以下水平。对于不完全性损伤者，则要根据残留肌力的情况确定步行的预后。步行训练的基础是坐位和站位平衡训练，重心转移训练和髋、膝、踝关节控制能力训练。

关节控制肌的肌力经过训练仍然不能达到3级以上水平者，必须使用适当的矫形器以代偿肌肉的功能。达到站位2~3级平衡时，患者可以开始平行杠内站立及行走训练。行走形式可采用：① 迈至步，训练时双手先移向前，握持双杠，再抬起双腿摆向前，双脚落于手的后方。② 迈越步，双手先移向前，握住双杠，抬起双腿向前摆，双脚落于手的前方。③ 四点步，先右手，再左脚，接着左手，最后右脚。④ 二点步，右手左脚向前到左手右脚向前，交替进行。平行杠内行走熟练后，患者移至杠外训练，用双拐来代替平行杠。

【复习思考题】

1. 名词解释：脊髓损伤、关键肌、关键点。

2. 简述完全性脊髓损伤后，脊髓损伤平面与预后的关系。

3. 脊髓损伤的早期康复治疗主要有哪些内容？

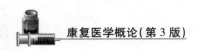

第五节 周围神经损伤

周围神经损伤

一、基本概念及分类

周围神经损伤是指周围神经干或其分支受到外界直接或间接力量作用而发生的损伤。病因:周围神经病损常因神经挤压、神经牵拉、神经断裂、感染、中毒和营养代谢障碍等所致。周围神经损伤按 Seddon 法可分为以下几种类型:

1. 神经失用 神经轴突和神经膜均完整,传导功能暂时丧失。神经失用多由挤压或药物损害引起,一般可在 6 个月内完全恢复。

2. 神经轴突断裂 神经外膜、神经束膜、神经内膜和施旺细胞完整,神经轴突部分或完全断裂,出现瓦勒变性,运动和感觉功能部分或完全丧失。神经轴突断裂多为挤压或牵拉伤所致,可自行恢复,但轴突需自损伤部位向远端再生,再生速度为 1~2 mm/d,故需时较久。

3. 神经断裂 指神经的连续性中断,导致运动和感觉功能完全丧失。多为严重拉伤或切割伤所致,必须手术修复。

常见的周围神经损伤有臂丛神经损伤、尺神经损伤、桡神经损伤、正中神经损伤、胫神经损伤、腓总神经损伤等。

二、临床诊断和治疗

(一)诊断要点

周围神经损伤的诊断主要根据损伤史、伤后的临床症状和体征及辅助检查。

1. 临床表现 周围神经病损后,主要表现为不同程度的运动、感觉障碍,同时可有肢体营养障碍和自主神经系统紊乱等表现。

(1)感觉障碍 包括主观感觉障碍和客观感觉障碍。一般情况下,患者的主观感觉障碍比客观感觉障碍多而且明显,在神经恢复过程中,患者感到灼痛、感觉过敏,往往难以忍受。

(2)运动障碍 迟缓性瘫痪、肌张力降低、肌肉萎缩、抽搐。日常生活、工作中某些功能性活动能力障碍,如臂丛神经损伤,由于上肢运动障碍可不同程度地影响进食、个人卫生、家务活动以及写字等手精细动作;坐骨神经损伤可出现异常步态或行走困难。

(3)反射障碍 周围神经病损后,其所支配区域的深浅反射均减弱或消失。

(4)自主神经功能障碍 无汗、少汗或多汗,皮肤温度降低或增高或发绀,指甲粗糙脆裂等。

2. 辅助检查 主要包括神经电生理检查,即通过肌电图检查可以明确神经损伤的程度与位置等。

(二)临床治疗

针对周围神经损伤,早期主要是根据神经损伤的程度,选择不同的治疗方案,包括应用营养周围神经药物和恢复神经连续性的手术治疗。

三、康复评定

主要包括:周围神经损伤对肢体运动、感觉及自主神经功能影响的评定,同时也应包括日常生活能力评定及社会参与水平的评定。具体见"常见周围神经损伤康复"。

四、康复治疗

周围神经损伤后康复治疗也包括早期康复治疗和恢复期的康复治疗。

(一)早期康复治疗

1. 药物治疗 应用适当药物治疗,及时控制外伤引起的感染,减少对神经的损害。

2. 防挛缩变形　保持良好体位防止挛缩变形。

3. 肌力训练　肌肉全瘫时,采用电针、电刺激疗法、推拿、被动运动、传递神经冲动训练,以防止、延缓、减轻神经肌肉萎缩;受累肌肌电图出现较多动作电位时,应开始增强肌力训练。

4. 维持和改善关节活动度的训练　调整体位摆放;进行主动、被动、助力运动训练;进行关节功能牵引、关节松动术,并根据患者的病情需要选用支具、限制性关节活动、系列石膏等。

5. 协调性训练　让患者在意识控制下训练如何在神经系统中形成预编程序的、自动的、多块肌肉协调运动的记忆痕迹,其目的是使患者能够随意再现多块肌肉协调的、自动的运动形式,而且这种形式比单块肌肉产生的动作更平稳、更精确、更有力。

6. 物理因子的应用　① 早期利用小剂量超短波、短波和微波疗法,可以消除炎症、促进水肿吸收,有利于神经再生。② 温热疗法和水疗法:使用热敷、蜡疗、红外线照射等,借助热作用改善局部血液循环、缓解疼痛、松解粘连,帮助水肿和积液的吸收。③ 低频电疗:低频电疗属于被动活动,应在主动活动恢复之前做。

（二）恢复期的康复治疗

康复治疗的目的和作用是促进神经再生、促进运动和感觉功能的恢复、改善关节活动度。

1. 运动疗法　① 增强肌力训练:增强肌力有两个目的:一是增强最大肌力的瞬间爆发力,二是增强肌力的耐力。肌力训练应根据患者肌力情况选用相应的运动训练方法。② 增强关节活动度训练:关节松动术、关节牵引、手法放松治疗等。

2. 作业疗法　在运动神经细胞修复的过程中,适当的治疗性作业不仅能维持和改善肌肉的功能,而且还能改善患肢的血运和增加 ROM。无论选用哪种作业方法都会有某些抗阻力作用,因此尽量应用健康情况下需两侧肢体参加的作业内容为好。随着肌力的恢复,根据恢复程度逐渐增加患侧肢体的操作。作业疗法的原则是,先做被动运动,然后自己活动患侧肢体,待肌力有些恢复后再一边做被动运动,一边在他人的帮助下作自主运动,最后做抗阻力运动。

3. 矫形器的应用　神经损伤后,肌力甚弱或完全消失,造成肢体不能保持功能位,可使用矫形器进行矫正。例如上肢手腕、手指可使用夹板固定。足部肌力不平衡所致足内翻、外翻、足下垂,可用下肢短矫形器,大腿肌群无力致膝关节支撑不稳、小腿外翻、屈曲挛缩,可用下肢矫形器矫正。

4. 物理因子治疗　可继续选用早期康复的护理方法,如有粘连或瘢痕形成,可采用直流电碘离子导入、超声波和音频电疗法。对麻痹肌肉可根据电诊断检查结果,选用不同波形参数的低频脉冲电刺激疗法,使其产生节律性肌肉收缩,可防止和延缓肌肉萎缩。采用氦-氖激光沿神经走行表浅部位取穴位照射和指数曲线电流刺激疗法相结合,对促进神经再生效果显著。在出现轻微主动运动时,采用肌电生物反馈疗法,可发挥患者主动训练的潜力。

5. 手术吻合和矫治　根据神经再生受阻的原因,可行手术吻合断裂的神经,切除损伤神经的骨刺、骨痂,将神经从瘢痕中松解出来。对挛缩畸形肢体进行手术矫治。

五、常见周围神经损伤的康复

（一）臂丛神经损伤

臂丛由 $C_5 \sim C_8$ 和 T_1 前支大部分组成,各神经出椎间孔后先组成上、中、下三干,每干又组成 3 个束。臂丛分支组成上肢神经即腋神经、桡神经、肌皮神经、正中神经、尺神经和臂内侧神经等。臂丛神经损伤常见的原因为压迫、牵拉等。

1. 康复评定

（1）肌力评定　常采用徒手肌力评定,也可采用仪器测定法。

（2）感觉评定　常用评定方法为英国医学研究会提出的分级法（MCRR1954）。

1）浅感觉:痛觉、温度觉、触觉。

2）深感觉:运动觉、位置觉、震动觉。

3）复合感觉:两点分辨觉、实体觉。

（3）疼痛评定　通常采用目测类比法(VAS)、简化 McGill 疼痛问卷和压力测痛法等评定方法。

（4）患肢周径评定和关节活动范围评定

（5）特殊检查

1）Tinel 征:感觉神经再生时,由于早期无髓鞘,神经纤维裸露,在外部叩击时可诱发疼痛、放射痛或过敏现象。随神经轴索向远端生长,Tinel 征可向前推移,以此可了解神经再生速度,但不能说明再生质量和反映再生情况。

2）诱发试验:慢性神经卡压损伤时,可通过加重神经受压的方式来诱发疼痛、麻木、无力等,如屈腕试验诱发腕管综合征。

（6）电生理检查　电诊断、肌电图、神经传导速度等对判断周围神经损伤的范围、部位、性质与程度有重要价值。

（7）根据损伤部位　可采用手功能评定抓、握、捏等。

【知识拓展】

视觉模拟评分法

视觉模拟评分法(Visual Analogue Scale/Score, VAS):该法比较灵敏,有可比性。具体做法是:在纸上面画一条 10 cm 的横线,横线的一端为 0,表示无痛;另一端为 10,表示剧痛;中间部分表示不同程度的疼痛。让患者根据自我感觉在横线上画一记号,表示疼痛的程度。

2. 康复治疗

（1）损伤早期康复　去除病因,消除炎症水肿,减轻对神经的损害,预防挛缩畸形的发生。

1）针对病因进行治疗。

2）物理治疗:包括运动疗法、电疗治及超声波疗法等。

运动疗法:① 保持功能位,预防关节挛缩变形。臂丛神经上部损伤时,功能位置为:三角巾悬吊患肢,肘关节屈曲 90°;臂丛神经下部损伤时,功能位置为:夹板固定呈半握拳状,手中可握半圆形小棍或纱布卷。② 被动运动和按摩,可促进淋巴、血液循环,维持肌张力及关节活动范围。③ 当患者出现主动运动时,应积极进行主动活动。

电疗法:① 超短波疗法:板状电极,损伤上肢,对置法,微热量,每次 15 分钟,每日 1 次,20 次为 1 个疗程。② 短波疗法:板状电极,损伤上肢,对置法,或电缆电极环绕于患肢,微热量,每次 15 分钟,每日 1 次,20 次为 1 个疗程。③ 直流电碘离子导入疗法:对置法或并置法,每次 20 分钟,每日 1 次,20 次为 1 个疗程。

超声波疗法:声头置于损伤上肢部位或手术伤口周围,移动法,功率 0.5~1.5 W/cm²,每次 7 分钟,每日 1 次,20 次为 1 个疗程。

（2）恢复期康复　防止粘连,促进神经再生,增强肌力和促进感觉功能恢复。

1）物理治疗:包括运动疗法、电疗法及超声波药物透入疗法等。

运动疗法:臂丛神经上部损伤时,肩关节和肩胛带肌肉的被动运动、主动-辅助运动和主动运动、渐进抗阻、短暂最大负荷训练、等长收缩训练。臂丛神经下部损伤时,做拇指、食指屈曲运动、拇指与小指对掌运动、分指运动、肩胛带肌肉运动训练。

电疗法:① 音频电疗法:电极置于粘连部位或瘢痕两侧,并置法;或放于瘢痕上及其对侧部位,对置法,每次 20~30 分钟,每日 1 次,20 次为 1 个疗程。② 直流电碘离子导入疗法:每次 20 分钟,每日 1 次,20 次为 1 个疗程。

超声波药物透入疗法:将需透入的药物制成耦合剂,声头在瘢痕或粘连部位移动,功率 1.5 W/cm²,每次 7 分钟,每日 1 次,20 次为一疗程。

2)作业治疗　可编排一些有目的的活动,增强患者的肌力、耐力和协调性。进行手的各种主动运动训练、简单的作业治疗,并进行呼吸训练。必要时可采用上肢的固定性、矫形性、功能性及承重性矫形器,以较好地改善肢体活动功能,避免施行某些矫形修复手术。

3)促进感觉功能的恢复

局部麻木、疼痛:可采用镇静、镇痛剂治疗;交感神经节封闭治疗;TENS 疗法、干扰电疗法、超声波疗法、激光疗法、直流电药物导入疗法及电针灸疗法等物理治疗。

感觉过敏:采用脱敏疗法,教育患者使用敏感区,在敏感区逐渐增加刺激。具体方法用漩涡浴疗法、按摩及适应性刺激。

感觉丧失:采用感觉重建的方法,用不同的物体放在患者手中,而不靠视力帮助,进行感觉训练。开始让患者识别不同形状、大小的木块,然后用不同织物识别和训练,最后用一些常用的家庭器皿训练。

(3)神经吻合术后　应注意改良康复程序,避免术后 2~3 周内进行牵拉神经的运动,必要时可采用夹板限制过度运动。

(4)神经痛的处理　轻者可采用冷敷、热疗、TENS、超声波等物理治疗,或可服用非甾体类消炎镇痛药及针灸等。重者可采用交感神经节封闭(选择脊髓颈胸节段)或相应的交感神经节切除。

(5)心理咨询与康复　让患者了解神经损伤的性质、程度和康复治疗方案,从而增强战胜疾病的信心,并获得患者的密切配合。患者家属的支持和理解也非常重要。

(二)桡神经损伤

桡神经由 C_5、C_6 和 T_1 前支组成,运动纤维主要支配前臂、腕和手的伸肌群。桡神经损伤常见的原因为外伤、手术、骨折等。不同损伤部位表现亦不同。高位损伤可引起整个桡神经麻痹;前臂中 1/3 损伤,主要表现为伸指障碍。

1. 康复评定　同"臂丛神经损伤"。

2. 康复治疗

(1)损伤早期康复　去除病因,消除炎症水肿,减轻对神经的损害,预防挛缩畸形的发生。

1)对病因进行病因治疗。

2)物理治疗:包括运动疗法、电疗法及超声波药物透入疗法等。

运动疗法:① 保持功能位,预防关节挛缩变形,支具、绷带或钢丝架固定使手腕呈背伸和手指半握拳状。② 被动运动和按摩,可促进淋巴、血液循环,维持肌张力及关节活动范围。③ 当患者出现主动运动时,应积极进行主动活动。

其他物理治疗,同"臂丛神经损伤"。

(2)恢复期康复　防止粘连,促进神经再生,增强肌力和促进感觉功能恢复。

1)物理治疗:运动疗法为腕关节背伸,前臂伸直、旋后,手指被动运动,主动-辅助运动和主动运动,着重训练手指伸直、伸拇运动及整个手臂和肩胛带肌肉的主动运动。

其他物理治疗同"臂丛神经损伤"。

2)作业治疗:可编排一些有目的的活动,增强患者的肌力、耐力和协调性。进行手的各种主动运动训练、简单的作业治疗。必要时可采用前臂及手部矫形器,以较好地改善肢体活动功能,避免施行某些矫形修复手术。

3）促进感觉功能的恢复:同"臂丛神经损伤"。

（3）神经吻合术后　同"臂丛神经损伤"。

（4）神经痛的处理　同"臂丛神经损伤"。

（5）心理咨询与康复　同"臂丛神经损伤"。

（三）尺神经损伤

尺神经由 C_8 和 T_1 神经根组成,运动纤维主要支配尺侧腕屈肌,指伸屈肌,小鱼际肌,第3、4 蚓状肌,各骨间肌,拇短屈肌,拇内收肌。尺神经损伤常见的原因为压迫、牵拉、手术、外伤等。

1. 康复评定　同"臂丛神经损伤"。

2. 康复治疗

（1）损伤早期康复　去除病因,消除炎症水肿,减轻对神经的损害,预防挛缩畸形的发生。

1）对病因进行病因治疗。

2）物理治疗:

运动疗法:① 保持功能位,预防关节挛缩变形。固定手指呈半握拳,手内放圆垫。② 被动运动和按摩,可促进淋巴血液循环,维持肌张力及关节活动度。③ 当患者出现主动运动时,应积极进行主动活动。

其他物理治疗同"臂丛神经损伤"。

（2）恢复期康复　防止粘连,促进神经再生,增强肌力和促进感觉功能恢复。

1）物理治疗:运动疗法为手指分合运动、伸直运动,尤为第1节手指运动、第5节手指对掌被动运动和主动运动。

其他物理治疗同"臂丛神经损伤"。

2）作业治疗:可编排一些有目的的活动,增强患者的肌力、耐力和协调性。进行手的各种主动运动训练、简单的作业治疗。必要时可采用手部矫形器,以较好地改善肢体活动功能,避免施行某些矫形修复手术。

3）促进感觉功能的恢复:同"臂丛神经损伤"。

（3）神经吻合术后　同"臂丛神经损伤"。

（4）神经痛的处理　同"臂丛神经损伤"。

（5）心理咨询与康复　同"臂丛神经损伤"。

（四）正中神经损伤

正中神经由 $C_5 \sim C_8$ 和 T_1 神经根组成,运动纤维主要支配前臂和手的掌面肌。损伤常见的原因为骨折、刀枪伤、感染等。

1. 康复评定　同"臂丛神经损伤"。

2. 康复治疗

（1）损伤早期康复　去除病因,消除炎症水肿,减轻对神经的损害,预防挛缩畸形的发生。

1）对病因进行病因治疗。

2）物理治疗

运动疗法:① 保持功能位;预防关节挛缩变形:上臂部位损伤时夹板固定掌指关节及指关节呈半屈状位置;前臂部位损伤时,功能位置同上臂部位损伤时。② 被动运动和按摩,可促进淋巴、血液循环,维持肌张力及关节活动度。③ 当患者出现主动运动时,应积极进行主动活动。

其他物理治疗同"臂丛神经损伤"。

（2）恢复期康复　防止粘连,促进神经再生,增强肌力和促进感觉功能恢复。

1）物理治疗：运动疗法为上臂部位损伤时，做屈腕运动、屈手指运动，特别是第1、2手指屈曲运动。对指运动及整个手臂的被动运动和主动运动；前臂部位损伤时，拇指对掌运动、手指屈曲运动，整个手臂的被动运动和主动运动。

其他物理治疗同"臂丛神经损伤"。

2）作业治疗：同"臂丛神经损伤"。

3）促进感觉功能的恢复：同"臂丛神经损伤"。

（3）神经吻合术后　同"臂丛神经损伤"。

（4）神经痛的处理　同"臂丛神经损伤"。

（5）心理咨询与康复　同"臂丛神经损伤"。

（五）胫神经损伤

胫神经是由 L_4、L_5 和 $S_1 \sim S_3$ 神经根组成的坐骨神经在腘窝处两个终末分支之一。运动纤维主要支配小腿后肌群。损伤常见的原因为手术、注射等。

1.康复评定　同"臂丛神经损伤"。

2.康复治疗

（1）损伤早期康复　去除病因，消除炎症水肿，减轻对神经的损害，预防挛缩畸形的发生。

1）对病因进行病因治疗。

2）物理治疗

运动疗法：① 保持功能位；预防关节挛缩变形：固定踝关节于90°背屈功能位。② 被动运动和按摩，可促进淋巴血液循环，维持肌张力及关节活动范围。③ 当患者出现踝关节主动跖屈及各趾主动跖屈时，应积极进行主动活动。

其他物理治疗同"臂丛神经损伤"。

（2）恢复期康复　防止粘连，促进神经再生，增强肌力和促进感觉功能恢复。

1）物理治疗：运动疗法为踝关节跖屈运动、各趾跖屈运动、趾外展运动。

其他物理治疗同"臂丛神经损伤"。

2）作业治疗：同"臂丛神经损伤"。

3）促进感觉功能的恢复：同"臂丛神经损伤"。

（3）神经吻合术后　同"臂丛神经损伤"。

（4）神经痛的处理　同"臂丛神经损伤"。

（5）心理咨询与康复　同"臂丛神经损伤"。

（六）腓总神经损伤

腓总神经是由 L_4、L_5 和 $S_1 \sim S_3$ 神经根组成的坐骨神经在腘窝处两个终末分支之一。腓总神经分为腓浅神经和腓深神经，运动纤维主要支配小腿前肌群。损伤常见的原因为牵引、骨折、挫伤等。

1.康复评定　同"臂丛神经损伤"。

2.康复治疗

（1）损伤早期康复　去除病因，消除炎症水肿，减轻对神经的损害，预防挛缩畸形的发生。

1）对病因进行病因治疗。

2）物理治疗

运动疗法：① 保持功能位；预防关节挛缩变形：夹板固定踝关节于90°背屈功能位。② 被动运动和按摩，可促进淋巴、血液循环，维持肌张力及关节活动范围。③ 当患者出现主动运动时，应积极进行主动活动。

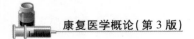
其他物理治疗同"臂丛神经损伤"。

（2）恢复期康复　防止粘连,促进神经再生,增强肌力和促进感觉功能恢复。

1）物理治疗

运动疗法:可进行伸踝被动运动、主动-辅助运动、主动运动,足趾伸直运动和穿矫形鞋的步态训练。

其他物理治疗同"臂丛神经损伤"。

2）作业治疗:同"臂丛神经损伤"。

3）促进感觉功能的恢复:同"臂丛神经损伤"。

（3）神经吻合术后　同"臂丛神经损伤"。

（4）神经痛的处理　同"臂丛神经损伤"。

（5）心理咨询与康复　同"臂丛神经损伤"。

【复习思考题】

1. 名词解释:周围神经损伤、神经失用、臂丛神经。

2. 简述周围神经损伤后功能障碍特点。

3. 简述周围神经损伤后早期康复治疗内容。

老年期痴呆

第六节　老年期痴呆

老年期痴呆是指发生在老年期的一种以获得性认知功能损害为核心,并导致患者日常生活能力、学习能力、工作能力和社会交往能力明显减退的综合征。老年期痴呆是导致老年人失能的最主要原因之一,不仅严重影响患者本人的生存质量,也显著增加了照料者、家庭和社会负担,是"老龄化"社会面临的重要问题之一。

临床上引起老年期痴呆的疾病繁多,主要分类方法包括:① 按是否为变性病进行分类,神经系统变性病主要包括阿尔茨海默病（Alzheimer's Disease, AD）、额颞叶变性、帕金森病等,非变性病主要包括血管性痴呆（Vascular dementia, VaD）、正常压力脑积水等,其中阿尔茨海默病占所有痴呆患者的50%~70%;血管性痴呆占痴呆患者的15%~20%,是最常见的老年期痴呆类型。本章将重点介绍这两种疾病导致的痴呆特点及康复评定和治疗。② 按病变部位可分为皮质性痴呆、皮质下痴呆、皮质和皮质下混合性痴呆以及其他痴呆。③ 按发病及进展速度分类。

一、临床诊断和治疗

（一）诊断要点

老年期痴呆的临床诊断主要根据临床病史、神经心理评估、神经系统体征及辅助检查（实验室与影像学检查）。

1. 病史　由于部分痴呆患者对自身功能障碍缺乏自知力,因此,病史采集对象应尽可能包括患者本人及熟悉患者情况的照料者。病史采集要点包括认知障碍的发生时间和特点、是否较之前有明显下降、相关因素（如心脑血管事件等）、功能障碍发展特点（进展、稳定、好转或波动）、功能障碍特征（如记忆力下降、注意力障碍、异常行为等）、功能障碍是否影响日常生活能力等。

2. 症状与体征　痴呆患者的症状根据导致痴呆的病因、痴呆类型不同而有差异,其功能障碍的核心是认知功能障碍,常有多个认知域受损,如记忆、注意、执行功能、视空间功能等;常伴随精神行为症状,如淡漠、抑郁、焦虑、脱抑制行为等;同时可能伴有运动、感觉、吞咽等功能障碍。

（1）记忆障碍　记忆是痴呆患者最常受损的认知功能之一，患者表现为回忆新信息/事件的能力障碍、忘记远期/近期发生的事情或忘记约定、忘记已习得的概念知识、忘记亲朋好友的名字等。记忆障碍依据不同特征可分为近期/远期记忆障碍、情景记忆障碍、语义记忆障碍、程序性记忆障碍等；根据涉及记忆过程的不同，可分为编码、巩固、储存、提取障碍等。

（2）注意障碍　注意是指人的心理活动对一定对象的指向和集中，注意障碍是痴呆患者最常受损的认知功能之一，包括觉醒水平的异常、选择性注意障碍、注意广度受损、空间注意障碍等；常见表现/主诉包括反应迟钝、难以"集中注意"完成某些任务、容易被环境中不相关刺激吸引而导致完成任务障碍等。

（3）执行功能障碍　执行功能是人脑的重要高级功能，包括形成目标、策划过程、完成计划、有效操作、工作记忆等能力，同样是痴呆常累及的认知功能。执行功能障碍的常见表现包括有效解决问题的能力下降、组织策划能力受损等。

（4）语言障碍　语言是认知功能的重要组成部分，包括语言理解/表达障碍、语义/语音/语法障碍等，表现为命名障碍、语言表达不流畅、语言表达内容空洞/用词不准确、赘述、难以理解不常见/常见语言概念、复杂句理解障碍等。

（5）视空间能力障碍　视空间能力指对视觉对象的结构、空间位置和空间关系等的识别、想象等能力。视空间能力受损患者常难以在复杂的视觉环境中辨别物体、存在辨距障碍等，容易造成交通事故或意外事件。部分以视空间功能障碍起病的痴呆患者可能反复因"视物模糊"至眼科就诊，排除眼科相关疾病后转诊至神经科最终确诊。

（6）其他认知功能障碍表现　除上述认知功能受损外，痴呆患者还可能出现计算障碍、定向障碍、认知处理速度受损等认知功能受损表现。严重痴呆患者常表现为认知功能的全面衰退，依赖照料者帮助完成日常生活，同时可能对自身的认知障碍缺乏自知力。

（7）精神行为异常　在老年痴呆患者中非常常见，包括淡漠、抑郁、焦虑、激越、易激惹性、妄想、运动行为异常、进食行为异常、脱抑制、睡眠障碍、幻觉、欣快等。《中国痴呆与认知障碍诊治指南（2015）》总结痴呆伴发的精神行为症状可大致分为4个症状群。① 情感症状：包括抑郁、焦虑、易怒等；② 精神病性症状：包括淡漠、幻觉、妄想等；③ 脱抑制症状：包括欣快、脱抑制等；④ 活动过度症状：包括易激惹、激越、行为异常、攻击性等。在所有痴呆症状中，淡漠出现的概率最高（76%），随后是抑郁、易激惹、激越和躁动。痴呆患者的精神行为症状不仅加重患者本身的功能障碍，同时也大幅加重了照料者的负担，因此改善精神行为异常是痴呆患者就诊的最主要诉求之一。

（8）其他功能障碍　除上述功能障碍外，老年期痴呆患者还常伴随有其他功能障碍，包括运动功能障碍（如运动学习障碍、失用、平衡障碍、步态异常等）、感觉障碍和疼痛、吞咽障碍、排尿和排便障碍等。严重痴呆或疾病终末期患者可能出现全面功能衰退、长期卧床，需要通过鼻饲、导尿等方式维持进食和排尿、排便，易出现肺炎、血栓等并发症。

3. 认知功能评定　建立痴呆诊断、痴呆分型，必须对患者进行认知功能评定，认知功能评定结果也是制订康复治疗计划、评估康复疗效、判断预后的重要依据。认知功能评定方法包括问卷、标准化量表评估；按照评定目的和对象不同，又可分为认知功能筛查、全面认知功能评定，以及针对某些疾病的成套认知功能评定。具体的认知功能评定工具将在下文进行介绍。

4. 辅助检查　老年期痴呆的辅助检查主要包括影像学检查、实验室检查、基因检查等。

（1）影像学检查　主要检查方法包括头颅 CT、常规头颅 MRI，有条件时还可选择功能磁共振、磁共振弥散张量成像（DTI）、海马磁共振、脑血流灌注、多导联脑电图、PET 等检查。一般建议为明确诊断，至少进行常规头颅 MRI 检查，以评估脑萎缩的分布和程度、脑白质变性、脑积水情况等。针对特定神经病理产物的 PET 检查可对疾病诊断提供病理证据，如检测患者脑内 A－β 淀粉样蛋白沉积可对阿尔茨海默病的诊断提供依据。

（2）实验室检查　一般需要包括甲状腺功能、叶酸和维生素 B$_{12}$、梅毒、血常规、肝肾功能、电解质等检查，以帮助鉴别导致老年人认知障碍的病因。必要时可行脑脊液检查以帮助鉴别诊断，脑脊液检查 tau 蛋白、磷酸化 tau 蛋白水平可为阿尔茨海默病诊断提供病理依据。

（3）基因检查　可对部分引起老年期痴呆的疾病提供诊断依据，如家族性阿尔茨海默病。此外，部分基因被认为可能增加老年人患痴呆的风险，如载脂蛋白 E（ApoE）的等位基因类型。

（二）临床治疗

老年期痴呆的临床治疗需要根据导致痴呆的疾病、痴呆严重程度、功能障碍表现等因素进行综合治疗，这里主要介绍阿尔茨海默病（AD）和血管性痴呆（VaD）的临床治疗。

1. 阿尔茨海默病痴呆的临床治疗　目前主要为药物治疗，主要包括胆碱酯酶抑制剂、兴奋性氨基酸受体拮抗剂及其他药物治疗；非药物治疗包括运动干预、认知训练等治疗方法，将在康复治疗部分介绍。

（1）胆碱酯酶抑制剂　可增加突触间隙的胆碱酯酶含量，是目前治疗轻、中度 AD 的一线药物，主要包括多奈哌齐、卡巴拉汀、加兰他敏、石杉碱甲。临床研究表明，胆碱酯酶抑制剂可改善 AD 患者的认知功能、精神症状和日常生活功能。明确诊断 AD 的患者，如无禁忌证，可选用胆碱酯酶抑制剂治疗，如治疗无效或因不良反应不能耐受，可考虑更换其他胆碱酯酶抑制剂或改变剂型应用。

（2）兴奋性氨基酸受体拮抗剂　N-甲基-D-天冬氨酸（N-methyl-D-aspartic acid，NMDA）受体开放是完成记忆效应的重要环节，AD 患者 NMDA 受体处于持续轻度激活状态，导致认知功能受损和细胞毒性效应。盐酸美金刚是 FDA 批准的第一个用于治疗中、重度 AD 的药物，是一种非选择性、非竞争性、电压依从性、中亲和力的 NMDA 受体拮抗剂。临床研究表明，盐酸美金刚可改善 AD 患者的认知功能、精神症状和日常生活能力。明确诊断为中、重度 AD 的患者，可选用盐酸美金刚，或盐酸美金刚与胆碱酯酶抑制剂联用，应用中需观察不良反应。

（3）其他药物治疗　目前临床其他用于治疗 AD 的药物包括银杏叶提取物、脑活素、奥拉西坦或吡拉西坦片等，但临床证据尚不足。充分告知患者或其法定代理人可能的益处和风险后，可选用这些药物作为胆碱酯酶抑制剂、兴奋性氨基酸受体拮抗剂的协同药物。

（4）精神症状的药物治疗　对 AD 患者的精神行为症状的治疗原则是首先进行患者及家属教育，鉴别和治疗疼痛、排尿排便障碍等可能加剧精神症状的临床并发症，改善环境，规范应用胆碱酯酶抑制剂、盐酸美金刚等治疗药物，并可进行心理干预等非药物治疗；如上述治疗仍无法改善患者的精神行为症状，且其严重程度对患者及照料者的生活造成较大影响，则可以小剂量应用精神类药物治疗，同时注意观察药物不良反应，症状改善时尽早撤药。

2. 血管性痴呆的临床治疗　首先需要对患者的脑卒中进行治疗，同时可针对认知障碍等症状进行治疗。

（1）针对脑卒中的治疗　包括控制血压、血糖、血脂水平，房颤患者的规范抗凝治疗等血管性危险因素，减少脑血管事件发生或脑血管疾病进展。

（2）针对认知障碍的治疗　药物治疗主要包括胆碱酯酶抑制剂（多奈哌齐、加兰他敏）、兴奋性氨基酸受体拮抗剂（盐酸美金刚），其他可能改善患者认知障碍的药物包括尼麦角林、尼莫地平、丁苯酞等。

【知识拓展】 ···

不典型阿尔茨海默病

根据 AD 患者最为突出的认知、行为障碍特征，可分为典型 AD 和不典型 AD。典型 AD 的主要认知障碍为记忆障碍(情景记忆障碍),患者主要表现为难以记住近期发生的事件,而对远期发生的事件、已习得的知识和技能的记忆仍保留。同时可伴有解决问题能力受损、迷路等表现。不典型 AD 根据认知和行为障碍表现可分为四个类型:少词变异型(即 logopenic 失语)、后部变异型(posterior cortical atrophy,PCA)、额部变异型和 Down 综合征变异型。Logopenic 失语也属于原发性进行性失语(primary progressive aphasia,PPA)的一个亚型,研究表明,97%以上由阿尔茨海默病导致;其主要临床表现为在发病后的 2 年时间内,主要以语言障碍为核心功能障碍,语言障碍以语音错乱、复述障碍、语音记忆受损为主要特征,疾病进展后可出现其他功能障碍。PCA 患者认知障碍以视空间功能障碍为主,表现为物品识别障碍、辨距障碍等,但眼科检查无明显的可解释症状的视野缺损、视力下降等表现;此类患者主诉"视力下降"至眼科就诊,经较长时间检查和反复就诊后转诊至神经内科得以确诊。PCA 又可进一步分为颞枕叶变异型和双侧顶叶变异型。行为变异型患者以怪异行为、脱抑制和冲动性行为等为主。Down 综合征变异型以早期行为改变和执行功能障碍为特征。

二、康复评定

老年期痴呆所引起的功能障碍可涉及多个方面,主要包括认知、精神行为症状等,神经心理学评定是评估老年期痴呆患者的认知功能的主要方法,依据评定目的、对象、工具等的不同,可分为认知功能筛查、各主要认知域评定,以及总体或针对特定疾病特点的成套认知功能测评等。如病史提示异常,还需要对运动、感觉、吞咽、排尿和排便功能等进行评定。对于所有诊断为痴呆的患者,均应对日常生活能力进行评定。

1. 总体认知功能筛查　认知筛查测验具有成本低、耗时少(一般<15 分钟)、便于培训等特征,适用于筛查患者是否存在认知障碍(需要进一步评定)、流行病学调查等。常用的认知障碍筛查测验主要包括简明精神状态量表(Mini-Mental state examination,MMSE)、蒙特利尔认知评定(Montreal cognitive assessment,MoCA)、长谷川痴呆量表等。

2. 记忆功能评定　记忆包括内隐记忆、外显记忆,后者包括工作记忆、情景记忆、语义记忆等,可分为编码、储存和提取等过程。目前临床康复常用的认知功能评定主要集中于情景记忆,也有部分工作记忆测验可用。建议可采用的评定量表,包括各种版本的听觉词语学习测验(包括即时回忆、延迟回忆、自由回忆、线索回忆、再认等部分)、韦氏记忆量表记忆分测验、非语言材料记忆测验等。

3. 注意功能评定　注意是指把感知和思维等心理活动指向和集中于某一事物的能力。目前临床康复常用的注意评定工具,包括维持记忆测验的注意分测验(心智、数字广度测验、视觉记忆广度测验)、同步听觉连续加法测验、持续操作测验、数字划销测验、字母划销测验、符号数字模式测验、连线测验 A 等。

4. 执行功能评定　执行功能设计计划、启动、顺序、运行、反馈、决策、判断等过程,其核心成分包括抽象思维、工作记忆、定势转移和反应抑制等。针对执行功能的不同成分建议可采用评定工具包括:韦氏成人智力量表相似性分测验、图片完成分测验(抽象概括);词汇流畅性测验、口语词语联想测验、Mattis 痴呆量表的启动-保持分测验(精神灵活性);连线测验 A、数字符号测验、Stroop 测验 A 等(信息处理速度);威斯康星卡片分类测验、连线测验 B、加利福尼亚卡片分类测验(推理和转换能力);Stroop 色词测验(抑制能力);汉诺塔测验、伦敦塔测验等(解决问题能力)。

5. 语言功能评定　老年期痴呆患者可能出现语言的表达、理解、复述、命名、阅读、书写障碍,还可能出现语义、语音、语法等主要语言要素的不成比例受损。常用测验包括:波士顿命名测验、词语流畅性测验、Token 测验等。更详细全面的测验包括各种版本的失语症检查法,如西方失语检查、Boston 诊断性失语检查、北京大学第一医院汉语失语成套测验等。

6. 视空间能力评定　视空间能力受损是老年痴呆患者常见的功能障碍,建议对患者均进行评定,可选测验包括复杂图形模仿等。

7. 失用与运动功能　失用是患者在运动、感觉、反射均无明显障碍的情况下,无法完成某些已习得的动作,是痴呆患者较常见的功能障碍,可分为结构性失用、运动性失用、意念性失用、意念运动性失用等。可通过令患者对上肢、下肢、全身、颜面部动作进行模仿、模拟和操作进行评估。

8. 感觉和知觉障碍　也是痴呆患者常见的功能障碍,知觉障碍可表现为各种失认症,如触觉失认、视觉失认、人脸失认等,可令患者通过触觉、视觉辨别多个物品,辨别形状、人脸等方法评估。

9. 精神行为症状评定　痴呆患者常伴有精神或行为症状,建议对所有患者均应进行相应评定。常用工具包括神经精神问卷(the neuropsychiatric inventory,NPI)、汉密尔顿抑郁量表、汉密尔顿焦虑量表、额叶行为问卷等。

10. 其他功能障碍　痴呆患者(特别是重度痴呆患者)还可能伴随出现吞咽、排尿和排便功能障碍,部分患者可能存在急性和慢性疼痛,在询问病史提示可能存在这些问题时,应进行相应筛查和评定。

11. 临床痴呆量表(clinical dementia rating scale,CDR)　该量表包括记忆、定向、判断和解决问题、工作及社交能力、家庭生活和爱好、独立生活能力6个认知及功能域,对每个项目评分,最后综合六项评分,得到"正常 CDR =0,可疑痴呆 CDR=0.5,轻度痴呆 CDR=1,中度痴呆 CDR=2,重度痴呆 CDR=3"五项判断,是国际常用的评定痴呆严重程度的量表。

12. 阿尔茨海默病评估量表(Alzheimer disease assessment scale)　包括认知行为(ADAS-cog)与非认知行为量表,是美国 FDA 批准的目前应用最广泛的抗痴呆药物临床试验的疗效评价工具。

13. 日常生活能力评定　日常生活能力包括基本日常生活能力(basic activities of daily living,BADL)和工具性日常生活能力(instrumental activities of daily living, IADL),前者包括穿衣、吃饭等独立生活的基本技能,后者包括外出、家务、管理财务等复杂的日常或社会活动能力。日常生活能力减退是痴呆的核心症状,对所有患者均需进行评定,尽可能选择包含认知项目的量表进行评定,如功能独立性量表。

三、康复治疗

综合性康复治疗对轻、中度患者有望明显改善认知功能、情绪行为异常和日常生活能力,对于重度痴呆患者,康复治疗对于患者功能的直接改善可能不明显,治疗需要长期坚持,治疗方案需格外注意防治并发症。

1. 康复治疗的适应证与禁忌证　对于所有因神经系统变性病、脑血管意外、外伤、脑积水等各种原因导致的老年期痴呆,均有应用康复治疗的适应证;但如患者存在生命体征不稳定、极度虚弱、严重骨质疏松,或合并其他严重系统性疾病未控制,可能不适宜进行康复治疗或康复治疗的某些项目。

2. 康复治疗原则　老年期痴呆的康复治疗原则是:个体化治疗,综合康复训练;以提高生存质量为目标,充分发挥痴呆患者剩余的功能,重点改善生活自理和参加休闲活动的能力;支持照料者,提供、指导照料者有关痴呆康复训练的知识技术,给予其精神、心理上的鼓励和支持。

3. 康复治疗方法　老年期痴呆的康复治疗包括物理治疗、作业治疗、语言治疗、心理治疗、传统医学治疗、康复工程、娱乐治疗、无创神经调控等方法。从治疗目的而言,可分为以改善患者受损功能为主的康复治疗,和以代偿患者受损功能、尽可能改善和维护日常生活和社会参与能力为主的治疗。

4. 认知能力训练　包括记忆功能训练,注意训练,失认症、失用症的康复训练等。

(1) 注意功能训练　注意障碍的康复训练是认知康复的核心之一,进行记忆、学习、交流、解决问题等认知障碍的康复前提是纠正注意障碍。临床常用的注意训练方法主要有:① 信息处理训练,包括兴趣法、示范法、奖赏法。② 以技术为基础的训练,如猜测游戏、删除作业、时间感、数目顺序等。

③ 分类训练等。

（2）记忆功能训练　任何一种能够帮助患者适应、减轻、改善因脑结构或功能损伤导致记忆障碍的技巧或策略，均称为记忆功能训练。常用训练方法包括：① 基于外显记忆的训练法，常用的有重复训练法和联想记忆法。重复训练法是指通过对信息的不断重复，而使信息由短暂记忆进入长时记忆的方法。联想记忆法是将目标任务与患者平时熟知的人或事物联系在一起，形成易于患者记忆的生动信息，其中包括人名联想记忆和趣味故事联想法等。② 基于内隐记忆的训练法，常用方法包括取消提示法和间隔提取技术。③ 无错性学习法，是指在获取信息的学习过程中预防错误的发生。它主要侧重于信息的编码与存储，通过给予线索提示、不断重复、正确强化等方式输入大脑。在边缘系统、海马等部位经过有效的加工与处理后转化为长时记忆，进而达到提高学习能力、减少遗忘、实现功能性应用的目的。

（3）执行功能和解决问题能力的训练　临床常用的训练方法主要有：① 排列数字；② 问题状况处理；③ 从一般到特殊的推理；④ 分类训练；⑤ 定向力训练；⑥ 目标管理训练等。贴近日常生活的训练可提高患者训练的积极性和主动性，能最大限度地挖掘患者残存的执行功能，改善现有的执行功能。

（4）视空间能力的训练　针对视空间能力障碍的康复训练方法通常练习简单的复制或构建任务如拼图等，从简单的设计开始，然后转向更复杂的设计。

（5）失认症与失用症的训练　通过利用针对性的感知觉训练、运动和物品操作训练进行针对性治疗，具体方法可参考前文。

（6）无创神经调控技术　无创神经调控技术主要包括重复经颅磁刺激、经颅直流电刺激等技术，可无创调控中枢神经系统活动水平，对局部脑功能活动进行兴奋和抑制，可改善部分痴呆患者的认知和其他功能障碍，是近年来研究的热点之一。

（吴　毅）

【复习思考题】

1. 名词解释：老年期痴呆、阿尔茨海默病痴呆、血管性痴呆。

2. 简述老年期痴呆常见的功能障碍有哪些。

3. 认知功能障碍有哪些表现？如何进行康复评定和治疗？

第六章　骨关节疾病的康复

◎学习目标

掌握：骨关节常见疾病的康复评定内容和康复治疗原则。

熟悉：骨关节常见疾病的功能障碍表现和康复治疗措施。

了解：骨关节常见疾病的诊断要点、康复护理方法及健康宣教内容。

第一节　骨　　折

骨折

一、概述

骨折(fracture)是指骨或骨小梁的完整性和连续性发生断离。造成骨折的因素有许多,外伤造成的骨折最为多见,因受伤的方式不同而造成骨折的部位、形式、程度也不一样,往往伴有肌肉、肌腱、神经、韧带的损伤。

根据骨折的稳定性分为稳定性骨折与不稳定性骨折;根据骨折周围软组织损伤的程度分为闭合性骨折与开放性骨折;根据导致骨折的原因可分为外伤性骨折和病理性骨折。

(一)骨折后长期制动对机体的影响

骨折在治疗中常需较长时间地固定受伤部位,甚至限制卧床,但长时间制动可引起肌力减退、肌肉萎缩、关节内粘连、韧带蜕变、骨质疏松等,造成骨折虽愈合,但肢体遗留功能障碍。同时,长时间制动还可能引起全身反应,如体位性低血压、心肺功能低下、代谢异常、胃肠功能紊乱、皮肤应力改变等,由此可进一步导致患者精神抑郁、悲观等心理障碍。因此,应早期给予患者正确的康复治疗,以促进骨折愈合,缩短疗程,减少粘连和避免肌肉萎缩,增加关节活动范围,有利于患者运动功能的恢复。

(二)骨折的愈合

1. 骨折的愈合过程　骨折的愈合是指骨折断端间的组织修复反应,这种反应从开始直至结束即为骨折愈合过程。骨折愈合需要骨折端紧密接触、充足的血液供应和有利的力学环境。临床上可分为血肿机化期、骨痂形成期、骨性愈合期和塑形期四个阶段。

2. 骨折愈合的标准　当骨折达到临床愈合时,可以拆除外固定,进行功能锻炼,逐渐恢复患肢功能。判断骨折临床愈合的标准包括:① 局部无压痛及纵向叩击痛;② 局部无异常活动;③ X 线片显示骨折处有连续性骨痂,骨折线已模糊;④ 拆除外固定后,上肢能向前平举 1 kg 重物持续达 1 分钟,下肢不扶拐,能在平地连续步行 3 分钟,并不少于 30 步,连续观察 2 周骨折处不变形。

具备上述临床愈合的所有条件,且 X 线片显示骨痂通过骨折线,骨折线消失或接近消失,皮质骨界线消失,即为骨折骨性愈合。

3. 临床愈合时间　为最后一次复位之日至观察达到临床愈合之日所需的时间。根据患者年龄体质不同而不同,并与骨折部位密切相关。表 6 - 1 所列的各部位骨折愈合时间,为临床观察后统计分析所得,可供参考。

(三)骨折后的功能障碍

骨折后引起的主要功能障碍有:① 由于骨折所导致的患肢功能丧失;② 外伤性炎症反应可导致疼痛,软组织损伤引起无菌性炎症反应、体液渗出、出血及血液回流障碍导致肢体肿胀;③ 由于骨折所引起的肌肉、肌腱、韧带和关节囊等软组织损伤,导致瘢痕粘连和关节、肌肉挛缩;④ 失用性肌肉萎缩、关节僵硬和骨质疏松;⑤ 卧床引起的心肺功能水平下降;⑥ 关节内骨折可继发创伤性关节炎。

二、康复评定

(一)一般情况评定

与临床相关的评定有:全身状况、疼痛和压痛、局部肿胀、畸形与功能障碍。

(二)运动功能评定

1. 肌力评定　了解患肢肌群的肌力和健康肌群的肌力情况,多用徒手肌力检查法(manual muscle testing,MMT)评定。

2. 关节活动度检查　当骨折累及关节面时,需要重点了解关节活动有无受限和受限程度,可通过量角器测量,需双侧进行对比。

3. 步态分析　下肢骨折后,易影响到下肢的步行功能,通过步态分析可了解下肢功能障碍程度。

(三)其他评定

1. 肢体长度和围度测量　两侧肢体进行对比,判断骨折后有无肢体长度改变,肢体的围度有助于判断肢体水肿、肌肉萎缩的程度。

2. 日常生活活动能力评定　骨折后影响日常生活活动的患者,应对其进行日常生活活动能力评定,通常使用 Barthel 指数或 FIM 评估法。

3. 感觉评定　主要进行深、浅感觉的评定,判断有无神经损伤及损伤程度。

4. 心肺功能评定　对于长期卧床患者,特别是老年患者,应注意对心、肺等功能的检查评定。

表 6-1　成人常见骨折临床愈合时间

上　肢	时　间	下　肢	时　间
锁骨骨折	1~2 个月	股骨颈骨折	3~6 个月
肱骨外髁颈骨折	1~1.5 个月	股骨粗隆间骨折	2~3 个月
肱骨干骨折	1~2 个月	股骨干骨折	3~3.5 个月
肱骨髁上骨折	1~1.5 个月	胫腓骨骨折	2.5~3 个月
尺桡骨骨折	2~3 个月	踝部骨折	1.5~2.5 个月
桡骨下端骨折	1~1.5 个月	距骨骨折	1~1.5 个月
掌指骨骨折	3~4 周		

三、康复治疗分期

骨折后的康复治疗一般分为骨折愈合期和恢复期两个阶段。

1. 骨折愈合期的康复　骨折经复位、固定等处理后,至临床愈合,一般需要 1 个月至几个月的时间,期间患肢制动。该阶段康复治疗的主要任务是预防废用性综合征、促进骨折愈合。

（1）伤处近端和远端未被固定关节的训练 患肢未被固定的关节，应做各方向、全关节活动范围的主动运动锻炼，必要时可给予辅助。上肢应特别注意肩关节外展、外旋，掌指关节屈曲和拇指外展的训练；下肢应注意踝关节背屈训练，防止跟腱挛缩。

（2）骨折部位肌肉的等长收缩训练 在骨折复位、固定后，即可开始有节奏、缓慢地进行肌肉等长练习，这样既可以防止失用性肌萎缩，又可以使两骨折端保持良好的接触，有利于骨折愈合。

等长收缩训练

（3）累及关节面的骨折处理 为尽量减轻关节功能受损，宜于伤后 2~3 周，在谨慎保护下，每天短时间取下外固定，对受损关节进行不负重的主动活动训练，并逐渐增加活动范围。对有坚固内固定的术后患者，可早期应用 CPM 装置，进行关节持续被动活动练习。

（4）对卧床患者的处理 应指导其做维持健侧肢体和躯干正常活动的练习。采取措施，尽早使患者离床活动，避免由于长期卧床所引起的并发症。

健肢和躯干的正常活动

（5）抬高患肢 目的在于减轻水肿，方法是肢体远端必须高于近端，肢体近端要高于心脏平面。

（6）其他物理因子治疗 物理治疗可改善局部血液循环，促进血肿及渗出液的吸收，起到减少瘢痕粘连、减轻疼痛、促进骨折愈合等作用。常用的方法有：光疗法，包括红外线、白炽灯、紫外线治疗等；直流电钙、磷离子导入法；超短波疗法；低频率磁场疗法；超声波疗法等。

2. 骨折恢复期的康复 当骨折达到临床愈合，去除外固定物之后，骨折的康复治疗进入第二阶段。这时，康复治疗的主要任务是应用各种手段，促进关节活动和肌力充分恢复。注意进行相应的日常生活活动能力和工作能力方面的训练。

（1）恢复关节活动范围 运动疗法是恢复关节活动范围的基本治疗方法，康复治疗以主动运动为主，辅以助力运动、被动运动和物理治疗等。① 主动运动：对受累关节做各方向的运动，尽量牵伸挛缩、粘连的组织，以不引起明显疼痛为度，逐步扩大运动幅度，每一动作应多次重复，每日进行多次训练。② 助力运动：刚去除外固定的患者，关节难以自主活动，可先采用助力运动，其后随关节活动改善而减少助力。③ 被动运动：对有组织挛缩或粘连严重，主动运动和助力运动困难者，可采用被动运动牵拉挛缩关节，但动作应平稳、柔和，不应引起明显疼痛，切忌使用暴力引起新的损伤。④ 关节功能牵引：对僵硬的关节，可进行关节功能牵引治疗，固定关节近端，在其远端施加适当力量进行牵引，牵引重量以引起患者可耐受的酸痛感觉，又不产生肌肉痉挛为宜。⑤ 间歇性固定：当关节挛缩比较严重时，为减少纤维组织的回缩，保持治疗效果，在两次功能锻炼的间歇期间，可采用夹板、石膏托或矫形器等固定患肢，随着关节活动范围的增大，夹板、石膏托或矫形器等也应做相应的调整或更换。⑥ 物理治疗：进行功能锻炼之前，应用物理治疗使关节、肌肉放松，有助于锻炼的进行。行关节功能牵引的同时，辅以热疗，如蜡疗、水疗和电疗法，可明显提高牵引功效。

主动运动

被动运动

（2）恢复肌力 通过逐步增强肌肉的工作量，引起肌肉适度疲劳，是恢复肌力的有效方法。根据肌力评定的结果，针对不同的肌力水平，选择适宜的肌力练习方法。① 当肌力不足 2 级时，可采用按摩、低频脉冲电刺激、被动运动、助力运动等；② 当肌力为 2~3 级时，肌力训练以主动运动为主，辅以助力运动，还可采用摆动运动、水中运动等；③ 当肌力达到 4 级时，应进行抗阻运动，使肌力获得最大恢复。一般采用渐进抗阻训练法，肌肉练习的方式可选用等长、等张或等速练习等。

（3）平衡练习 机体要保持平衡除了需要依靠感觉，将外感受器、本体感受器和特殊器官（如眼及前庭）的信息进行整合，还要依靠运动系统和固有姿势反射的整合。在健康人，平衡的维持是处于下意识的,所以在做平衡练习时除训练有意识的、随意的平衡控制外,还应训练下意识的平衡控制。

（4）协调性练习　协调性训练是利用残存部分的感觉系统以及利用视觉、听觉、触觉来管理随意运动,本质是通过集中注意力,进行反复正确的练习,主要包括上肢、下肢和躯干的协调性练习。

（5）日常生活活动训练　详见本书第四章内容。

四、临床常见骨折的康复

1. 上肢骨折

（1）肱骨外科颈骨折　肱骨外科颈位于解剖颈下 2～3 cm,相当于大小节结移行于肱骨干处,因是松质骨和皮质骨交界的部位,最易发生骨折。功能锻炼的目的是避免关节囊粘连、关节挛缩和肩关节周围肌肉萎缩。

对无移位或嵌插骨折,可用三角巾或悬吊石膏绷带固定 2～3 周,固定后即可做腕手部的功能活动,1 周左右,开始做肩关节屈-伸及内收-外展的摆动运动练习。

外展型和内收型骨折需经手法复位、小夹板外固定。康复治疗一般于复位固定后 2～3 天开始,内容同无移位骨折,但是,外展型骨折应限制肩关节外展活动,内收型骨折应限制肩关节内收活动。

4 周以后,根据骨折愈合情况,可去除外固定开始做肩关节主动活动,逐渐扩大肩关节各方向活动范围,增加肩胛带肌肉的负荷,增强斜方肌、背阔肌和胸大肌等的力量练习。

外固定去除后,逐渐增加主动活动的幅度,增加肩、肘关节各个方向的活动,加强恢复肩胛带肌力的练习。

（2）肱骨髁上骨折　多发生在 10 岁以下儿童,根据暴力的不同和移位的方向,可分为伸直型和屈曲型,其中 90% 以上属伸直型。伸直型肱骨髁上骨折的近骨折端向前下移位可能损伤正中神经和肱动脉。

复位及固定后应严密观察肢体血液循环及手部的感觉、运动功能。应抬高患肢,早期进行手指及腕关节屈伸活动。1 周后增加肩部主动练习并逐渐增大运动幅度,对腕、手部肌肉进行抗阻练习。

外固定去除后,开始恢复肘关节屈伸及前臂旋转活动范围的主动练习,禁忌被动强力屈伸肘关节,以避免发生骨化性肌炎。

（3）桡骨下端骨折　多为间接暴力引起,跌倒时手部着地,暴力向上传导,导致桡骨下端骨折。可分为伸直型骨折（Colles 骨折）以及屈曲型骨折（Smith 骨折）,两者的康复治疗原则基本相同。

复位固定后即可进行手部主动活动练习,肩部悬吊位摆动练习。肿胀减轻后,开始做肩、肘关节主动运动。一般 4 周后可去除外固定,进行腕关节及前臂旋转活动练习。

2. 下肢骨折

（1）股骨颈骨折　多见于老年人,骨质疏松时,遭受轻微扭转暴力即可发生骨折。非手术治疗患者由于长期卧床,易引发全身性并发症,如肺部感染、泌尿系感染、压疮等,严重的并发症甚至危及患者生命。因此,近些年来多主张对股骨颈骨折采用手术治疗,特别是人工关节置换术,术后可早期离床活动,为老年股骨颈骨折患者的早期康复创造了条件。关于人工关节置换术后的康复治疗,见本章第三节。非手术卧床治疗的患者应积极指导其做躯干和健肢的功能练习,1 周后可借助滑轮悬吊,进行健肢髋、膝关节运动训练。

（2）股骨干骨折　常采用皮牵引或骨牵引,必要时需做切开内固定。治疗期间预防膝关节挛缩非常重要。无论是内固定患者还是牵引治疗患者,均应尽早进行股四头肌肌力练习及膝关节活动度练习。① 牵引治疗的患者:牵引后即可行踝与足部主动活动。3~4周后,可做髌骨被动活动、在牵引架上做膝关节主动伸屈运动。② 内固定患者:在稳定的内固定条件下,可以通过平衡悬吊牵引尽早进行膝关节屈伸功能训练。③ 应用石膏绷带固定者:在早期进行股四头肌等长收缩练习的同时,还应在髌骨处开窗,观察髌骨的运动状况、对髌骨施以被动运动练习。去除牵引或外固定后,可于坐位做躯干及髋、膝、踝关节主动运动,然后开始扶双拐练习患肢不负重行走,并逐步过渡到正常行走。

（3）髌骨骨折　在复位、石膏托固定,疼痛减轻后,即可做髋、踝关节及足部主动活动。术后3~4周,可每天定时取下石膏托,由治疗师做髌骨侧向被动活动、主动屈膝和被动伸膝练习。外固定去除后,开始做主动伸膝和抗阻屈膝练习。6周后可做扩大膝关节活动范围的牵引,逐渐练习由扶拐步行至正常步行。

第二节　关　节　炎

关节炎多伴有关节疼痛和渐进性发展的功能障碍,一般分为炎性关节炎(如类风湿关节炎)和非炎性关节炎(如骨关节炎)两类。

一、类风湿关节炎的康复

（一）概述

1. 临床表现　类风湿关节炎是一种特异性炎症,早期关节表现为疼痛,逐渐发生肌萎缩、肌力减弱,关节出现晨僵现象,即以晨间起床后活动受限最为明显,活动后减轻。最常出现的部位为掌指关节、腕、近端指关节,其次是趾、膝、踝、肘、肩、髋等关节,多呈对称性、持续性,但时轻时重。疼痛的关节常伴有压痛、肿胀,皮肤出现褐色色素沉着。病变持续发展,肌肉呈保护性痉挛,继发挛缩,最后关节僵直和畸形。常见的有手指鹅颈状畸形,掌指关节向尺侧半脱位,腕、肘、膝、髋等关节强直于屈曲位,上颈椎也可受累。

2. 实验室检查　血红蛋白减少,白细胞计数正常或降低,淋巴细胞计数增加。70%~80%的病例类风湿因子阳性。病变活动期血沉加快,血清 IgG、IgA、IgM 增高。关节滑液较混浊,黏稠度差,含糖量降低,细菌培养阴性。

3. 诊断　本病缺少特异性诊断方法,主要依据临床经验,多参照 1987 年美国风湿病协会修订的类风湿关节炎诊断标准,该标准在国际上得到广泛应用。具体内容如下。① 晨僵:关节及其周围的僵硬感在获得最大改善前至少持续 1 小时(病程≥6 周)。② 至少 3 个以上关节部位的关节炎:至少 3 个以上关节部位(有 14 个可能累及部位:左侧或右侧的近端指间关节,掌指关节,腕、肘、膝、踝及跖趾关节)同时有软组织肿胀或积液(病程≥6 周)。③ 手关节的关节炎:腕、掌指或近端指间关节中,至少有一个关节肿胀(病程≥6 周)。④ 对称性关节炎:身体两侧相同关节同时受累(双侧近端指间关节、掌指关节及跖趾关节受累时,不一定绝对对称)(病程≥6 周)。⑤ 类风湿结节:医师观察到在骨突部位,伸肌表面或关节周围有皮下结节。⑥ 类风湿因子阳性:任何方法证明血清类风湿因子含量异常,而所用方法在正常人群中的阳性率小于 5%。⑦ 放射学改变:在手和腕的后前位相上有典型的类风湿关节炎放射学改变,必须包括骨质侵蚀或受累关节及其邻近部位有明确的骨质疏松。符合以上诊断标准 7 项中 4 项或 4 项以上者可诊断为类风湿关节炎。

（二）康复评定

1. 疾病活动性的评定　表 6-2 所示为美国风湿病学会临床协作委员会所制定的疾病活动性标准,已被采用。

表 6－2　类风湿关节炎疾病活动性标准

症状	轻度活动	中度活动	明显活动
晨僵时间（h）	0	1.5	>5
关节疼痛数	<2	12	>34
关节肿胀数	0	7	>23
握力			
男［kPa（mmHg）］	>33.33（250）	16.88（140）	<7.33（55）
女［kPa（mmHg）］	>23.99（180）	13.33（100）	<5.99（45）
16.5 m 步行秒数（s）	<9	13	>27
红细胞沉降率（魏氏法）（mm/h）	<11	41	>92

其他还有 Lansbury 全身指数法,是按各检查项目的评分相加,以计算全身指数。项目包括:晨僵(持续时间)、疲劳感(出现时间)、疼痛程度(按每日阿司匹林需要量计算)、握力(应用水银血压计测量,先将袖带折叠充气,维持至 30 mmHg,让患者前臂悬空用力握充气袖带 2~3 次,取其平均值)、血沉(Westergren 法)。

2. 类风湿关节炎的分期和功能障碍分级

（1）类风湿关节炎分为 4 期　Ⅰ期:X 线片有骨质疏松,但无破坏性变化。Ⅱ期:X 线片有骨质疏松,关节间隙因软骨的破坏而变狭窄,有关节活动受限,无关节畸形,关节周围肌肉萎缩,有类风湿结节和腱鞘炎等关节外软组织病变。Ⅲ期:除骨质疏松外,X 线片有软骨和骨破坏性改变,有关节半脱位、关节畸形改变,但无纤维性或骨性强直,有广泛性肌肉萎缩,有类风湿结节和腱鞘炎等关节外软组织病变。Ⅳ期:具有第Ⅲ期的改变,并有纤维性或骨性强直。

（2）类风湿关节炎功能障碍分级　Ⅰ级:功能基本正常,能无困难地进行各种普通工作。Ⅱ级:有单个或多个关节不适或功能受限,但可完成一般的日常生活活动和某种职业工作。Ⅲ级:功能受限,不能完成或部分完成正常工作,生活能部分自理。Ⅳ级:大部分或全部功能丧失,卧床或限于轮椅活动,生活大部分或全部需人协助。

3. 关节活动范围的评定　患者关节功能常受限,早期因软组织的挛缩而关节活动范围减小,晚期关节活动范围的受限常因骨性或纤维性强直所致。评定目的是了解关节活动范围是否影响日常生活动作的完成,从而决定康复治疗的内容。

4. 肌力评定　由于本病累及指间、掌指、趾等关节较多,故肌力评定多采用握力计法。若手的小关节畸形,使用握力计困难,可采用血压计法。

除上述评定项目之外,根据具体情况,可采用相关量表或方法,对患者进行疼痛评定、能力评定、生活质量评定及步态分析等。

（三）康复治疗

目前还没有根治及预防本病的方法,主要采用康复治疗与药物治疗、外科手术治疗等措施密切配合,在不同的病期,采用不同的康复治疗措施,可提高类风湿关节炎的治疗效果。康复治疗的目的是减轻或消除关节肿胀、疼痛等症状;防止和减少骨关节的破坏,尽可能地保持受累关节的功能;预防及矫正畸形,提高患者的生活自理能力及生活质量。

1. 药物治疗　非甾体抗炎药、慢作用抗风湿药和糖皮质激素等有改善症状的作用。

（1）非甾体抗炎药　常用的有布洛芬、萘普生、双氯芬酸、吲哚美辛等。上述各种药物至少需服用 2 周才能判断其疗效,效果不明显者可改用另一种。不宜同时服用两种。

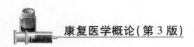

（2）慢作用抗风湿药 本类药物起效时间长于非甾体抗炎药,临床诊断明确后,应尽早采用本类药物与非甾体抗炎药联合应用的方案。本类药物常用的有氨甲蝶呤、柳氮磺吡啶、金制剂、青霉胺、雷公藤总苷、硫唑嘌呤、环磷酰胺、环孢素等。

（3）糖皮质激素 本药适用于有关节外症状者或关节炎明显而又不能为非甾体抗炎药所控制,或慢作用抗风湿药尚未起效的患者。

2. 休息 类风湿关节炎活动期患者应该卧床休息并保证充足睡眠,一般夜间不少于8小时、白天不少于1小时的睡眠。

3. 运动疗法 目的是增加和保持肌力、耐力,维持关节活动范围,增加骨密度。通过运动可改善生物力学状态,使症状相应减轻。为了预防畸形发生,可采用肢体功能位姿势治疗与运动治疗交替,肢体功能位姿势治疗可应用枕垫或石膏、塑料等制成的固定夹板进行。如已有关节活动范围受损时,宜采用低温热塑高分子材料制作的系列夹板固定。功能位固定应每2小时取下夹板,做该关节不负重、无疼痛范围内的主动运动,每个动作重复2~3次。维持一定量的关节保护运动,既可以防止因急性期关节固定而发生的肌力减弱,维持关节的稳定性,同时又可以预防关节畸形。

关节运动时应注意动作要缓慢,运动次数要循序渐进。可从每日1次,每个动作重复2~3次,1周后逐渐过渡到每日2次,每个动作重复10次。如果运动2小时后仍感关节疼痛较运动前加重,则提示运动量过大,应该酌情减量。对于慢性期的患者,应进行关节活动范围的练习,预防或治疗关节挛缩。若关节活动受限（软组织结构紧张所致）,开始可先用辅助或牵张运动,继之以主动关节活动范围运动,若关节活动不受限,则用保持关节活动范围的主动运动。为增加肌腱伸展、减少疼痛,运动前宜采用冷、热疗。对关节周围肌肉应选择等长、等张或等速肌肉抗阻练习,强化肌力,使肢体功能得以最大程度的恢复。

对于炎症性关节进行运动疗法的选择顺序为:ROM和牵伸→等长收缩→等张收缩→有氧运动→娱乐性运动。

4. 理疗 常用的理疗方法有以下几种。

（1）温热疗法 具有镇痛、消除肌痉挛、增大软组织的伸展性及提高毛细血管通透性的作用。全身治疗可采用温泉疗法、蒸汽浴、砂浴、泥疗等;局部治疗可采用热袋、蜡浴、红外线、高频电疗法等。注意在炎症的急性期不宜使用温热疗法。

（2）冷疗法 用于炎症的急性期,具有减轻炎症肿胀,提高痛阈缓解疼痛的作用。常用的方法有冰袋、冰按摩、水浸浴等,每次治疗时间在10分钟左右。

（3）低中频电疗 有防止肌肉挛缩和缓解局部疼痛的作用。

5. 作业疗法 目的是增大关节活动范围,增强肌力,预防及矫正畸形。必要时可对患者居住环境进行改造,并根据患者的具体情况选择使用一些自助具、支具等。通过ADL指导,对患者进行梳洗、进餐、取物、更衣、入浴、如厕等日常生活活动训练,教会患者在日常生活活动中如何保护自己的关节。

6. 手术治疗 早期可作受累关节滑膜切除术,以减少关节液渗出,防止血管翳形成,保护软骨和软骨下骨组织,改善关节功能;后期可作关节成形术或全关节置换术。手的尺偏畸形可作掌指关节成形术或用硅酮橡胶作人工手指关节置换术,矫正畸形,恢复功能。

二、骨关节炎的康复

（一）概述

骨性关节炎是一种以关节软骨退变和继发性骨质增生为主要病变特点的慢性关节疾病。多见于中老年人,女性多于男性。好发于膝关节、髋关节、脊柱及手指关节等部位,其中膝关节的发生率最高。受损关节出现不同程度的关节僵硬与不稳定,导致功能减退,甚至功

骨关节炎

能丧失。因此,早期诊断与治疗对防止骨关节炎致残有重要意义。

1. 分类

(1) 原发性骨关节炎 病因不清,多见于中老年肥胖者。

(2) 继发性骨关节炎 主要原因包括:① 关节的先天性畸形,如先天性马蹄内翻足;② 创伤,如关节内骨折;③ 关节面后天性不平整,如骨缺血性坏死;④ 关节畸形引起的关节面对合不良;⑤ 关节不稳定,如韧带、关节囊松弛等;⑥ 医源性因素,如长期不恰当地使用糖皮质激素,可引起关节软骨病变等。

2. 病理 病理变化最早发生在关节软骨,出现关节软骨局部软化、糜烂,造成软骨下骨裸露,继发滑膜、关节囊及关节周围肌肉的改变,使关节活动受限,关节不稳定。由于关节的应力失调,关节面承受应力大小不均,从而促使关节进一步破坏,形成恶性循环,病变不断加重。

3. 临床表现

(1) 症状 主要表现是疼痛,活动过多或上、下楼梯时加重;可出现"休息痛",是由于软骨下骨的充血,患者会感到在静止时有疼痛,稍加活动后疼痛反而减轻;关节活动不灵活,特别是晨起或休息后,关节有僵硬感,活动后可逐渐缓解;关节活动时可有摩擦音,有时会发生关节交锁。

(2) 体征 关节肿胀,有中度渗液,关节周围肌肉萎缩,有不同程度的活动受限和肌痉挛。

(3) 辅助检查 X 线片显示关节间隙变窄,关节边缘有骨赘形成,软骨下骨硬化和有囊腔形成。到后期,骨端变形,关节面凹凸不平,边缘骨质明显增生。MRI 显示关节软骨变薄或缺失,软骨下骨破坏,关节积液,半月板退变等。

(二) 康复评定

1. 疼痛的评定 可采用视觉模拟评分法(VAS)进行评定,对治疗前后的评定结果进行比较。

2. 关节活动范围测定 关节活动障碍是骨关节炎的主要临床表现之一,通过 ROM 测定可了解关节活动受限程度。

3. 肌力测定 骨关节炎患者,因肢体运动减少,可致废用性肌萎缩,肌力减弱。肌力测定可反映患肢肌肉的状态。常用的测定方法为徒手肌力检查法、等长肌力测定法和等速肌力测试法,其中等速肌力测定法可定量评定肌肉功能。

4. 日常生活活动能力评定 严重的骨关节炎患者常影响其日常生活活动能力,应进行评定,以了解患者日常生活活动能力水平。

(三) 康复治疗

康复治疗的目的在于缓解关节疼痛,减轻关节肿胀,保持关节活动功能,增强患肢肌力,增加关节稳定性,矫正关节畸形。

1. 一般治疗 注意休息,避免过度活动或损伤,尤其是急性期,关节肿胀、疼痛明显,应卧床休息,支具固定,防止畸形。

2. 运动疗法 目的是增强肌力,可减少肌肉萎缩,增加关节的稳定性,改善关节的活动范围,提高患者的日常生活活动能力。运动疗法可通过医疗体操或利用各种康复器械进行。

膝关节
关节松动

(1) 关节活动练习 适宜的关节活动可以促进关节内滑液循环,改善软骨营养,减轻滑膜炎症,防止关节僵硬。可先进行关节不负重的主动运动,如肩、肘、腕等关节常采用摆动运动训练的方式。下肢宜采取坐位或卧位进行,以减少关节的负荷。如关节活动障碍明显,可利用 CPM 进行关节连续被动运动训练,必要时可做恢复关节活动范围的功能牵引治疗。

（2）肌力练习　常用的肌力练习方法包括等长、等张和等速肌力训练,可减少肌肉萎缩,增强肌力,增加关节的稳定性,保护关节,延缓骨关节炎的病程进展。

（3）有氧运动　有氧运动包括游泳、散步、太极拳、园艺以及轻松的舞蹈等,可促进体内脂肪消耗,减轻体重,减少关节负荷,降低罹患骨关节炎的危险因素,有利于缓解骨关节炎的症状。

3. 物理治疗

（1）热疗法　如蜡疗法或红外线疗法等,具有镇痛、消肿作用。

（2）低中频电疗　如音频电疗法、干扰电疗法、调制中频电疗法等,具有促进局部血液循环作用。

（3）高频电疗法　如短波、超短波、微波疗法,具有消炎、镇痛、缓解肌肉痉挛、改善血液循环的作用。

4. 药物治疗　目的是减轻患者的关节疼痛和炎症,保持关节运动功能,延缓病情的发展。常用的药物包括以下几类。

（1）非甾体抗炎药物　具有消炎、止痛作用,是各种骨关节炎最初治疗的首选药物。

（2）补充氨基葡萄糖药物　其活性成分是氨基单糖,能刺激关节软骨细胞产生正常的蛋白多糖,具有保护关节软骨、防止骨关节炎的发展、缓解关节疼痛等作用。

（3）玻璃酸钠(透明质酸钠)　将玻璃酸钠注射到关节腔内,提高关节腔内的玻璃酸钠浓度,在关节软骨的表面形成保护层,重新恢复关节软骨已损伤的生理屏障。同时玻璃酸钠可以增加关节内的润滑作用,减少关节活动产生的摩擦疼痛。临床上常选用玻璃酸钠进行膝关节腔内注射,每周1次,连续4~5周为一疗程,疗效一般可持续半年至1年。

5. 矫形器及辅助具的应用　应用关节支持用具、夹板、楔形鞋垫等矫形器,可预防、矫正由于骨关节炎引起的关节畸形,保持和补偿关节功能。手杖、助行器及轮椅等辅助具的应用可以减轻负重关节的应力负荷,从而减慢关节畸形的发展。

6. 关节保护　关节炎患者在日常生活中应重视保护关节,合理使用关节,以减轻关节的炎症及疼痛;减轻关节负担,避免劳损;预防关节损害及变形;减少体能消耗。

（1）姿势正确　休息时要让关节保持良好的姿势,工作时应采用省力姿势及采取省力动作,并常更换姿势或动作,以免关节劳损。

（2）劳逸结合,用力适度　工作中合理安排休息时间,工作过程中最好能让关节轮流休息;用力应以不引起关节明显疼痛为度;多用健全的关节扶助有炎症的关节,减轻受累关节的负担。

（3）使用辅助具　使用各种辅助器具协助完成日常生活活动,以弥补关节功能缺陷,减轻受累关节的负担。

7. 节约能量　使用合适的辅助装置,在最佳体位下进行工作或日常生活;改造家庭环境,以适应疾病的需要;维持足够肌力;保持良好姿势;对于病变关节,可在消除或减轻重力的情况下进行活动。

8. 手术治疗　骨关节炎的晚期出现畸形或持续性疼痛,严重影响生活自理能力时,可选择手术治疗。如膝内翻畸形可行胫骨上端高位截骨术,根据患者年龄、职业及生活习惯等可选用膝关节置换术、髋关节置换术等。术后应积极进行关节功能恢复性康复训练。

第三节　关节置换术

关节置换术是指用人工关节假体替代和置换严重病损关节,目的是缓解疼痛、矫正畸形、恢复和改善关节的运动功能,重建一个无痛、稳定的关节。近年来,随着人工关节假体的材料、设计不断更新以及生物力学研究的不断深入,人工全髋、膝关节置换已在世界范围内取得较快发展,被认为是治疗终末期严重关节炎最有效的治疗手段,术后康复评定和治疗在关节功能恢复中至关重要。康复治疗的目的在于最大程度地进行关节功能重建,最大限度地增强患者的日常生活活动能力,并将术后并发症降到最低。

一、全髋关节置换术后康复

（一）概述

1. 定义　全髋关节置换术是应用人工材料制作的全髋关节假体植入人体以替代病损的关节,从而获得髋关节功能。

2. 适应证及禁忌证　髋关节置换术主要用于治疗骨性关节炎、类风湿关节炎、股骨头坏死、骨折后坏死、先天性髋关节发育不良、髋关节畸形、髋关节重建术失败者等。手术禁忌证有全身状况差,不能耐受手术;严重神经源性疾病如帕金森病、脑瘫;髋关节活动性感染等。

（二）术后评定

1. 一般评定　对患者进行心肺功能、关节肿胀、感觉、关节活动度、肌力、活动能力、步行能力评定及 X 线检查。

2. Harris 髋关节评定　是目前国内外最常用的评定标准,由美国 Harris 医生提出,内容包括疼痛、功能、畸形和关节活动度四方面,用以评估髋关节炎的程度和全髋关节置换术后的效果。量表满分 100 分,90~100 分为优,80~89 分为良,70~79 分为一般,70 分以下为差。

Harris 髋关节功能评分标准

3. Charnley 疗效评定　目前在欧洲最为常用,其主要考评的内容有疼痛、运动和行走三项功能,每项 6 分。Charnley 将患者分为 3 类:A 类,患者仅单侧髋关节受累,无其他影响行走能力的伴发疾病;B 类,患者双侧髋关节均受累;C 类,患者有其他影响行走能力的疾病,如类风湿关节炎、偏瘫等。A 类患者或进行双髋关节置换术的 B 类患者,适用于进行 3 项指标评定;行单侧髋关节置换术的 B 类患者及所有 C 类患者,只适合疼痛和活动范围的评定。

Charnley 疗效评定标准

（三）康复治疗

1. 目的和原则

（1）目的　预防并发症;恢复关节的活动和肌力;训练患者位置转移的方法;训练平衡;训练步行;恢复日常生活功能;进行护理和保护人工髋关节的教育;提供所需的辅助器具。

（2）原则　包括个体化、渐进性、全面性三大原则。

2. 方法

（1）术后第 1 周

1）手术当天:仰卧位在术侧肢体外下方垫入适当厚度的软垫,使髋、膝关节稍屈曲,患者穿防旋转鞋(丁字鞋)避免下肢外旋,并减轻疼痛。

2）术后第 1 天:撤除软垫,尽量伸直术侧下肢,以防屈髋畸形。根据引流量,术后 24~48 小时内拔除引流管,引流物作细菌培养及药敏试验。术后使用足底静脉泵,促进下肢血液循环。可适当服用镇静止痛剂,减少疼痛刺激,保证患者休息好。

踝泵运动

3）术后头 3 天:深呼吸练习以及踝关节主动屈伸练习;股四头肌、腘绳肌和臀大肌、臀中肌的等长收缩练习。

4）术后第 4~7 天:如 X 线片证实假体位置正常,可行髋、膝关节屈伸练习,练习时臀部不能离开床面,可以在床上坐起至髋关节屈曲不超过 90°,逐渐由起初的被动运动向助力的主动、再到完全主动练习过渡;髋关节伸直练习,可在仰卧位屈曲健侧髋、膝关节,做术侧髋关节主动伸直,充分伸展屈髋肌及关节囊前部;股四头肌等张练习;上肢肌力练习。

体位摆放要注意:术侧肢体保持外展位,避免髋关节外旋。如有术侧髋关节中度屈曲不稳定,在坐位行髋关节练习时,应避免上身向术侧倾斜。手术后入路,应避免患侧下肢过度屈曲、内收、内旋,特别是屈曲、内收、内旋的联合动作;侧方入路和前侧入路,应避免患侧下肢的过度伸展、内收、外旋,特别是伸展、内收、外旋的联合动作。

(2)术后第2~6周 使用骨水泥固定假体的患者可以在医师指导下进行下列练习,对于非骨水泥固定的患者,有的训练要延至6周后进行。

1)床上练习:髋关节半屈位的主动或主动抗阻屈髋练习,增强屈髋肌力量。要注意对于非骨水泥固定的患者,此时禁止用直腿抬高练习来训练屈髋肌力量,以免影响骨组织长入假体。此期正确的翻身姿势是:伸直术侧髋关节,保持旋转中立位,伸直同侧上肢,手掌垫在股骨大粗隆后面,向术侧翻身,防止患肢外旋。俯卧位,有利于被动伸展髋关节。

2)坐位练习:术后2月内,患者以躺、站、行走为主,坐的时间不宜太长,每天4~6次,每次30分钟。坐位下髋关节最容易出现脱位、半脱位。坐位练习的内容:伸髋,屈髋,屈髋位旋转。

3)患肢负重练习:非骨水泥固定型患者术后1周可20%负重,2个月内负重逐渐增加到100%;骨水泥固定型患者术后1周即可100%负重。

患肢负重练习

4)立位练习:髋关节伸展,骨盆左右摇摆,髋内外翻畸形矫正,屈髋练习,髋旋转。注意不可直腿弯腰。

5)步行练习:骨水泥固定型患者一般情况下于术后第3天即可步行练习。非骨水泥固定型患者,则至少在术后6周才能开始步行练习。有股骨大粗隆截骨、术中股骨骨折的患者,行走练习更应根据X线片情况,推迟到术后至少2个月。先用步行器辅助行走,待重心稳定,改用双侧腋杖。

步行练习

6)踏车练习:开始时间多在患者步行练习之后,一般在术后2~3周开始。也可以根据患者的具体情况适当调整。开始时,稍用力,保持车速25 km/h左右,术后6~8周逐渐加快,以踏车10~15分钟后出现疲劳感为宜。双足踩板后,尽可能升高车坐垫以减少屈髋程度。能踏满圈后,逐渐调低坐垫以增加髋关节屈曲度。先练后跟蹬,熟练后改前掌蹬。身体前倾,可增加髋关节屈曲,双膝并拢或分开,可使髋关节内、外旋。

(3)术后第7周 患侧下肢可以全负重,可以坐普通的椅子,但不可蹲下。

(4)术后6~8周 进行第一次随访,根据复查髋关节的正侧位X线片结果及体检情况,提出下一步的康复计划。此阶段康复重点是提高肌肉的整体力量,指导患者恢复日常活动能力。对髋关节某些活动仍受限者,应加强针对性的功能锻炼。

(5)术后4个月 进行第二次随访。评定内容包括:肌力恢复情况;行走情况(是否需要支具辅助,有无跛行,能行走多长距离);关节活动度情况能否满足日常生活需要。此阶段提高肌耐力是康复重点,可应用抗阻力的直腿抬高练习,侧卧位髋关节外展和俯卧位伸髋练习等。

(四)预后及预防

1. 合理使用拐杖 拐杖使用至无疼痛及跛行时方可弃拐,最好终身使用单手杖,减少术侧髋关节的磨损,尤其是外出旅行或长距离行走时。

2. 预防及控制感染 对拔牙、扁桃体摘除、插导尿管等有可能造成感染的任何手术或治疗措施都应及时预防,防止血运传播造成关节内感染。

3. 节制性生活 术后2个月内避免性生活,性生活时要防止术侧下肢极度外展,并避免受压。

4. **避免髋关节剧烈活动**　避免重体力活动及需要髋关节大范围剧烈活动的运动项目,以减少术后关节脱位、骨折、假体松动等问题。

5. **避免将髋关节放置在易脱位的姿势**　髋关节过度屈曲、内收、内旋位;术侧髋关节伸直、内收外旋位。

6. **避免跌倒**　避免在不平整或光滑路面行走,以防跌倒。

7. **保持患肢经常处于外展位或中立位**　术后 2 个月内屈髋不要超过 90°。

8. **及时与医师联系**　出现术侧髋关节任何异常情况,均应及时与医师联系。

9. 术后 1 年进行第三次复查,以后每年复查 1 次。复查内容包括髋关节正侧位 X 线片,人工髋关节功能评分等。

二、全膝关节置换术后康复

（一）概述

1. **定义**　全膝关节置换术是指应用人工材料制作的全膝关节假体植入人体以替代病损的自体关节,从而获得膝关节功能。

2. **适应证及禁忌证**　全膝关节置换术适应证主要包括膝关节结构广泛破坏所致严重膝关节疼痛、不稳、畸形和功能障碍,经保守治疗无效者。手术禁忌证包括全身或局部关节的活动性感染;膝关节周围肌肉瘫痪;膝关节疼痛性融合;严重肥胖、手术耐受性差;严重膝关节屈曲挛缩畸形(大于 60°);严重骨质疏松。

（二）术后评定

1. **一般评定**　对患者膝关节进行关节活动度、肌力、围度、步行能力评定及 X 线检查,以便了解患侧膝关节是否有畸形,力线是否正确,肌肉有无萎缩,肌力是否减退,肢体肿胀情况,局部骨质情况,假体位置和各关节对合情况。

2. **HSS 评分**　是纽约特种外科医院于 1976 年制定,该量表评分总分 100 分,共分为 7 个项目,其中 6 个项目为得分项,1 个项目为减分项。

3. **AKSS 评分**　该量表是美国膝关节外科学会于 1989 年制定,分为膝关节评分和功能评分两部分,其对膝关节疼痛、活动范围和稳定性三方面进行评定,满分 100 分。

HSS 膝关节
评分标准

（三）康复治疗

1. 目的和原则

（1）目的　改善患者身心健康状态,主动参与康复训练;防止术后并发症;增强膝关节屈伸肌的肌力,改善膝关节周围肌力及其软组织平衡协调性,保持关节稳定。

（2）原则　① 因人而异,区别对待:由于不同患者的体质、病情、心理素质、主观功能要求、手术等不尽相同,康复没有统一的标准程序,应区别对待;② 局部与整体观念:膝关节仅是下肢负重行走的一个关节,如类风湿关节炎累及多关节、多器官,因此,单纯处理膝关节并不足以改善功能,康复必须兼顾身体其他部位;③ 循序渐进的原则:患者有长期的疼痛、畸形及功能障碍,膝关节周围软组织及骨质都受到侵犯,所以患者的功能水平只能逐步提高,切忌操之过急,以致发生不应有的损伤。在康复训练中,如出现血栓形成、伤口愈合不佳、感染、关节脱位、骨折、髌腱断裂、腓总神经损伤、髌骨脱位、假体松动、磨损、变形、断裂等情况,必须停止训练,及时处理。

2. 方法

（1）手术当日至术后第 3 天　① 注意患者有无心肺功能异常、休克、伤口出血量过多等症状,必须待患者全身和局部状况平稳后方可开始功能训练;② 深呼吸锻炼;③ 术侧下肢肌肉等长收缩训练;伸直膝关节,主动或被动踝关节屈伸;④ 双上肢主动性活动训练;⑤ 术后第2~3天拔引流管,引流管尖部及其管内凝血块做细菌培养及药敏试验,拍膝正侧位及屈膝髌骨轴位X线片。

（2）术后第4天至2周 康复训练的主要目标是逐步恢复膝关节功能,主要恢复股四头肌、腘绳肌肌力。每次训练强度应在患者耐受程度内进行,并且训练完毕后,不应加重肢体原有的疼痛、肿胀。① 患肢CPM练习:开始运动范围控制在20°~70°。② 主动膝关节运动:逐步恢复膝关节0°~90°。③ 股四头肌、腘绳肌训练。④ 使用骨水泥固定者:一般情况下,术后第4天在医护人员的帮助下练习站立、行走。如关节不稳,可带膝支架。对术前有严重屈膝畸形者,在此期间夜间仍需用石膏托固定于伸膝位,一般应持续4~6周。⑤ CPM活动范围逐步恢复至0°~110°。

（3）术后3~6周 ① 继续关节活动度和肌力训练;② ADL训练、作业治疗、理疗;③ 膝关节正侧位X线片。

（4）术后7~12周 膝关节ROM进行0°~125°练习,踏车、蹦床、缓步、游泳、术侧下肢负重、斜板平衡训练。

（5）术后13~20周 散步、灵敏技巧训练、跨越障碍训练、侧向运动。

（6）术后24周 股四头肌恢复达到原有肌力75%~80%,全范围关节ROM恢复、无肿胀、平稳良好。能够缓慢跑步、穿戴限制膝关节旋转的支架,可参加适度的体育活动。

（四）预后及预防

参阅人工髋关节置换术后的"预后及预防"部分。术后3个月、6个月、1年及以后每年1次拍摄X线片复查膝关节。

第四节 原发性脊柱侧弯

脊柱的一个或数个节段向侧方弯曲形成一个冠状面上带有弧度的脊柱畸形称为脊柱侧弯。脊柱侧弯的可能原因包括先天性脊柱侧弯以及继发于骨骼、肌肉、神经系统疾病的侧弯,但约有85%的脊柱侧弯原因不明,称为原发性(特发性)脊柱侧弯。

原发性脊柱侧弯的症状特点包括:① 多见于儿童、青少年,女性较多;② 早期畸形不明显,自身可无症状,且无结构变化,易于矫正,但易被忽视;③ 部分病例脊柱畸形不易发展,畸形发展倾向最大的是胸椎侧弯,近2/3发展至70°侧弯;④ 继续发展可影响心肺功能,纵隔移位,肺活量降低,肺动脉高压,心脏功能减退;⑤ 脊神经受挤压或牵拉时,产生相应症状。

一、康复评定

1. 脊柱姿势评定 双侧肩胛、骨盆、腰凹等处不对称,严重者可见脊柱呈"C"形或"S"形;棘突触诊可见某些节段偏离颈部棘突至臀沟连线。

2. 影像学评定 T_1~S_1站立位正侧位X线片,主要确定侧弯的范围、位置、原发弧度、代偿弧度、椎体旋转情况、骨成熟度。最常用的是Cobb角测量,以X线后前位片,侧弯弧上下两端倾斜度最大的椎体即为此弧的端椎,在两端椎的上下缘各画一切线,再画两条切线的垂线,两垂线相交成角即为Cobb角,代表脊柱侧弯的程度。

3. 其他 脊柱活动范围、肌力、行走、日常生活活动能力、心肺功能等方面的功能评定。

二、康复治疗

矫正脊柱侧弯重点在于加强脊柱较弱一侧的肌肉力量,逐渐把侧弯的脊柱拉直。同时,还要注意经常保持较好的动作姿势,从而达到辅助矫正侧弯的目的。原发性脊柱侧弯的康复方法包括矫正体操、姿势训练、侧方电刺激、矫形器、牵引、手术及心理治疗等，根据年龄、侧弯程度及进展情况来选择并及时调整治疗方法。早期发现、早期矫正治疗是取得良好疗效的关键，因为畸形早期比较柔软，较少发生严重的结构性改变，因而比较容易被依从性高、痛苦少的方法所矫正治疗。一般治疗方法的选择：① 侧弯<10°，可密切随访观察，同时进行姿势训练和矫正体操；② 侧弯 10°~20°，除上述方法外，可加用侧方表面电刺激疗法；③ 侧弯>20°，除姿势训练、矫正体操、侧方表面电刺激，还需加用支架；④ 侧弯>40°，或曲度稍小但旋转畸形严重者，应手术矫治。

1. 物理治疗

（1）医疗体操　其原则是选择性地增强脊柱维持姿势的肌肉，一般是以凸侧的骶棘肌、腹肌、腰大肌与腰方肌为重点，调整脊柱两侧的肌力平衡，牵伸凹侧的挛缩的肌肉韧带等组织，以达到矫正畸形的目的。

脊柱侧弯
训练操

（2）姿势训练　① 卧位："骨盆搭桥"训练。仰卧位，双髋双膝关节屈曲，下腰部尽量下压紧贴床面，保持 10 秒，然后依靠腹肌、腘绳肌和臀肌缓慢提起骨盆，重复数次。② 坐位：上身挺立，收腹，下颌微收，双下肢并拢，以达到腰背部平直不弯。尽可能保持数分钟，重复数次，逐渐增加每次的时间。③ 站位：腰背部贴墙站立，下颌微收，挺胸，轻轻收腹，使腰椎与墙之间距离以伸不进手为限，尽可能保持上身正直，坚持数秒，重复数次，逐渐增加每次时间；也可采用头顶笔记本等易滑落的物品，站立后使该物品尽可能地不掉下来，以保持脊柱的平直状态；或可双手各提一重量相同的较轻物品，加强左右侧的平衡。

（3）侧方表面电刺激疗法　目前常用的电刺激多为双通道体表电刺激器。两组电极分别放置在侧弯凸侧的体表特定位置，两通道交替输出的矩形电刺激波，使两组椎旁肌轮替收缩与舒张，而使侧弯的脊柱获得持续的矫正力，以期达到防止侧弯加重的目的。较好的适应证是年龄较小、可屈性较好、40°以下的原发性侧弯及神经肌肉型侧弯。

（4）牵引治疗　牵引治疗可防止或减缓脊柱侧弯的进一步加重，或使侧弯得到一定程度的改善。牵引疗法，目前更重要的是用作脊柱侧弯的术前准备，使手术达到最大限度的矫正。防止手术一次性的牵张，避免或减少脊髓神经损伤并发症的发生。牵引的方法很多，如颈牵引、头颅-骨盆环牵引、头颅-股骨牵引、卧位反悬吊牵引等。因头颅-骨盆环牵引和头颅-股骨牵引有一定的创伤和合并症，故现在多用卧位反悬吊牵引。

【知识拓展】••

脊柱侧弯反悬吊牵引

脊柱侧弯反悬吊牵引装置由牵引带、滑车、绳索及重锤组成。患者侧卧在牵引带中，侧弯的凸侧向下，重量由 10 kg 逐渐加大到 40 kg 使凸侧顶点离床 5~8 cm，以患者的最大耐受度为限。若仅为术前准备，一般牵引时间两周左右。通过牵引，使凹侧软组织得到松解，使脊柱凹侧得到有效的伸展。该方法简单、方便，并发症少，力学合理，效果也较确切。患者可自由出入牵引装置，不需特殊护理。可在医院中牵引，也可在家中或临时病房中应用。

2. 矫形器治疗　适用于少年期和青春期的原发性侧弯，对先天性侧弯或骨发育成熟期的侧弯矫形器治疗无效。

（1）分类　常使用的治疗脊柱侧弯的矫形器有两大类：即颈-胸-腰-骶型矫形器（ctlso）及胸-腰-骶型矫形器（tlso）。ctlso 适用于颈椎在 T_7 以上的侧弯，tlso 适用于侧弯颈椎在 T_7 以下的患者。

（2）穿戴时间　支具穿戴时间每日不少于 23 小时，1 小时留作洗澡、体操等活动练习。支具治疗需持之以恒，若无禁忌，支具使用应至骨生长发育成熟。

（3）停用支具的指标　① 4 个月内身高未见增长；② risser 征 4~5 级（髂嵴骨骺长全及融合）。取下支具后 4 小时摄片，Cobb 角无改变。达到上述指标，支具穿戴时间每日可为 20 小时。4 个月后

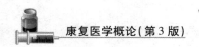

复查无变化,减为16小时。如再复查仍稳定改为12小时。再隔3个月,去除支具24小时后拍脊柱正位片,Cobb角仍无变化,即停止使用。在此期间如有畸形加重,仍需恢复每日23小时使用支具。

3. 手术治疗　脊柱侧弯的手术治疗适应证包括如下几种情况:① 支具治疗不能控制畸形发展,脊柱侧弯的度数继续增加。② 肺功能障碍以及青少年型脊柱侧弯中的躯干不对称,畸形严重需整形者。③ 保守治疗不能控制的较年长患者的疼痛或伴有神经症状者。④ Cobb角45°以上的青少年型脊柱侧弯;Cobb角40°,但伴有严重胸前凸、明显肋骨隆起者。

4. 心理治疗　患者因外界因素和自身性格等原因,可产生自卑、抑郁、怨恨、自暴自弃等消极心理反应,以致产生不配合治疗等错误行为。在进行有关的心理评定后可进行针对性的心理治疗。

第五节　截　　肢

一、概述

截肢是指通过手术将失去生存能力、已丧失生理功能、威胁人体生命安全的部分或全部肢体切除,以挽救患者生命。截肢包括截骨(将肢体截除)和关节离断(从关节处分离)两种。

造成截肢的原因主要有严重的创伤、肿瘤、周围血管疾患和感染。由于截肢手术,患者失去一部分肢体,从而造成残疾,故而被认为是一种破坏性手术,但其实截肢更是一种修复性的手术。截肢主要有上臂截肢、前臂截肢、腕部截肢、大腿截肢、小腿截肢、塞姆截肢等。截肢手术要为安装假肢创造良好的条件,通过残肢训练和使用假肢训练,尽可能地恢复患者丧失的功能,以便减少对其日常生活和工作的影响。

二、康复评定

(一)全身状况的评定

1. 了解患者的一般情况　如年龄、体重、职业、截肢的日期、截肢的原因、截肢部位、是否安装假肢、平衡能力、运动协调性、躯干肌力、视力等。

2. 评估造成截肢的原发病的状况　如肢体末端血液循环情况、肢体肿瘤、感染的情况;若外伤后患者要了解合并伤及并发症情况等。

3. 对于准备安装假肢的患者　要评估患者的心肺功能是否适应佩戴假肢;评估神经系统功能,判断患者是否具有安装假肢后康复训练的能力及长期使用假肢的能力。

(二)残肢的评定

主要评定残肢外形、皮肤、长度、周径、关节活动度、肌力、疼痛、有无畸形等情况,详见本书第三章。

(三)假肢的评定

1. 临时假肢的评定　主要评定临时假肢接受腔适应程度、假肢悬吊能力、假肢对线、穿戴假肢后残肢情况、步态分析。

2. 永久假肢的评定　除对临时假肢的评定内容外,应重点评定以下内容。

(1)上肢假肢　穿戴方便、稳定无不适,屈肘90°对机械手控制能力好;检查控制系统是否合适;评估假手的功能性、灵活性、协调性;使用假肢日常生活活动完成能力。

(2)下肢假肢　应分别在站、坐、走时和脱下后评定。

1)假肢长度:双侧下肢应等长或相差不超过1 cm。

2)接受腔评定:检查站立位时残肢是否完全纳入接受腔,坐位时接受腔是否有脱出现象,接受腔周边是否有压迫,行走时活塞运动小于 1 cm。

3）步态评定:对异常步态从两方面分析原因,一是穿戴假肢者自身原因,如心理因素、关节挛缩、肌力弱、残肢痛等。二是假肢的问题,如假肢对线不良、接受腔适配不良、关节或假足结构功能不合适等。

4）步行能力评定:在不使用辅助具时独立行走、上下台阶、过障碍物、左右转身的能力评定,一般截肢水平越高,步行能力越差。

【知识拓展】 ···

幻肢痛与残肢痛

幻肢痛又称肢幻觉痛,指患者感到被切断的肢体仍在,且在该处发生疼痛。疼痛多在断肢的远端出现,疼痛性质有多种,如电击样、切割样、撕裂样或烧伤样等。

残肢痛是截肢后出现的残端疼痛,常在伤口愈合后一段时间才出现,多为神经性疼痛,由残端瘢痕中的神经瘤引起。

三、康复治疗

1. 穿戴假肢前的功能训练

（1）增强体能的训练　患者穿戴假肢,尤其是下肢假肢,需要比正常人消耗更多的能量,才能进行行走等活动。因此,需要进行肢体和躯干的肌力训练,以及增加心肺功能的有氧训练,制订合适的康复方案。

（2）残肢的训练　早期进行残肢关节活动和功能训练是防止关节挛缩畸形的重要环节。残肢的肌力训练是保持良好的关节活动度,更好地带动和控制假肢的保证。

（3）助行器的使用　使用助行器的目的是为了增加患者站立和行走的稳定性,更好地发挥下肢假肢的代偿作用。主要适用于下肢截肢水平较高和佩戴双侧下肢假肢的患者。在使用助行器时,应注意纠正不良的姿势,尤其是残肢关节要保持伸直位。

使用腋杖训练

（4）残肢的摆放和绷带包扎训练　由于截肢切断了相拮抗的肌肉,上肢截肢后常见肩关节内收、肘关节屈曲畸形,下肢截肢后常见髋关节外展、膝关节屈曲畸形。应正确摆放残肢,防止产生不良姿势。残肢进行绷带包扎是为了预防和减少残端肿胀,减少残端的皮下脂肪,促进残肢成熟定型的关键步骤。

2. 穿戴临时假肢的训练　临时假肢应尽早穿戴,一般为截肢术后 3 周。穿戴临时假肢要求残肢与接受腔全面接触,不得留有空隙,以免因负压造成残端的皮损。残肢可先穿戴软衬套。

（1）上肢佩戴临时假肢的训练　穿戴上肢临时假肢后,要注意保持残肢的关节活动度和增强残肢的肌力。除继续进行增强体能和残肢训练外,要进行上肢假肢功能性操作和日常生活活动等操作训练。

（2）下肢佩戴临时假肢的训练　在保持残肢的关节活动度和增强残肢的肌力的前提下,逐步进行站立平衡训练、行走训练,必要时可借助手杖助行。

3. 穿戴永久假肢的训练　穿戴永久假肢最好经过临时假肢佩戴和训练的过程,使残肢达到成熟定型,即残端无肿胀,皮下脂肪减少,残肢肌肉不再萎缩,残肢与接受腔适应匹配良好,目的是为了使上肢假肢能完成日常生活活动中的基本动作,下肢假肢能完成基本行走功能。① 上肢永久假肢的训练:以日常生活动作为主,如握持动作(握持水杯、门把手)、夹捏动作(写字、拿钥匙开门)等。鼓励患者穿戴假肢的时间要尽可能延长,从而使患者能习惯和积极使用假肢。② 下肢永久假肢的训练:除支撑和平地行走训练外,应加强实用性训练,包括从坐位到站立训练、从地面站起训练、走斜坡、跨越障碍物、上下楼梯和从地上拾物等。练习中要注意纠正异常步态,如步幅不均、划弧步态等。

4. 并发症的治疗

（1）残肢肌肉萎缩　残肢肌肉萎缩会使假肢接受腔不适,并影响假肢代偿功能的充分发挥,因此要加强残肢的肌肉训练。

（2）皮肤合并症　发生湿疹、皮炎时应暂停穿戴假肢,并消除病因。残端皮肤红肿及色素沉着多为残端与接受腔之间的空隙所致。若皮肤损伤起疱应予消毒、涂抹消炎药膏,同时改进接受腔的合适性。

（3）残肢痛　原因主要有神经断端部刺激、断端循环障碍、残端肌肉异常紧张、中枢性神经因素等。应根据致痛原因进行治疗。如果是残端骨刺,可将骨刺切除,修整残端;如果是神经瘤造成,则将神经瘤切除。

（4）幻肢及幻肢痛　治疗包括经皮神经电刺激疗法、超声波疗法、低中频脉冲电疗法、干扰电疗法、按摩、水疗等,解除残端的神经痛、粘连和瘢痕。必要时可应用三环类抗抑郁药物。

第六节　手　外　伤

手外伤

手外伤是临床常见损伤之一,常导致手的运动和感觉功能障碍,日常生活活动能力下降等。手外伤康复是在手外科诊断和处理的基础上,针对手功能障碍的各种因素,如组织缺损、伤口长期不愈合、肿胀、粘连、瘢痕挛缩、肌肉萎缩、关节僵硬等,采用相应的物理治疗、作业治疗和夹板等治疗手段,最大程度地恢复伤手的功能,使患者早日重返社会。

一、康复评定

1. 手与上肢的状况　通过视诊、触诊和患者的主动活动,对伤手情况形成基本判断,包括手和上肢的完整性、血液循环、伤口感染、皮肤发汗、瘢痕、畸形、肿胀、萎缩、疼痛、关节活动范围等。

2. 运动功能

（1）肌力测定　多用徒手肌力检查法。此外,握力测定可用握力计测量,捏力测定可用捏力计测量。

（2）关节活动度(ROM)测定　用手量角器测定主动运动和被动运动的ROM。测量关节包括腕关节、掌指关节、近节指间关节、远节指间关节、拇指腕掌关节。

（3）感觉功能评定　包括浅感觉(痛觉、温度觉、触觉)、深感觉(运动觉、位置觉、震动觉)、复合感觉(二点辨别觉、立体觉)、叩击试验(Tinel试验)等检查。

（4）手的灵巧性和协调性评定　常用九孔插板试验和Mober拾物测试进行评定。

二、康复治疗

（一）防治并发症

1. 水肿

（1）抬高患肢　使其高于心脏平面,同时将手固定在功能位。

（2）向心性按摩　如皮肤条件许可,可在伤肢抬高位做向心性按摩。

（3）主动和被动活动　包括肩、肘关节的全范围活动。将抬高患肢与主动活动结合。

（4）压力治疗　注意指蹼与手套紧贴。每天脱下不超过1小时。亦可用弹性细绳,由远端向近端缠绕。

（5）物理治疗　冷疗、蜡疗、电疗等。

2. 瘢痕　整个创伤或手术范围内的任何组织均可产生瘢痕,可与水肿同时存在,导致粘连。治疗很困难。瘢痕组织缺乏伸展性,发生在关节或肌腱周围,可导致关节活动范围减少。治疗方法:按摩;压力治疗;被动伸展运动;物理治疗(如蜡疗、超声波治疗、中频电疗等)。

3. 挛缩　挛缩通常发生在虎口等皮肤松弛部,包括肌肉、韧带、关节囊等缩短。屈肌腱损伤修复术后最易发生粘连、挛缩。应尽早让患者在适当范围内主动运动(24小时后),治疗师可给予帮助。

（二）周围神经损伤的康复

参见本书第五章第五节。

（三）肌腱损伤的康复

肌腱是手部活动的主要组织,早期活动是肌腱康复的前提,应在放松肌肉和减低张力的情况下进行。包括:主动、被动、辅助主动活动、附属活动、抗阻活动。

1. 屈肌肌腱修复术后的治疗计划（Kleinert 计划） 术后保护性的固定与早期保护性的运动相结合可减少因固定和关节制动而引起的并发症。

（1）Ⅰ期（0~3周） 抬高患肢,制动3周。术后立即在患者手背侧做一个腕屈曲形夹板或手托,使腕关节屈曲20°~30°,掌指关节屈曲60°~70°,指间关节屈曲0°~20°,外加厚敷料,以保护肌腱。2~3天拆除敷料,继续用夹板和支持带保护。3天后,由治疗师指导做屈伸手指活动,持续3周。要求"主动伸,被动屈",即令患者主动伸展手指,依靠橡皮带被动屈曲。同时进行手腕活动。禁止主动屈指,被动伸指,以防肌腱断裂。注意:如患者不坚持手指活动,极易产生屈曲挛缩。对不配合活动的小儿,或断指再植后,或伴有其他损伤不宜选用该法者,应将手固定在功能位,加以厚敷料包扎,外加石膏固定3周。可同时配合冷疗、超声波治疗等消肿、松解粘连。

（2）Ⅱ期（3~6周） 3周后拆除夹板,在护腕和橡皮带保护下活动,或将橡皮带摘下来,做主动屈伸。4~5周,在手背将夹板切断,腕关节仍固定,掌指和指间关节主动屈伸。5周后,取下夹板。6周后,改用动态伸展夹板,减轻近端指间关节挛缩。此期不可有任何抗阻活动。

（3）Ⅲ期（6周后） 可做关节全范围的主动或被动活动。8周后可做抗阻活动。

（4）Ⅳ期（12周后） 可进行各种功能活动,大多数患者可重返工作岗位。个别患者因肌腱粘连而活动障碍,或肌力较差,仍需继续锻炼。亦有少数患者需接受二期重建手术。术后可沿切口做环形深层按摩,以防粘连。

2. 伸肌肌腱修复术后的治疗计划

（1）Ⅰ期（0~3周） 术后立即使用静态掌侧夹板固定手于腕背伸30°~45°,掌指关节屈曲0°~30°、指间关节伸直,敷料加压包扎。2~3天后,拆除敷料,用前臂背侧夹板,腕背伸40°~45°,掌指关节和指间关节用橡皮带牵拉于0°,前臂屈侧置夹板;2周时缩至中节指骨;3周时缩至近节指骨。要求"主动屈,被动伸",即令患者主动屈曲手指,依靠橡皮带被动伸直,以保持掌指关节和指间关节滑动。此期禁止主动伸指,被动屈指,以防肌腱断裂。

（2）Ⅱ期（3~6周） 4周时,每天取下夹板数次,尽可能全范围主动屈曲指关节,特别是掌指关节,以防挛缩。5周时,夹板缩至掌骨,自由活动掌指关节,每天取下夹板数次,有保护地主动活动腕关节。

（3）Ⅲ期（6~12周） 6~7周,换腕部夹板,只固定腕关节,指间关节全范围主动伸直。7~8周,增加强度,做关节全范围的抗阻活动。10~12周,完全自由活动。

（4）Ⅳ期（12周后） 可进行各种功能活动。

（四）骨折的康复

1. 类型与制动

（1）舟骨骨折 制动8~32周。

（2）Bennett 骨折（第一掌骨基底部纵骨折及半脱位） 制动6周,8~12周可活动关节。

（3）指骨骨折 内固定后2周。

（4）掌骨骨折 绷带1周,夹板3周。

2. 康复程序

（1）Ⅰ期（0~3周） 为制动期,功能位固定,指手在抓握物体时的自然位置,此时手的关节和肌肉处于平衡状态,即腕关节稍内收,背伸约30°,掌指关节屈曲90°,近端指间关节屈曲45°,远端指间关节稍屈曲,拇指处于外展、对掌位（对示指、中指）。该体位使手能根据不同需要迅速做出不同动作,以保持骨折的稳定性,缓解疼痛,促进愈合。① 上肢抬高,以减轻水肿。② 骨折上下所有未损伤的关节温和地被动活动,如指、腕、肘、肩。③ 术后1~3周,在疼痛和骨折愈合允许下,可早期进行轻微的主动活动和辅助主动活动。

(2)Ⅱ期(3~6周) 为愈合期,如需要可延长外固定夹板至6周。① 主动活动和辅助主动活动:屈曲、伸展指间关节和掌指关节的活动,以便获得良好的抓握、放松。② 治疗性活动。③ 脱敏治疗。

(3)Ⅲ期(6~12周) 为愈合巩固期,继续功能训练,压力治疗,脱敏治疗。

(4)Ⅳ期(12周后) 为功能恢复期,应用抗阻活动来增加肌力,矫正畸形,压力治疗,功能训练。

(五)烧伤的康复

1. 早期

(1)安全位固定 即腕关节背伸30°,掌指关节屈曲70°~90°,指间关节伸直,虎口张开,拇指外展,对掌。应在患者入院第1天,用夹板将手固定于安全位,最初带24小时。不要活动各关节,以防肌腱断裂。

(2)控制炎症 应用无热量或微热量超短波,Ⅰ~Ⅲ级红斑量紫外线照射。

(3)减轻水肿 抬高患肢,夹板固定。

2. 后期

(1)防止挛缩 ① 尽早进行关节全范围活动:被动活动不能过度,否则会加重损伤、水肿和出血。一般采取辅助主动活动。② 保持正确的体位:烧伤发生6个月内,应注意观察,特别是闭合性创口的下面。如不告诉患者正确的体位,患者常处于屈曲位。③ 继续使用手夹板。

(2)防止瘢痕肥厚 可用弹力绷带、压力手套等,早期瘢痕基本结痂时用,23小时/天,至少持续18个月,直至瘢痕变软、变平、张力下降,由红变白。可配合使用中频电疗、超声波等。

(六)断肢再植

断肢再植术后的康复要求严格,因术后早期血供不稳,常出现并发症,且断肢一般是开放性的,常合并肌腱、神经损伤。康复目标是保护修复后组织,促进愈合,减轻肿胀及疼痛,避免关节僵硬,加速功能恢复,特别是触觉恢复。

1.Ⅰ期(术后1~3周) 密切观察植肢血供及将伤肢保持在功能位。

(1)夹板固定 术后早期尚有出血时,需厚敷料包扎,夹板暂不适用。1周后,可用夹板。因断肢时肌腱损伤多为屈、伸肌腱合并损伤,故合适的夹板是把腕关节固定于中立位(0°),掌指关节屈曲40°,指间关节伸直,拇指外展45°及背伸。视肌腱缝合的牢固度,逐步调节角度。

(2)主动活动 未受伤的部位要适当活动,如肘、肩关节等。受伤部位在可行条件下(如血管缝合理想、创面不太大、肌腱和骨折缝合、固定理想),亦可作早期渐进、轻柔、无阻力的主动活动,以活动关节为原则。

(3)被动活动 要小心保护肌腱。术后4~10天可进行温和的、保护性的被动活动。方法:屈腕,掌指及指间关节慢慢伸直,接着伸腕,掌指及指间关节屈曲。术后10~14天,可进行被动"爪形手"和"鸭嘴手"活动,即从掌指关节背伸,指间关节屈曲,到掌指关节屈曲,指间关节伸直。两组动作连贯做,一气呵成。当关节和肌腱得到适当舒展时,可指导患者把关节维持在被动活动所达到的屈伸位置。活动时如疼痛难忍,则要终止活动,以免影响植肢存活。

(4)控制肿胀 在血供许可时,患肢置于心脏水平。如水肿出现或加重,患肢抬高,高于心脏水平。伤后3周内,不宜用其他辅助治疗消肿。

2.Ⅱ期(术后3~6周)

(1)夹板固定 逐渐增加脱下夹板活动的时间。亦可逐渐改变夹板的角度,使其接近功能位。

（2）主动活动　逐渐加强Ⅰ期主动活动。

（3）被动活动　继续进行Ⅰ期被动活动,亦可进行附属活动。

（4）控制肿胀　轻柔地向心性按摩,或用弹力绷带,由远端至近端包扎伤肢。

3. Ⅲ期（术后 6~12 周）　逐渐加强上述运动及整体的关节运动,如屈伸所有手指关节。8 周后,逐渐增加抗阻运动,手的灵巧性活动,进行脱敏训练和感觉再训练,使用压力衣和压力垫来控制肿胀。

4. Ⅳ期（术后 12 周后）　强化日常生活的手功能,增加手指的灵巧性、握力、捏力、耐力,恢复功能性触觉,进行功能训练。

第七节　颈　椎　病

颈椎病

颈椎病是由颈椎间盘退行性改变以及由此继发的颈椎组织病理变化累及颈神经根、脊髓、椎动脉、交感神经等引起的一系列临床症状和体征。

一、颈椎病分型

颈椎病分型至今还没有统一的标准,一般根据不同组织结构受累而出现的不同临床表现,将颈椎病分为颈型、神经根型、脊髓型、椎动脉型、交感神经型以及混合型。

1. 颈型颈椎病　该型是在颈椎退变的起始阶段,髓核与纤维环的脱水、变性与张力降低,进而引起椎间隙的松动与不稳,常于晨起、过劳、姿势不当及寒冷刺激后突然加剧。青壮年多发,以颈部酸、胀、痛为主,约半数患者有颈部活动障碍,个别的有短暂的上肢异常感觉。查体主要是一侧或双侧斜方肌压痛,棘突和棘间可有压痛,一般较轻。X 线平片颈椎生理曲度减小,MRI 椎间盘退变。

2. 神经根型颈椎病　髓核突出,小关节的骨质增生或创伤性关节炎,钩椎关节的骨刺形成等对神经根造成压迫和炎性刺激。本型的发病因素较多,病理改变复杂,临床表现各异,主要表现有以下几方面。

（1）颈部症状　髓核组织突出刺激局部脊髓神经,有明显的颈部疼痛,椎旁肌、棘突、棘间压痛,颈椎活动度减小。

（2）根性痛　其范围与受累的脊神经分布区相一致。与根性痛相伴的是该神经分布区的感觉功能障碍。

（3）肌张力障碍　以前根受累者明显,早期肌张力增高,但很快减弱并出现肌肉萎缩,在手部以大小鱼际肌及骨间肌最明显。

（4）腱反射改变　即受累神经根所参与的反射弧出现异常。早期呈现活跃,中、后期减退或消失。检查时应与对侧相比,单纯的根性受累不应有病理反射。

（5）特殊试验　增加脊神经张力的试验阳性,尤以急性期及后根受累为多见。颈椎挤压试验阳性者多以髓核突出和椎间关节不稳为多。

（6）影像学检查　X 线平片多表现颈椎生理曲度消失,椎节不稳,椎间孔狭窄,钩椎增生等。CT、MRI 表现椎间盘突出。

3. 脊髓型颈椎病　主要由椎管发育性狭窄、椎节不稳、髓核突出、后纵韧带骨化压迫或刺激脊髓而出现感觉、运动和反射障碍,特别是出现双下肢的肌力减弱是诊断脊髓型颈椎病的重要依据。表现如下:

（1）锥体束征　先出现下肢无力、双腿发紧、抬步沉重感,逐渐发展至跛行、易跪倒、足尖不能离地、步态笨拙等。

（2）肢体麻木　主要是脊髓丘脑束受累所致。在脊髓丘脑束内的痛、温觉纤维与触觉纤维分布不同,因而受压迫的程度亦有所差异。痛、温觉可能明显障碍,而触觉可能完全正常。

（3）反射障碍　反射亢进,踝、膝阵挛,肌肉萎缩,手部持物易坠落,最后呈现为痉挛性瘫痪。肢二头肌、肱三头肌和桡反射、下肢的膝反射和跟腱反射早期活跃,后期减弱和消失。病理反射以 Hoffmann 反射阳性率为高,其次是髌阵挛、踝阵挛及 Babinski 征。

(4) 自主神经症状　胃肠、心血管系统功能的异常表现,大小便改变。

(5) 屈颈试验阳性　颈椎前屈时,脊髓有效空间减小,双下肢或四肢可出现"触电"样感觉。

(6) 影像学检查　X 线平片显示椎管矢径小、骨刺形成明显(椎体后缘)、后纵韧带骨化等。CT、MRI 有椎间盘突出、脊髓受压,重者有脊髓变性的表现。

4. 椎动脉型颈椎病　椎节失稳后,钩椎关节松动、变位,累及两侧上下横突孔,出现轴向或侧向移位,刺激或压迫椎动脉,引起痉挛、狭窄。另外椎间隙的变化也可影响椎动脉,椎间盘突出或退变后,相邻椎间隙变窄,椎动脉相对变长,出现折曲、狭窄,而造成以椎基底动脉供血不足为主要综合征。主要表现为椎-基底动脉血供不足引起的体位性眩晕、头痛、眼花、猝倒等。血管壁上的交感神经丛受刺激时,同时可伴有交感型颈椎病的症状。X 线平片显示钩椎关节增生、椎间孔狭小或椎节不稳。MRI 显示椎间盘突出或退变的表现,颈椎两侧横突孔不对称,内径变窄。

5. 交感神经型颈椎病　有交感神经兴奋或抑制的症状,兴奋症状包括头痛、偏头痛、视力下降、心跳加快、血压升高、多汗、耳鸣、听力下降等;抑制症状即迷走神经亢进症状,表现为头昏、心动过缓、血压偏低、胃肠蠕动增加等。星状神经节封闭可使症状减轻。X 线平片可见颈椎退行性改变。

6. 混合型颈椎病　两种以上合并存在时称为混合型颈椎病。

二、康复评定

1. 关节活动度及相关肢体的运动功能评定　如颈部关节活动度测量、上肢肌力评定(包括握力)、肢体周径测量等。

2. 脊髓型颈椎病的专项评定　包括日常生活活动能力评定,如 Barthel 指数记分法;颈椎病脊髓功能 40 分评分法(表6-3)。

表 6-3　颈椎病脊髓功能 40 分评分法

项目	功能状态	评分
上肢功能(左、右分别评分,每侧 8 分,共 16 分)	无使用功能	0
	勉强握食物进餐,不能系扣、写字	2
	能持勺进餐,勉强系扣,写字扭曲	4
	能持筷进餐,能系扣但不灵活	6
	基本正常	8
下肢功能(左、右不分,共 12 分)	不能端坐、站立	0
	能端坐但不能站立	2
	能站立但不能行走	4
	拄双拐或需人费力搀扶勉强行走	6
	拄单拐或扶梯上下楼	8
	能独立行走,跛行步态	10
	基本正常	12
括约肌功能(共 6 分)	尿潴留或大小便失禁	0
	大小便困难或其他障碍	3
	基本正常	6
四肢感觉(上下肢分查,共 4 分)	麻、痛、紧、沉或痛觉减退	0
	基本正常	2
束带感觉(躯干,共 2 分)	有束带感	0
	基本正常	2

三、康复治疗

颈椎病康复治疗的目的,主要是消除症状、恢复功能和防止再发。常用各种非手术疗法消除症状,如颈椎牵引、推拿、物理治疗、颈围固定及药物治疗;用运动疗法及姿势习惯调整帮助恢复功能和防止复发。

1. 颈椎牵引

（1）目的　增大椎间隙和椎间孔,解除血管神经的刺激和压迫;消除瘀血、水肿;使椎动脉伸展,变通畅;放松痉挛肌,减小颈椎应力;改善颈椎曲度,解除后关节处可能存在的滑膜嵌顿。

（2）适应证与禁忌证　常作为首选疗法应用于各种类型的颈椎病。对于神经根型和交感型的急性期、颈椎失稳、脊髓型颈椎病不宜采用。对脊髓受压严重、颈椎及周围组织结核、肿瘤等疾病禁用。

（3）方法　一般用颌枕牵引带作颈椎牵引,患者取坐位或卧位,多用坐位。① 角度:一般上颈段病变采用 0°~15°屈曲位,下颈段病变采用 20°~30°屈曲位。由于臂丛均由下颈段神经组成,因此对神经根型颈椎病多采用 20°~30°屈曲位;② 时间:一般每次 10~30 分钟,年老体弱者时间可短些,年轻力壮者时间可长些;③ 牵引重量:以逐渐增加为好,开始重量为体重的 7%~10%,以后逐次增加 1~2 kg,最大可达 14~15 kg;④ 方式:可用连续牵引法和间歇牵引法,间歇与牵引的时间比例为 3:1 或 4:1,但在间歇牵引时牵引重量应大于零;⑤ 注意:牵引过程中,应了解患者反应,如有不适或症状加重,要及时停止治疗,寻找原因或更改治疗。

2. 物理治疗　包括高频电疗、中频电疗、超声疗法、磁疗等。

3. 药物治疗　常用的药物有解痉镇痛药、非甾体类消炎止痛药、神经营养药、血管扩张药。

4. 颈围固定　用于颈椎病急性期或手术后的保护,使用时间不宜超过 2 周,若过久反而促进退行性改变的发展,得不偿失。

5. 运动疗法　适用于各型颈椎病症状缓解期及术后恢复期的患者。

（1）目的　可增强颈肩背肌的肌力,使颈椎稳定,减少对神经根的刺激,改善颈椎间各关节功能,增加颈椎活动范围,减轻肌肉痉挛,纠正不良姿势。长期坚持运动疗法,可促进机体的适应代偿过程,起到巩固疗效、减少复发的作用。

（2）常用方法　徒手操、棍操、哑铃操等,也可用器械进行训练。

（3）注意事项　脊髓型颈椎病患者进行运动疗法时,应避免颈过伸、过屈及旋转的动作,以避免脊髓损伤。

6. 中医治疗　包括针灸、火罐、药枕、中药外敷等疗法。

7. 手术治疗

（1）手术指征　脊髓型颈椎病脊髓受压和(或)脊髓症状明显者,宜及早手术治疗。其他各型颈椎病如果症状严重且反复发作,非手术治疗无效者应考虑手术治疗。

（2）术后康复　术前配备好颈围,术后症状稳定后可戴上颈围下床活动,同时可做肢体远端的运动。一般固定 6~8 周,去除颈围后可做头颈部活动。手术切口有炎性反应可进行局部紫外线照射,手术局部有粘连可做音频电疗、超声波、蜡疗等治疗。

8. 健康教育　不良姿势可诱发颈椎病,对患者进行日常生活活动的指导非常重要。

（1）枕头与睡眠姿势　一般为 12~15 cm 高,枕芯软硬度以舒适为准。枕头应置于颈后,保持头部轻度后仰的姿势,使符合颈椎的生理曲度。侧卧时枕头应与肩同高,保持头与颈在一个水平面上。睡眠时不要将手放在头顶,以避免影响上肢血液循环。

（2）工作姿势　坐位工作应尽量避免长时间低头,不要趴在桌子上写字,看书时不要过分低头,尽量将书和眼睛保持平行。看书、写字、使用计算机、驾驶汽车等的时间不宜太长,一般每工

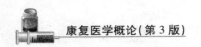

作50~60分钟做1~2分钟的头部活动或改变一下姿势。

（3）日常生活与家务劳动　行走时要挺胸抬头，两眼平视前方；坐姿要直；不要躺在床上看书，因在床上看书很难保持正确的姿势；喝水、剃须、洗脸不要过分仰头；缝纫、绣花及其他手工劳作，不要过分低头；看电视、电脑时间不宜太长；切菜、剁馅、擀饺子皮、包饺子等家务劳动时间，要经常改变姿势。

第八节　肩　周　炎

一、概述

肩周炎即肩关节周围炎，是肩周肌肉、肌腱、滑囊和关节囊等软组织劳损、慢性炎症、关节内外粘连引起的以肩部疼痛和功能障碍为主的综合征。主要症状是肩部弥散性疼痛，可向颈、背、臂、手放散，夜间或肩部活动时疼痛加重，以及肩关节活动受限，如穿衣、梳头、系裤、摸背等日常生活活动困难。查体时可见肩关节活动受限、局部压痛、肌肉痉挛、肌肉萎缩及肌力减弱。

肩周炎多发生于40岁以上的中老年人，与退行性变有明显的关系。就其病因可分为：① 肩部病因：肱二头肌长头或短头肌腱炎，冈上肌腱炎，冈上肌腱或肩袖撕裂，肩峰下滑囊炎等；② 肩外原因：颈椎病所致颈脊神经根性放射痛，放射至肩背部，引起肩部肌痉挛，限制肩关节活动，导致肩关节粘连。根据病理变化可将肩周炎病程分为三期：早期肱二头肌长头肌腱炎或冈上肌腱炎、肩峰下滑囊炎等以疼痛为主；中期肩周围肌肉、肌腱、滑囊和关节囊等软组织慢性炎症形成关节内外粘连，以肩关节活动受限为主；后期，经治疗或自然恢复，疼痛逐渐缓解，盂肱关节活动功能恢复。

二、康复评定

包括疼痛、关节活动范围和日常生活活动能力三方面的综合评定。可采用百分制5级评定法，即：疼痛30分，关节活动度30分，日常生活活动能力40分，共计100分。

评分标准为：

Ⅰ级：得分100分。

Ⅱ级：80≤得分<100分。

Ⅲ级：60≤得分<80分。

Ⅳ级：40≤得分<60分。

Ⅴ级：得分<40分。

具体评分为：

1. 疼痛

（1）无痛　30分。

（2）活动时疼痛，但程度较轻　20分。

（3）不动时疼痛较轻，活动时加重，但可忍受，偶有夜间痛　10分。

（4）疼痛难忍，夜间重，影响睡眠，需服止痛药　0分。

2. 关节活动范围

（1）前屈上举（满分为15分）　① 前屈上举≥150°：15分；② 120°≤前屈上举<150°：12分；③ 90°≤前屈上举<120°：9分；④ 60°≤前屈上举<90°：6分；⑤ 30°≤前屈上举<60°：3分；⑥ 前屈上举<30°：0分。

（2）外旋（满分为9分）　① 外旋≥40°：9分；② 30°≤外旋<40°：6分；③ 20°≤外旋<30°：3分；④ 外旋<20°：0分。

（3）内旋（手背后伸）（满分6分）　①手可触及T_{12}：6分；②手可触及T_5以上T_{12}以下：4分；③手可触及尾骶部：2分；④手不能触及尾骶部：0分。

3. 日常生活活动能力（分8项，每项满分5分，共计40分）　评定项目包括：穿脱套头衣，穿脱开口衣，翻衣服领，刷牙，梳头，用手触对侧腋窝，系裤带，便后使用卫生纸等8项。完成容易记5分；勉强完成记3分；不能完成记0分。

三、康复治疗

早期疼痛较重的患者可口服非甾体抗炎药，直流电乌头碱离子导入、微热量超短波、封闭、轻手法推拿等。若肩关节活动度降低，在上述治疗的基础上用肩关节松动术和功能锻炼。

1. 早期以疼痛为主的治疗

（1）超短波　患肩部对置，无热量或微热量，每日1次，每次10~20分钟，7次为1疗程。

（2）直流电离子导入　乌头碱或普鲁卡因放于阳极下导入，每日1次，每次20分钟，7次为1疗程。

（3）紫外线　红斑量照射肩部皮肤，隔日1次，共3次。

（4）低、中频电疗法　选用止痛处方，每日1次，每次20分钟，7~10次为1疗程。

2. 以关节活动度障碍为主的治疗

（1）蜡疗　盘蜡法，每日1次，每次30分钟，7~10次为1疗程。

（2）超短波　患肩部对置，温热量，每日1次，每次15~20分钟，10~15次为1疗程。

（3）中频电疗法　剂量耐受限，每日1次，每次20分钟，10~15次为1疗程。

（4）脉冲磁疗　中剂量，每日1次，每次20~30分钟，10~15次为1疗程。

（5）肩关节松动术　①盂肱关节：可用分离牵引、向足滑动、渐进性向足滑动、渐进性上举、向后滑动、向前滑动等手法；②肩锁关节：可用向前滑动手法；③胸锁关节：可用向后滑动、向前滑动、向下滑动、向上滑动手法；④肩胛胸壁软组织松动。

（6）功能锻炼　①上肢前伸上举：患者面向墙上的"肋木"，患手抓住"肋木"从低向高逐渐上举；②外展上举：患肢外侧对"肋木"，手抓住"肋木"由下向上；③外旋：肘关节屈曲90°，上臂贴于胸壁，前臂外展，使肩外旋；④内收：肘关节屈曲，前臂经胸前触摸对侧的肩关节；⑤后伸：前臂内旋，绕过背部，患侧手尽力触摸对侧肩胛下角。也可双手反握体操棒，放在腰部，通过屈曲肘关节沿背部向上拉；⑥环臂：站立位，面对肩关节环绕轮，手握把柄，作摇轮动作。无训练轮时，健侧手扶椅背，腰部前屈；患侧上肢自然下垂，手握2~5kg重物，上肢摇动画圈。

第九节　下　腰　痛

下腰痛

引起下腰痛的原因较为复杂，包括腰椎退行性改变、炎性改变（非感染性的）、感染、代谢性、新生物（良性、恶性）、创伤、先天性或发育性、肌肉骨骼系统、内脏因素、血管性、精神心理性、腰背部手术后等因素。重体力劳动、坐位等姿势长期不变、脊柱活动度减少、腹肌及骶棘肌力量减弱、腰椎不稳等是下腰痛的危险因素。

一、腰椎间盘突出症的康复

腰椎间盘突出症是指腰椎间盘纤维环及软骨板的不全或完全断（破）裂，致使髓核向裂隙方向移动，对周围的结构如脊髓、神经根等产生压迫而导致的一组症候群。负重时髓核移动顶起薄弱的纤维环或经纤维环裂隙突出，压迫相邻的组织，如脊髓、硬膜囊、神经根及血管等，引起局部充血、瘀滞、炎症、水肿，早期因为突出物和神经根的关系尚未固定，痛区时有改变；后期则两者已发生粘连而且神经本身也变性，症状就变得持续而固定。

1. 腰椎间盘突出症分型

（1）按 CT 的表现将腰椎间盘突出症分为　①椎间盘膨出：移位的髓核仍在纤维环内，但因纤维环抗力减弱而整个地向外膨大；②椎间盘突出：移位的髓核已通过纤维环裂隙到了纤维环外面，有的在椎管内下沉或贴附于神经，对相邻组织不但有机械性压迫，还有化学刺激和作为异物的免疫反应。

（2）按椎间盘突出部位分为　①中央型突出：发生在椎体后中线，压迫硬膜囊，体积大时还可压迫两侧神经根或马尾；②偏侧型：此型最多见。后纵韧带仍完整，突出物移向后外侧，体积大的甚至继发侧隐窝或椎间管的狭窄。

2. 康复评定

（1）症状　①腰腿痛：常因咳嗽、喷嚏、变位、弯腰、久坐、久站和久行而加重。②下肢放射性痛：常在腰痛消失或减轻时出现，疼痛由臀部开始，逐渐放射至大腿后侧、小腿外侧，有的可发展到足背外侧、足跟或足掌，影响站立和行走。③运动障碍：表现为腰发僵、下肢无力。

（2）体征　①姿势异常：多数患者腰生理弯曲消失，甚至变为后凸；脊柱侧弯，骨盆两侧不等高；②一侧或两侧腰肌紧张；③椎旁或坐骨神经区有压痛，向一侧下肢放射痛；④腰椎活动受限；⑤直腿抬高试验阳性，加强试验阳性；⑥感觉障碍：下肢受损神经支配区感觉减退；⑦受影响一侧下肢的踝背伸肌力与趾背伸肌力均下降；⑧患侧跟腱反射可减弱；⑨少数病侧可出现鞍区麻木、感觉减弱，患侧膝反射亢进及巴宾斯基征阳性。

（3）特殊检查　①X 线片：腰生理弯曲消失，侧弯，椎间隙两侧不等宽，椎间隙前窄后宽；②CT 征象：突出的椎间盘超出椎体边缘，硬膜囊和神经受压变形、移位、消失，可伴黄韧带肥厚、椎体后缘骨赘、小关节突出症、中央椎管及侧隐窝狭窄；③MRI 征象：椎间盘脱出物与原髓核在几个相邻矢状层面上都能显示分离影像；脱出物的顶端缺乏纤维环形成的线条状信号区，与硬膜及其外方脂肪的界限不清；突出物脱离原间盘移位到椎体后缘上或下方；④肌电图检查：不同节段神经根受损，其所支配肌肉的肌电图异常。

3. 康复治疗

（1）卧硬板床休息　发病早期卧床休息对减轻腰椎间盘负荷和局部炎症，促进受损组织的修复，缩短疗程有积极的作用。

（2）健康教育　使患者知道下腰痛的原因，懂得怎样改变生活方式和习惯，以防治疼痛。

（3）按摩　可缓解肌肉痉挛，改善局部血液循环，减轻疼痛。

（4）姿势治疗　是恢复生理弯曲，减轻突出物对周围组织压力的重要方式。采用俯卧位，逐渐垫高上体，使腹壁支撑在床上。

（5）腰背肌功能训练　提高腰椎的稳定性，症状体征基本控制后可以开始训练，但不要过于勉强，要逐渐延长时间，增加运动幅度。年老及有心血管系统疾病患者慎用。

（6）其他物理因子疗法　各种热疗（超短波、微波、TDP、中药热敷、热水袋等）和电疗（电兴奋、经皮神经电刺激、电脑中频等）。其作用是改善局部血循环、松弛肌肉、促进神经根炎症消退。

（7）腰椎牵引　牵引包括很多方法，如自体牵引（重力牵引）、骨盆牵引、双下肢皮牵引等，大多数患者在牵引时比较舒适，在牵引中还可根据患者的感觉对牵引重量进行增加或减少。牵引对缓解肌肉痉挛有明显的效果，痉挛缓解后腰背痛随之减轻；椎间隙增宽，可使突出物部分回缩，减轻对神经根的机械刺激；对关节滑膜的挤压减轻，松解神经根粘连等。禁忌证：老年人特别是有心肺疾病的患者应特别谨慎。

（8）止痛　可酌情采用痛点局部封闭或骶管硬膜外注射止痛消炎药物。

（9）关节松动术　根据患者的具体情况，选用相应的手法治疗技术。

（10）脱水治疗　静脉滴注地塞米松和高渗液（如 25% 甘露醇）可以减轻受压神经组织的水肿，达到治疗作用。

（11）手术治疗 对非手术治疗无效或症状反复发作，严重影响生活和工作者，可采用手术治疗，以解除神经根或马尾的压迫。

二、腰椎滑脱症的康复

腰椎滑脱是指一节腰椎椎体在另一节椎体上向前或向后、部分或完全的滑移。由于椎体的滑脱而引起的一系列临床表现，称之为腰椎滑脱症。

1. 腰椎滑脱症分型 腰椎滑脱症根据病因可分为：

（1）先天性滑脱 特征是骶椎上关节面及 L_5 的下关节面先天性发育不良，关节突的关节面呈不稳定的方向，并多伴有 L_5、S_1 椎体的脊柱裂。

（2）峡性滑脱 上、下关节突之间的峡部不连或拉长，椎体向前滑移而后部结构大致保持在原来位置。峡部的病变多在 5～7 岁时发生，之后的任何时间均可发生椎体滑脱，到成年后滑脱一般很少发展。滑脱多发生于 L_5 与 S_1 椎体间。成年人的峡性滑脱主要为外伤性，分为疲劳性和暴力性峡部骨折，导致滑脱。

（3）退变性滑脱 又称假性滑脱。由于椎间盘及关节突关节退行性改变而导致节段不稳定，继而发生椎体向前或向后的滑移。病变节段两侧小关节面不对称及滑脱椎体有旋转。一般在 40 岁以上，女性多见，为轻度滑脱，主要发生在 L_4～L_5 椎体间。

（4）创伤性滑脱 严重的创伤造成关节突而非峡部的骨折，并继发椎体的滑脱。

（5）病理性滑脱 如骨硬化病或肿瘤、感染等破坏了椎体后部的稳定结构并导致椎体滑脱。

（6）手术后的滑脱 广泛的椎板切除，特别是关节突切除过多是发生术后椎体滑脱的主要原因。

95% 的腰椎滑脱发生于 L_4 和 L_5，其中 L_5 椎体的发生率达 90% 左右。一些外伤性滑脱和退行性滑脱可多节段同时发生，甚至出现向后移位滑脱。

2. 康复评定

（1）症状及体征 腰椎滑脱症患者多具有慢性腰痛史或外伤史。青春期开始的滑脱，不一定都有腰痛症状。一般为慢性下腰痛，在 20 岁后常因工作劳累或轻微损伤后发生。开始在直立或用力时腰痛，弯腰活动、卧床休息则缓解，以后痛呈持续性，劳动、弯腰、伸腰等用力均痛，甚至休息时亦痛。下肢症状主要以间歇性跛行为主，可表现为坐骨神经痛，严重者下肢麻木，甚至出现马尾神经压迫综合征。

站立时腰生理前凸增加，骶骨因骨盆向后旋而突出，背伸肌紧张，L_5 棘突及其上下韧带常有压痛，L_5 棘突后突而 L_4 在前，形成台阶状。腰部伸屈活动可减少，直抬腿高多不受限。有神经根受压征者，可根据感觉、肌力及反射的改变来定位。峡部不连处可有压痛。

（2）辅助检查 X 线摄腰骶段正侧及双斜位片。峡部裂改变有裂隙增宽、硬化、颈部细长、向前延伸等表现。依据侧位 X 线片上患椎在其下面椎体上向前滑移面积的程度，将滑脱分为 5 度：Ⅰ度：0～25%；Ⅱ度：25%～50%；Ⅲ度：50%～75%；Ⅳ度：75%～100%；Ⅴ度＞100%。滑脱角（腰骶关节角）、骶骨倾斜角等亦是十分有用的测量指标。CT、MRI 检查更有助于滑脱的诊断，其可以显示椎体与椎管内容物的关系，以及显示小关节、椎间盘及峡部等细微变化。

3. 康复治疗

（1）非手术治疗 大部分患者通过系统的非手术疗法即可获得满意的结果。常用方法包括热疗、按摩及运动疗法，特别适宜做仰卧抬腿或抬头练习、增强腹肌和矫正腰椎前凸。

（2）手术治疗

1）手术指征：反复发作腰腿痛，经非手术治疗6个月以上无效者；具有严重神经根损害的症状与体征，或者出现马尾神经损害者；滑脱>25%，经随访观察证实其仍在发展者；滑脱>50%者。

2）手术方式：腰椎后外侧融合、椎体间植骨融合等；峡部修补术；神经减压、器械复位与内固定及植骨融合。病变节段的神经减压或稳定融合是主要目的，不应强求复位。

三、腰椎椎管狭窄症的康复

腰椎椎管狭窄症是导致腰痛的常见病症之一。腰椎椎管管腔因某些原因而发生骨性或纤维性结构异常，导致一个平面或多个平面的一处或多处管腔变窄，压迫马尾神经或神经根，引起一系列症状，即为腰椎椎管狭窄症。

1. 腰椎椎管狭窄分类

（1）骨性椎管狭窄　包括发育性骨性椎管狭窄、退行性骨性椎管狭窄、外伤性骨性椎管狭窄。

（2）非骨性椎管狭窄　常见的因腰椎间盘突出、黄韧带肥厚、椎管内占位性病变造成压迫所致。

2. 康复评定

（1）症状　① 腰痛和腿痛：患者一般都有较长的腰痛史，而腿痛则为较后才出现（约90%的患者有腿痛），腿痛可为一侧或双侧。腰腿痛与姿势有关，每当伸腰或负重时症状加重，而弯腰或非负重姿势则症状减轻。② 间歇性跛行：步行时出现一腿或双腿疼痛、麻木，甚至抽搐，因患者腰椎椎管所受压力造成的马尾和神经根血循环障碍和继而产生的炎症刺激所致，而当暂停步行坐下来或蹲下来则缓解。这种间歇性跛行对姿势的依赖性与椎管容量的变化有关，腰椎屈曲位的容量比伸直位时可增加4.85 ml，而容量的变化可引起硬脊膜囊内、外压力的改变。

【知识拓展】⋯⋯⋯⋯⋯⋯⋯⋯⋯⋯⋯⋯⋯⋯⋯⋯⋯⋯⋯⋯⋯⋯⋯⋯⋯⋯⋯⋯⋯⋯⋯⋯⋯⋯

间歇性跛行

患者在不走路的时候没有明显的不适，但一走路患侧下肢就会出现酸、胀、痛等不适感，以致不得不停下来休息，休息一段时间后这种不适感消失，又可以继续走路，临床把这种症状称之为间歇性跛行。腰椎椎管狭窄症引起的间歇性跛行称为神经性间歇性跛行，下肢血管脉管炎引起的间歇性跛行称为血管性间歇性跛行。两者的主要区别：① 神经性间歇性跛行足背动脉搏动良好，血管性间歇性跛行足背动脉搏动减弱或消失；② 神经性间歇性跛行下肢可有节段性感觉障碍，血管性间歇性跛行为袜套式感觉障碍；③ 神经性间歇性跛行步行距离随病程延长而逐渐缩短，血管性间歇性跛行则不明显；④ 必要时，可行动脉造影检查，神经性间歇性跛行动脉良好，血管性间歇性跛行可显示动脉腔狭窄区。

（2）体征　直腿抬高试验阳性；神经根性感觉、运动和（或）反射改变；脊柱伸展受限；急性马尾综合征。

（3）辅助检查　脊髓造影能显示椎管一个或多个平面上的完全或部分的阻塞；CT和MRI能显示出中央椎管、侧隐窝、神经根管的狭窄；用B超测量腰椎管径，一般认为腰椎管矢状径只要>10 mm为正常，而<9 mm为腰椎椎管狭窄的征象。

3. 康复治疗

（1）非手术治疗　适用于轻度或中度腰椎椎管狭窄的患者。① 运动疗法：着重腹肌和脊柱前屈的练习，以期纠正和预防腰椎前凸，并可增大腰椎椎管容量，减轻硬脊膜囊内、外压力，从而减轻神经根受压症状。② 理疗：超短波、电脑中频等电疗，有镇痛消炎作用；牵引对合并有腰椎间盘病变者适用。③ 佩戴腰围支具，避免采取腰伸直或过伸位，可减轻疼痛。

（2）手术治疗　有严重的神经源性间歇性跛行患者，可施行单一平面或多个平面的椎板切除减压术或加上椎间孔切开术,对缓解间歇性跛行有明显效果。

第十节　运 动 损 伤

运动损伤是指在体育运动过程中所发生的各种损伤。

一、运动损伤的分类

按损伤病程分为急性损伤和慢性损伤;按受伤后皮肤或黏膜完整性分为开放性损伤和闭合性损伤;按受伤的组织结构分为软组织损伤、骨与关节损伤、末端病、神经损伤、内脏器官损伤;按受伤轻重分为轻度损伤、中度损伤、重度损伤。运动损伤的原因包括内因(如年龄、性别、人体的解剖生理特点、身体形态、身体素质、心理素质和体育道德、健康及生理状态)和外因(如训练方法不当、个人运动装备不当、运动环境不良、组织管理不当)。

二、运动损伤的治疗原则和方法

(一)治疗原则

1. 急性期　运动损伤急性期的处理常规为 PRICE 方案,P 为保护的意思,具体包括制动(REST)、冷敷(ICE)、加压(COMPRESSION)、抬高(ELEVATION)。PRICE 的顺序为:停止运动保持不动→掌握了解受伤的程度→在患部敷上冰袋→用弹力绷带把冰包固定住→把患部举到比心脏高的位置→感觉消失或者 20 分钟把冰袋拿掉→使用海绵橡胶垫子和弹力绷带做加压包扎→根据损伤的程度每 1 小时或 1.5 小时用冰袋进行冷敷直到患部的疼痛得到缓解为止→睡觉时把弹力绷带拆去→睡觉时也要把患部举到比心脏高的位置→次日清晨重新进行一次 RICE 处置→如果受伤严重,以上程序坚持做 2~3 天。

2. 急性期后　伤后 2~3 天,治疗重点是促进血肿及渗出的吸收,同时开始运动治疗,恢复正常关节活动度,防止肌肉萎缩及关节粘连。一般情况可行局部理疗、按摩,必要时服用非甾体抗镇痛药治疗。

3. 恢复期　伤后 3 周进入恢复期,重点进行功能恢复的强化训练。此期肿痛消失,关节活动范围有明显改善,可加强肌力训练、本体感觉训练和柔韧性训练。运动损伤康复的最终目标是恢复竞技训练、参加比赛,因此仅恢复正常的肌力、关节活动度还远远不够,从恢复正常的肢体功能到上场比赛还必须进行大量艰苦的专项训练。专项训练要与教练员、队医合作,为运动员制订个性化、针对性训练项目,将康复治疗与专项训练相结合,让运动能力尽快恢复伤前水平,重返赛场。

(二)康复治疗方法

1. 维持整体运动的训练　为保持机体的运动适应,防止停训综合征,必须保持一定的健身运动,通常是适量的耐力运动。可用健肢进行运动,如上肢伤者可做跑步、阻力自行车、登楼运动等;下肢伤者可做拉力器、举哑铃、手摇功率车运动或徒手体操。有条件时尽量选择与专项运动有关的运动方式进行。

2. 恢复关节活动度及肢体柔韧性训练　主要对挛缩及粘连组织进行牵伸,使其逐渐延长,但不可使用暴力撕裂粘连挛缩组织,以免造成新的损伤或骨化性肌炎等并发症。训练中加强关节活动练习,结合热疗与按摩进行。

3. 肌力训练　伤肢在制动期间要进行肌肉的等长收缩练习或肌肉电刺激,同时采取积极的措施消炎止痛。解除制动后,多以各种抗阻练习为主,可酌情采用等长或等张练习,有条件时进行等速练习效果更佳。注意:肌肉的活动不应影响创伤愈合,不应引起明显疼痛。

4. 恢复运动协调与专项运动技术定型训练　受伤后，训练中止使运动技术定型消退，熟练的动作变得生疏。疼痛及肌力软弱使运动技术定型改变，动作变样，也是引起再次损伤的原因。在恢复正规训练及比赛前，应做恢复运动协调与专项运动技术定型训练。这是一个运动技术的再学习过程，有时可能需要数月，需在教练员指导下在运动场上进行。

5. 防护支持带及运动支架的使用　防护支持带和运动支架能限制关节一定方向的活动度，加强关节稳定性，可保证损伤的良好愈合，同时能够提早进行康复性训练及技术性训练，从而加速恢复运动能力，减少创伤再发的机会。常用的保护支持带有贴胶、弹性绷带、黏胶绷带、黏胶弹力绷带等，可用于四肢关节。腰椎可用各种宽度及硬度的腰围。膝部可用运动支架限制，踝关节及距下关节可用塑料支具保护。

6. 糖皮质激素的局部应用　糖皮质激素有抗炎作用及抑制机体对创伤的过度反应，加速创伤的恢复，并消除疼痛，利于康复训练及早期运动。常用于腱鞘炎、滑囊炎、创伤性关节炎、肌肉和筋膜伤后的纤维组织炎等。但肾上腺皮质激素可影响组织修复，抑制硫酸软骨素的合成，对软骨修复不利，故不能用于有肌腱、肌肉和韧带断裂后的愈合期，关节软骨损伤时的关节内注射也应慎用。

7. 物理治疗　① 冷疗：常用氯乙烷或氟利昂制剂喷雾，常用于临场治疗。使用时应距离皮肤30 cm 左右喷射，至皮肤稍变白即止，可间断喷射数次。能避免损伤局部出血、水肿及炎症加重，并有解痉镇痛作用。② 温热疗法：常用红外线或白炽灯照射、热敷、蜡疗等，具有改善循环、促进炎症消除及组织愈合、解痉止痛等作用。该疗法需在创伤后 24～48 小时后使用。③ 低频脉冲及中频电疗：可防治废用性肌萎缩及周围神经损伤引起的肌萎缩。经皮神经电刺激疗法还有明显的镇痛作用。④ 高频电疗：常用超短波电疗及微波电疗法，具有热效应及非热效应作用，能消炎止痛，促进组织愈合。⑤ 超声疗法：具有机械、温热及化学作用，能消肿、消炎、促进愈合，并能使疤痕软化，加强吸收和松解，故可用于软组织损伤及纤维组织粘连挛缩的治疗。

8. 中医治疗　针灸、推拿、中药外敷等疗法在运动创伤中有广泛应用。

三、常见运动损伤的康复

（一）肩部运动损伤的康复

肩部的运动损伤以骨折（锁骨骨折）、脱位（肩关节前脱位、肩关节习惯性脱位、肩锁关节脱位等）、肌腱炎和腱鞘炎（肩袖损伤、肱二头肌长头腱鞘炎）、肩周炎、神经损伤（肩胛上神经、胸长神经）等多见，必须针对不同的损伤个体制订具有针对性的康复训练计划。在运动损伤的研究中，肩袖的作用及其损伤的修复尤为重要。

肩袖损伤的康复：肩袖由冈上肌、冈下肌、小圆肌和肩胛下肌的肌腱组成。其中冈上肌在肩外展外旋时易受肩峰卡压摩擦而受伤，可发生肌腱变性或断裂。其特征为肩主动或被动外展至 60°～120°时或外旋时疼痛，超过 120°时疼痛减轻或消失。疼痛明显时应局部休息，用肾上腺皮质激素作痛点及肩峰下滑囊内注射可取得明显效果。同时可作热疗或超短波、超声波等理疗。症状缓解后开始行无痛范围的关节活动度练习。肩部肌力训练时注意加强无痛下三角肌的等长或等张肌力训练。慢性病例可从事一般运动，但避免致痛动作。大部分患者可获治愈，少数久治无效者可考虑肩峰部分切除。

（二）腰部运动损伤的康复

腰部运动损伤以腰背部的肌筋膜炎、腰椎间盘突出、腰椎椎板骨折、椎体骨骺炎、急性腰扭伤等为多见。康复训练包括腰背部肌力训练、腹肌训练、骨盆肌训练、背部柔韧性训练和腰大肌牵伸训练。对腰背部的肌筋膜炎引起的运动员腰痛，可采用各种物理治疗、按摩、局部封闭、口服抗炎止痛药物、短期腰围保护等。

（三）膝部运动损伤的康复

1. 半月板损伤的康复　① 未经手术治疗的半月板损伤康复主要是防止股四头肌萎缩。急性期初步治疗后即可开始肌肉等长收缩训练,可在矫形器固定下做股四头肌的等长收缩、直腿抬高等练习。肿胀消失后按照一般渐进抗阻原则做进一步的肌力训练。恢复运动训练时应无疼痛、无声响,可做下蹲起立测试。② 近年来普遍采用关节镜下微创半月板部分切除和解剖修复（半月板缝合术）治疗半月板损伤。半月板术后恢复关节活动度较容易,训练的主要任务是恢复肌力。一般术后 2 天开始股四头肌静力收缩练习,术后 5 天行直腿抬高训练。术后 2 周练习不负重的膝关节屈伸,并扶拐行走,逐步增加患肢负重。一般 3 周后练习正常行走。术后 3 个月肌力充分恢复后可开始准备性训练,逐步增加运动负荷。先恢复跑步等周期性运动,后练习变速跑、8 字形跑、急停、跳跃和非周期性运动。训练计划的进展应当以不引起症状为度。当活动度、肌力恢复至健侧的 90% 以上时,才能参加正规训练。

2. 前后交叉韧带损伤的康复　前后交叉韧带损伤后应做韧带修复或重建术。前交叉韧带修复或重建术后早期不宜做完全伸膝的动作,以避免胫骨前移,增加新愈合韧带或移植物张力。术后 1 周内的功能练习,因肌力水平较低,组织存在较为明显的炎性反应,且重建的韧带较为脆弱,故以静力练习为主,即关节不活动,保持某一姿势直至肌肉疲劳。术后 2~4 周以加强活动度及肌力练习为主,提高关节控制能力及稳定性;逐步改善步态。由于腘绳肌与前交叉韧带在维持膝关节稳定性中有协调作用,故在进行股四头肌训练时要特别重视腘绳肌的训练,并使腘绳肌的肌力恢复早于股四头肌。术后 5 周至 3 个月的康复目标是强化关节活动度至与健侧相同,强化肌力,改善关节稳定性,恢复日常生活各项活动能力;术后 4~6 个月,全面恢复日常生活各项活动,强化肌力及关节稳定,逐渐恢复运动;术后 7 个月至 1 年,全面恢复运动或剧烈运动,强化肌力及跑跳中关节的稳定性。后交叉韧带断裂常伴发侧副韧带、前交叉韧带或半月板损伤,其康复治疗原则和前交叉韧带相同,但在肌力训练中要优先发展股四头肌力量。

3. 髌骨软骨病的康复　关节软骨自身无修复能力,保守治疗的目的是消除伴发的炎症,控制症状。常用的方法有物理治疗、局部糖皮质激素注射、用活血化瘀的中药制剂外敷等。轻度损伤的患者多可治愈,适当锻炼股四头肌的张力,如直腿抬高训练,可避免肌萎缩。训练时要避免有阻力的强烈的屈伸运动。严重损伤的患者一般需要手术治疗。手术的方法有切除软骨软化病灶并在骨床上钻孔以促进肉芽修复,术后 2 周开始持续被动活动,以多次反复的摩擦应力促进软骨化生,4~5 周可以负重。轻症患者治疗后的继续训练要注意运动方式的多样化,避免单一训练方式,避免频繁做引起疼痛的动作。较严重的患者要停止正规训练,避免半蹲发力等加重疼痛的动作,加强在无痛角度范围内进行股四头肌练习以及适当的调节运动。进行股四头肌训练时要注意,髌骨软骨病患者一般股四头肌内侧头萎缩较快,而股四头肌内侧头对维持髌股关节应力的正常非常重要,因此应特别注意加强最后 30° 的伸膝训练。训练时负荷不宜过大,练习时须无痛、无摩擦音,同时密切观察疼痛及肿胀反应。

（四）踝部运动损伤的康复

踝部运动损伤多为韧带损伤。

1. 韧带损伤严重程度分级　① 轻度损伤:有局部疼痛、压痛及轻度肿胀,关节稳定性好,病理变化为少数纤维断裂;② 中度损伤:局部肿胀疼痛,做相应的应力试验时有疼痛,提示关节轻度不稳,病理变化为韧带部分纤维断裂;③ 重度损伤:关节失稳,明显的关节内血肿和关节积血,病理变化为韧带完全断裂。

2. 康复治疗

（1）轻度损伤　无需作关节固定,在贴膏或支持带的保护下可继续从事不引起疼痛的运动。可

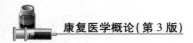
行热疗、超声或超短波等物理治疗。局部症状消除缓慢时可行局部封闭治疗。早期进行关节活动度训练和腓骨肌练习。

（2）中度损伤　早期按照 PRICE 方案处理。关节轻度不稳时可在支持带下早期运动。如果关节不稳明显，宜用石膏固定踝关节 2～3 周，同时进行等长肌力训练。去除石膏后 3 周内继续在支持带保护下训练，继续加强踝周肌力练习。外侧韧带损伤时加强腓骨肌训练，内侧韧带损伤时加强胫骨前肌和胫骨后肌训练。踝关节本体感觉训练同样重要，可在平衡板上进行静止或活动练习。

（3）重度损伤　是否需要手术目前意见还未统一，一般认为经过保守治疗后仍有关节不稳或已有陈旧性关节不稳时需要手术重建。重建术后继续关节活动度、肌力及本体感觉训练。

（冯传博　连家国）

【复习思考题】

1. 名词解释：Cobb 角、休息痛、PRICE 方案。
2. 简述骨折愈合期的康复治疗方法。
3. 简述类风湿关节炎、骨性关节炎的康复评定与治疗方法。
4. 简述颈椎病康复评定与治疗方法。
5. 简述运动损伤的康复原则和方法。

第七章　内脏疾病康复

◎学习目标

掌握：内脏常见疾病的康复评定内容和康复治疗原则。

熟悉：内脏常见疾病的功能障碍表现和康复治疗措施。

了解：内脏常见疾病的诊断要点、康复护理方法及健康宣教内容。

第一节　冠　心　病

冠心病

一、临床诊断和分期

冠心病是由于冠状动脉功能性改变或器质性病变，引起冠状血流和心肌需求之间不平衡而导致心肌缺血缺氧、心肌损害的一种心血管疾病。主要表现为：心肌梗死、心绞痛和心源性猝死。一部分患者可无症状，称为隐性冠心病。冠心病康复是指通过有处方的运动训练、医学教育和咨询、心理、营养、职业和回归社会的指导，使冠心病患者重新获得正常或接近正常的生活状态。

冠心病的康复治疗对象主要是病情稳定的心肌梗死患者、冠状动脉分流术后和经皮腔内冠状动脉成形术后患者。近年来，康复治疗对象扩大至心绞痛、心律失常、心脏移植术后、安装心脏起搏器后、并发室壁瘤以及心力衰竭患者。

冠心病的康复治疗可分为 3 期：即急性心肌梗死住院期康复（Ⅰ期）、急性心肌梗死出院后康复（Ⅱ期）和慢性冠心病或慢性期康复（Ⅲ期）。稳定型心绞痛的康复一般列入Ⅲ期康复。

【知识拓展】

经皮腔内冠状动脉成形术（PTCA）

采用股动脉穿刺将球囊导管送至冠状动脉狭窄病变处，加压扩张以增大血管内径，改善心肌血供，是 1977 年以后国际上冠心病介入性治疗的技术，也是治疗冠心病的主要方法之一。PTCA 的适应证：① 药物治疗效果不佳的慢性稳定型心绞痛或不稳定型心绞痛，有明确的心肌缺血证据，左室的功能良好。② 扩展的适应型：慢性稳定型心绞痛或不稳定型心绞痛伴多支血管病变；药物治疗有效的心绞痛，但运动试验阳性者；急性心肌梗死；冠状动脉旁路移植术后心绞痛；高危心绞痛患者；变异型心绞痛但有严重的固定狭窄；PTCA 术后再狭窄者。

二、康复治疗

冠心病的康复治疗，重点是体力康复，配合心理康复，包括对患者及家属进行宣教，为职业康复打下基础。体力康复主要是通过运动治疗（有氧运动训练）来实现，运动治疗应在对患者功能进行完整评定的情况下，按照运动处方进行。

（一）运动疗法的作用机制

1. 对血压的影响　收缩压和舒张压增高都与动脉粥样硬化密切相关，60%～70%的冠状动脉粥样硬化患者患有高血压，高血压患者患本病较血压正常者高 3～4 倍。运动疗法可降低轻度原发性高血压患者的血压,对降压的协助和协调作用对临界、Ⅰ级、Ⅱ级高血压的效果依次递减。

2. 对血糖的影响　1999 年美国心脏学会(AHA)正式将糖尿病列为冠心病的主要危险因素,与血脂异常、高血压、吸烟等并列。运动疗法可明显降低空腹血糖、餐后 2 小时血糖、糖化血红蛋白。

3. 对血脂的影响　高总胆固醇(TC)、低密度脂蛋白胆固醇(LDL－C)血症作为冠心病的危险因素已得到临床证实。规律的有氧运动可使 TC 水平降低,高密度脂蛋白胆固醇/胆固醇(HDL－C/TC)的比值增加,从而稳定斑块,延长或阻止冠状动脉粥样硬化的发生和发展。运动疗法作为冠心病康复方案的主体,可降低血脂,使血脂代谢平衡稳定,降低低密度脂蛋白胆固醇(LDL－C),阻止或延缓冠状动脉粥样硬化斑块形成,使潜在动脉粥样硬化消退,减少心脏事件发生。

4. 对冠状动脉侧支循环建立的影响　通过运动训练可加速冠状动脉侧支循环的形成,使心肌毛细血管密度增加,血管向缺血部位的上方延伸,提高心肌的血液灌注,从而改善心肌缺血缺氧的现象,改善或消除临床症状。

5. 对心脏功能的影响　运动疗法可改善心肌重塑、心脏收缩功能、室壁局限性运动障碍以及左室射血分数(LVEF)、代谢当量(METs)。有氧运动训练具有增加冠状动脉血流、降低血小板聚集、维持血管再通、预防经皮腔内冠状动脉成形术(PTCA)术后再狭窄及改善心功能的作用,能有效地提高患者运动耐量和降低心率血压项乘积(RPP)指标,从而改善患者的心功能状态。

6. 对心理状态的影响　冠心病患者由于心肌缺血、缺氧会出现心悸、胸闷、胸痛等症状,且这些症状往往具有反复发作的特点,所以长期患病后患者易出现恐惧、焦虑、抑郁等心理障碍。运动疗法可以使患者情绪稳定,对抗疾病的信心增强,对药物依赖性减少。

7. 对生活质量的影响　冠心病康复的最终目的是改善患者的生活质量。运动疗法可以明确地改善急性心肌梗死(AMI)患者的生活质量(QOL)。以体力训练为基础的心脏康复计划的实施可以改善冠心病患者的心脏储备功能,减少与运动有关的症状并且减轻患者的残疾,提高冠心病患者的生活质量。

(二) 运动处方

运动处方的基本内容包括:运动方式、强度、时间、频率以及注意事项。运动试验是运动处方制订的重要依据,患者应在参加运动训练 4~6 周时复查运动试验,以修正运动处方,平时至少应每年复查 1 次。

1. 运动强度　运动强度的确定应以运动试验为基础,在确定患者最大运动能力的前提下,加上一定的安全系数。运动强度可用靶心率来表达,其计算方法如下:

$$靶心率 = (220 - 年龄) \times (60\% \sim 90\%)。$$

【知识扩展】 ···

靶 心 率

靶心率是耐力运动对心率的一个特定范围,也就是耐力运动需要达到目标心率,它是判断和控制耐力运动强度的重要指标和最简单的界定方法之一。慢性病患者适宜选择中低强度运动靶心率,尤其是对于高血压病患者,需要循序渐进和量力而行,不宜单纯追求心率指标。根据高血压患者的运动强度要求,靶心率计算的方法为:

$$靶心率 = (220 - 年龄) \times (60\% \sim 75\%)$$

例如,一个 65 岁的高血压患者,把耐力运动强度控制在 60% 最大心率时需要达到的靶心率为 $(220 - 年龄) \times 60\% = 93$,即把运动中的心率控制在 95 次左右即可达到目的。由于各人的具体情况不同,比如心率快慢、运动习惯、性别、年龄等,还可以用 karvonen 公式计算出个体化的靶心率,在运动时靶心率控制在预设范围左右即可,计算公式为:

$$靶心率 = (220 - 安静心率 - 年龄) \times Q + 安静心率$$

其中 Q 为运动中最大耗氧量(≤50% 最大耗氧量为低强度运动,50% ~ 75% 为中强度运动,>75%

为大强度运动量）。还以 65 岁的患者为例,经多次自测心率为每分钟 50 次,耗氧量是在 50% 的心率为（220-50-65）×50%+50＝102（次/分）,即把运动中的心率控制在 100 次/分左右即可达到运动降压的目的。注意,人的安静心率随着年龄变化,年龄越大,心率越慢,故用后一种方法时自我测量安静心率很重要。

2. 时间　运动持续时间要根据患者的身体状况和运动强度来确定。达到靶心率的运动时间一般为 15~45 分钟,高强度运动时间不少于 5~10 分钟。在额定运动总量的前提下,运动训练的强度和所需的运动时间成反比。在基本训练前后应有充分的准备和结束活动（至少 5~10 分钟低强度运动）。适当的医疗体操可以作为准备活动,最后以放松运动及呼吸练习结束活动。

3. 频率　在运动量适当时,每周运动 3~4 次最有效。大运动量锻炼时,以隔日 1 次,每周 3 次效果最好。少于 2 次者无效,5 次以上并无好处。2~3 个月为 1 个疗程。合适的运动量的主要标志为运动时稍出汗,轻度呼吸加快但不影响交谈,早晨起床时感舒适,无持续的疲劳感和其他不适感。

4. 运动方式　有氧训练（又称耐力性运动训练）是冠心病医疗体育的主要方法,常用有氧训练包括:步行、慢跑、骑车、游泳、登山等。

【知识扩展】∙∙

运动疗法对于血压正常高值、轻度和中度高血压效果较好,对重度高血压病合并有靶器官损害,特别是伴有左室肥厚、蛋白尿、肾功能不全以及重度高血压病患者均不作选择对象。绝对禁忌证为高血压患者伴有心力衰竭、不稳定型心绞痛、主动脉瓣狭窄、肥厚型心肌病、心动过速、急性感染和眼底出血等。

（三）康复分期治疗

1. Ⅰ期康复（住院期康复）

（1）对象　急性心肌梗死（acute myocardial infarction,AMI）后无并发症或并发症完全控制,安静心率<110 次/分,体温正常,临床情况稳定者,冠状动脉旁路移植术（CABS）术后或心绞痛住院患者。

（2）目标　Ⅰ期康复目标是低水平运动试验阴性（按正常节奏连续步行 100~200 m 或上下 1~2 层楼而无症状和体征）;运动能力达到 2~3 METs;争取尽早生活自理和早日出院,并且从监视下的活动过渡到家中无监视和安全的活动。

（3）内容和方法　① 心理治疗:向患者及家属进行有关的卫生宣教,并有针对性地进行个别心理咨询及指导。② 早期活动及运动训练:当患者无明显心绞痛、气短;安静心率<100 次/分;活动时 ST 段变化不超过 1 mm;血压基本正常,病情无加重时,即可开始渐进性体能活动和教育。首先进行渐进的关节活动范围训练,再从被动活动过渡到低强度的主动抗阻运动,以减少、消除绝对卧床所带来的不利影响。开始各关节各方向活动 5~10 次;床上、床边坐位训练 5~10 分钟,每日 2 次。并同时进行 ADL 训练,如床上自行翻身、进食、刷牙、洗脸、梳头、床边便桶等。在患者转出监护室后,即可开始早期行走练习。早期的步行训练可在运动平板上进行,开始用坡度为 0,1.6 km/h 的速度走 10~15 分钟,随着耐力的改善可以逐渐增加至 4.8 km/h。活动时心率增加应<10 次/分,并且不应出现缺氧或心律不齐等不良反应。在运动最初 3 分钟后和增加运动速度之前要测量血压,在此时期血压增高不应超过 20 mmHg（2.7 kPa）,如果训练中血压开始降低应该停止训练。在这一时期患者可进行渐进性的作业治疗活动,以增强自我照顾和日常生活活动的能力。经过约 2 周的活动,运动能力一般可达到 2~3 METs。

目前国外急性心肌梗死的平均住院时间为 7~10 天,而在心脏病康复开展以前,平均住院日在 6 周以上。大部分患者在康复治疗后,各类并发症可以减少,住院时间可以减少 3~4 周以上,出院后恢复工作的比例可提高 30% 以上。

2. Ⅱ期康复（出院后康复）

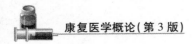

（1）对象　AMI 和 CABS 后刚出院的患者、稳定型心绞痛患者，患者运动能力应达到 3 METs，临床病情稳定。

（2）目标　逐步恢复一般日常生活活动能力，运动能力达到 4~6 METs，保持并进一步改善出院时的心功能水平，逐步恢复生活完全自理，过渡到恢复正常的社会生活，提高生活质量。

（3）内容和方法　出院后至病程 12 周左右一般为冠心病 Ⅱ 期康复，患者最常用的训练方法是行走，包括户内外行走，行走可以逐渐增加耐力，从 15~30 分钟开始，在可耐受的情况下逐渐增加行走速度。此阶段应在监护下进行，活动强度为最大心率的 40%~50%。冠心病 Ⅱ 期前 4 周的康复程序见表 7-1。

表 7-1　冠心病 Ⅱ 期康复程序（前 4 周）

活动内容	第 1 周	第 2 周	第 3 周	第 4 周
门诊宣教	1 次	1 次	1 次	1 次
散步	15 分钟	20 分钟	30 分钟	30 分钟×2 次
厨房工作	5 分钟	10 分钟	10 分钟×2 次	10 分钟×2 次
看书或电视	15 分钟×2 次	20 分钟×2 次	30 分钟×2 次	30 分钟×2 次
保健按摩	保健按摩学习	保健按摩×1 次	保健按摩×2 次	保健按摩×2 次
缓慢上下楼	1 层×2 次	2 层×2 次	3 层×1 次	3 层×1 次

这一阶段一般需要 6~12 周。对于进展顺利，无明显异常表现的患者，一般 6~8 周即可达到 6 METs 的运动负荷，并顺利地进入心脏康复的第 Ⅲ 期。有些老年人如果对体力活动没有更高的要求，可以停留在此期的训练水平。

3. Ⅲ 期康复（慢性期康复）

（1）对象　AMI 或 CABS 后 3~6 个月以上的患者、稳定型心绞痛、隐匿型冠心病以及病情类似者。

（2）目标　Ⅲ 期康复目标是巩固 Ⅱ 期康复成果，控制危险因素；改善或提高心血管功能和身体活动能力，最大限度地恢复其生活与工作。

（3）内容及方法　病程的 12 周以后至 6~12 个月为慢性期或恢复中期，完成冠心病康复计划大约需 12 周，此时运动试验证实患者可安全完成 7~8 METs 的运动强度，为了保持已改善的身体状况，进一步改善心血管功能和提高耐力，应继续体能锻炼，可以按最后一次运动处方靶心率的相同负荷水平继续锻炼，运动强度依具体个人情况逐渐增加。

适用于慢性冠心病的最基本治疗方法是等张和节律性的有氧运动，主要是应用大肌群活动。最常用的运动有行走、慢跑、骑自行车、游泳等，无论哪一种方法都要注意安全，尤其是那些有中度或明显骨质疏松的患者应防止出现骨折或意外。近年来肌力练习（等长和抗阻练习）和循环力量训练是新的有氧训练方法，对左心室功能良好的患者应用这些方法的危险性很低。但是左心室功能损害的患者抗阻训练可能出现失代偿，因而对此类患者以及未控制的心律失常或不稳定心绞痛的患者不应做这些训练。

第二节　高　血　压

高血压

高血压可分为原发性及继发性两大类。在绝大多数患者中，高血压的病因不明，称之为原发性高血压（primary hypertension），占高血压患者总数的 95% 以上；在不足 5% 的患者中，血压升高是某些疾病的一种临床表现,本身有明确而独立的病因,称为继发性高血压。原发性高血压又称高血压病(hypertension),患者除了可引起高血压本身有关的症状以外,长期高血压还可成为多种心脑血管疾病的重要危险因素,并影响重要脏器如心、脑、肾的功能,最终可导致这些器官的功能衰竭。

一、临床诊断和分期

根据 2005 年《中国高血压防治指南》的诊断标准,高血压分期见表 7-2。

表 7-2 《中国高血压防治指南》(2005 年修订版)血压水平的定义和分类

类 别	收缩压(mmHg)	舒张压(mmHg)
正常血压	<120	<80
正常高值	120~139	80~89
高血压	≥140	≥90
1 级高血压(轻度)	140~159	90~99
2 级高血压(中度)	160~179	100~109
3 级高血压(重度)	≥180	≥110
单纯收缩期高血压	≥140	<90

若患者的收缩压和舒张压分属不同的级别时,则以较高的分级为准。单纯收缩期高血压也可以按照收缩压水平分为 1、2、3 级。

二、康复机制

1. 作用于大脑皮质下血管运动中枢 已知高血压的发病原因复杂,常和大脑皮质功能紊乱,失去对皮质下血管舒缩中枢的正常调节有关。人处于社会之中,不可避免地常接受多种应激刺激,应激反应之一是增加儿茶酚胺的分泌。引起血管收缩,血管阻力增加,血压升高。在正常情况下这种反应为一过性,在皮质功能失调时,此种反应呈亢进现象,且维持较久,如反复刺激就成为高血压病发生的重要因素。而血管收缩,血压升高可继发各种体液因素的改变,因此,其后体液因素就成为高血压病形成的主要原因。康复体育对高血压病的作用首先是影响大脑之间、大脑皮质与肌肉之间、大脑皮质与内脏之间、大脑皮质与内分泌之间的反射联系,改变血管运动中枢的功能状态,消除病理性兴奋灶,使血管运动中枢紧张度下降,血压趋于正常。

2. 调节自主神经系统功能,降低对肾上腺素能反应性 运动治疗具有调节自主神经功能、降低对肾上腺素能反应性的重要作用。气功锻炼常可使迷走神经张力提高。而中等至大强度运动可使儿茶酚胺包括去甲肾上腺素、肾上腺素、醛固酮以及血钾升高,并在停止运动后 2 小时恢复至安静水平。但如果运动强度适中并持续进行(例如每周至少 4 次,每次运动 30~40 分钟),则可降低血浆中去甲肾上腺素的水平,并相应地使收缩压降低,心率变慢,间接降低肾素、血管紧张素 II 及醛固酮的水平。有氧训练可降低血管平滑肌细胞对运动的反应(即降低对儿茶酚胺等物质的反应性),从而使血管平滑肌放松,血压下降。这种作用比降低儿茶酚胺的绝对值更为重要。

3. 降低血黏度,改善血液流变性 据统计,高血压病患者多有血液流变性异常,91%以上的高血压病患者伴有高黏滞血症,且高血压病轻重程度与血黏度呈正相关。在高血压病的治疗上,目前多采用血管扩张剂、利尿剂、肾上腺素能神经抑制剂、血管紧张素转化酶抑制剂和钙通道阻滞剂等。但临床实践表明,这些药物的较好疗效也只能达到 50%~60%的降压效果,且长期应用还可产生一些不良反应,不仅达不到降压和改善临床症状的效果,反而会使病情加重,甚至导致更严重的疾病。坚持有规律的适宜强度运动,尤其是有氧耐力性运动可以使红细胞变形能力增加,使血浆容量相对增加,还可使血浆纤维蛋白溶解作用和抗血栓形成作用增强,这些变化都可降低血黏度,使血液流变性改善。

即使是步行锻炼,只要长期坚持,血黏度也比未坚持者有明显下降。血黏度下降可改善血液流变性和微循环,减少外周阻力,并使血压下降,尤其是使舒张压下降。因此坚持有氧运动可通过降低血黏度、改善血液流变性使血压下降。

坚持有氧耐力性运动可使血黏度下降的最主要原因是血液相对稀释。有氧耐力性运动可以使血容量增加,包括血浆容量和红细胞容量都增加,但是由于血浆容量增加更显著,所以使红细胞比容、单位容积中的红细胞数及血红蛋白含量减少,血液相对稀释。血液相对稀释除使红细胞压积增加相对较少外,更重要的是大多数血浆不对称蛋白质,如纤维蛋白原也得到稀释,因为对血黏度影响最大的是血液中不对称蛋白质的浓度。红细胞变形能力增加是促使血黏度下降的另一个原因。

4. 调谐情绪　情绪激动是引起血压波动的原因之一,而情绪易激动又是高血压患者的共同特点。高血压患者打太极拳时最重要的是强调一个"松"字,肌肉放松能反射性地引起血管"放松",从而促使血压下降。此外,打太极拳时要用意念引导动作,使思想高度集中,心境守静,这样有助于消除高血压患者的紧张、激动、神经敏感等症状。参加有规律的有氧运动和气功锻炼可调谐性情,改变不良情绪,从而减少血压波动幅度,还有助于减轻神经官能症的症状。据报道,一次练功后可使收缩压下降16~18 mmHg(2.1~2.4 kPa),舒张压也有所下降。一般在练功2周后见效。

5. 改善高血压发病的危险因素　运动训练可以改善血液循环,控制体重,降低血脂,促进机体代谢,提高机体应激处理能力,改善不良情绪,促进心理健康。

三、康复治疗

(一) 运动处方介绍

1. 运动形式　采用有氧训练,如步行、慢跑、骑车、划船运动、游泳、慢节奏交谊舞、气功、太极拳、降压体操等。

2. 运动强度　开始时运动强度可以达到最大心率的60%~70%,或最大吸氧量的40%~60%。运动过程中最大心率达到40%~50%即可,停止活动后心率应在3~5分钟内恢复正常。

步行速度一般不超过110 m/min,一般为50~80 m/min,每次锻炼30~40分钟,其间可穿插休息或医疗体操、太极拳等。50岁以上者活动时的心率一般不超过120次/分。靶心率应较安静心率增加25~30次/分,使用β受体阻滞剂的患者心率增加10~15次/分即可。活动强度越大,越要注重预备活动和结束活动。练习效应的产生需要至少1周的时间,达到较分明降压效应需要4~6周。一阶段时间练习后,收缩压一般可降低10 mmHg,舒张压一般降低8 mmHg左右。

循环抗阻运动:以前任何形式的抗阻运动均视为高血压患者的禁忌项目,理由是高血压患者在抗阻运动时可能产生过强的心血管反应。但近年来的研究提示,在一定范围内,中小强度的抗阻运动可产生良好的降压作用,而并不导致血压的过分升高。一般采用循环抗阻练习,即采用相当于40%最大一次收缩力作为运动强度,作大肌群(如肱二头肌、腰背肌、胸大肌、股四头肌等)的抗阻收缩,每节在10~30秒内反复8~15次收缩,各节运动间休息15~30秒,10~15节为1个循环,每次练习1~2个循环,每周3~5次,8~12周为1个疗程。逐步适应后可按每周5%的增量逐渐增加运动量。Hardy等以24例轻度高血压患者为对象,采用自身循环对比手段,观察单次肌力练习对血压的影响,发现收缩压(SBP)和血压负荷(bloodpressure burden)在运动后可保持降低1小时,舒张压(DBP)降低保持3分钟,提示肌力练习对高血压患者有积极的降压作用。

3. 持续时间　热身运动5~10分钟,达到处方运动强度的锻炼时间应持续30~40分钟,最多可逐渐增至60分钟,恢复时间为5~10分钟。

4. 运动频率　运动训练应维持每周3~5次,每周少于2次则效果不佳。

5. 运动监护　在参加运动之前应进行安全教育,特别是对于有冠心病、脑动脉硬化等并发症的患者,在运动期间应进行必要的监护和指导。住院患者在运动康复中,收缩压>220 mmHg,或舒张压>110 mmHg,应停止运动训练。

6. 注意事项 ① 锻炼要持之以恒,如果停止锻炼,练习效果将在2周内完全消失。② 高血压伴随冠心病时活动强度应偏小。③ 不要轻易撤除药物治疗。运动往往是原发性高血压治疗的辅助方法,特别是二期以上的患者。④ 不排斥药物治疗,但在运动时必须考虑药物对血管反应的影响。

(二)医疗体操

常用太极拳和降压操等。要求锻炼时动作柔和、舒展、有节律、意念集中、姿势放松、思绪宁静。动作与呼吸相结合,强调动作均衡和协调。头低位时不宜低于心脏水平位置。一般可选择简式太极拳,或者选择其中个别动作(如云手、野马分鬃等)训练。不宜过分强调高难度和高强度。

降压操动作如下。

第一节 预备动作 坐、站姿势均可,保持自然端正,正视前方,沉肩坠肘,含胸拔背,调息存念,意守双足底涌泉穴,全身肌肉放松。练功时采用鼻吸口呼法。可根据个人身体情况选择站、坐姿势。

第二节 按揉太阳 功效:疏风解表、清脑、明目、止头痛。操作:以左右手食(示)指螺纹面,紧贴眉梢与外眼角中间向后的一寸凹陷处,按太阳穴,顺时针旋转,一周为1拍(四个八拍)。

第三节 按摩百会(本穴在头顶,两耳尖连线的中央) 功效:宁神、清脑、降压。操作:用左或右手掌紧贴百会穴顺时针旋转,一周为1拍(四个八拍)。

第四节 按揉风池(风池穴在颈后发际两侧凹陷处) 功效:安神、清脑、除烦。操作:以双手拇指螺纹面扫揉双侧风池穴,顺时针旋转一周为1拍(四个八拍)。

第五节 摩头清脑 功效:舒筋通络,平肝熄风,降压、清脑。操作:两手五指自然分开,用小鱼际从前额向耳后分别按摩,从前至后弧线行走1次为1拍(四个八拍)(此节动作涉及按摩眉冲、头临泣、头维、攒竹、鱼腰、阳白、四白、翳风及耳穴降压沟等穴)。

第六节 擦颈降压 功效:解除胸锁乳突肌痉挛、降压。操作:先用左手大鱼际擦右颈部胸锁乳突肌,再换右手擦左颈,1次为1拍(四个八拍)。

第七节 揉曲降压 功效:清热、降压。操作:先用右手按揉左曲池,再换左手按揉右曲池(曲池穴在肘横纹外侧端与肱骨外上髁连线的中点),顺时针旋转,一周为1拍(四个八拍)。

第八节 揉关宽胸 功效:舒心、宽胸。操作:先用右手大拇指按揉左手内关穴后,再用左手按揉右手内关穴(内关穴在腕横纹上2寸,两筋之间),以顺时针方向按揉,一周为1拍(四个八拍)。

第九节 导血下行 功效:揉里治本,健脾和胃,导血下行。操作:分别用左、右手拇指同时按揉双肢小腿足三里穴(本穴在外膝眼下4横指胫骨前嵴外1横指),顺时针旋转,一周为1拍(四个八拍)。

第十节 扩胸调气 功效:舒心、宽胸、畅气。操作:两手放松下垂,然后握空拳,屈肘抬起,提肩向后扩胸,最后放松还原。如站势扩胸时,可同时左膝提起,还原时足落地,如此反复,换右侧屈膝提起,最后放松还原(四个八拍)。

注:本法选择有关经络穴位,通过手法按摩,顺其经气,推行其血,引血下行,达到疏通气血,协调阴阳,降低血压,改善体征,延年益寿的目的。通过按摩一定的穴位,反射性地调整微血管的舒缩作用,扩张毛细血管,降低血管壁外周阻力,解除脑部小动脉痉挛,疏通气血,从而达到降压之效。

第三节 支气管哮喘

支气管哮喘(bronchial asthma),简称"哮喘",是由多种细胞包括嗜酸性粒细胞、肥大细胞、T淋巴细胞、中性粒细胞、平滑肌细胞、气道上皮细胞等以及细胞组分参与的气

支气管哮喘

道慢性炎症性疾病。其临床表现为反复发作的喘息、气急、胸闷或咳嗽等症状,常在夜间及凌晨发作或加重,多数患者可自行缓解或经治疗后缓解,同时伴有可变的气流受限和气道高反应性,随着病程的延长可导致一系列气道结构的改变,即气道重塑。近年来认识到,哮喘是一种异质性疾病,发作通常与气道广泛性多变的可逆性气流受阻有关,不同的刺激物反应时气道更加狭窄。气道炎症的典型特点是呼吸道黏膜及管腔中活性的嗜酸性粒细胞、肥大细胞、T淋巴细胞数目增加和基底膜网质层增厚、上皮下纤维增生。

哮喘发生和发展的影响因素包括宿主因素和环境因素。宿主因素包括遗传、性别、肥胖、特应性、特异质、气道高反应性、种族等,环境因素包括变应原、空气污染、烟草烟雾、感染、饮食等。

全球各地哮喘发病率1%~13%不等,呈逐年上升趋势,50%的患者在12岁以前发病,儿童的发病率大于成人,40%的患者有家族遗传史,我国14岁以上人群哮喘患病率为1.24%。该病发作以秋冬为多,春季次之,夏季较少。目前,全球哮喘患者至少有3亿人,中国哮喘患者约3 000万人。

一、病理生理

哮喘以多变、反复发作的症状、气流受限、支气管高反应性和炎症为特征,其中炎症是病理基础。气道对于各种刺激物如药物、变应原、化学因素、运动、冷空气等呈高度敏感状态(气道高反应性),是支气管哮喘的重要病理生理学改变。哮喘发生的机制复杂,多种因素相互影响,越来越多的研究表明,气道炎症是引起气道高反应性的主要机理。

在气道高反应性的发生过程中,自主神经系统的调节起着重要作用。其中β肾上腺素能神经系统、α肾上腺素能神经系统、胆碱能神经系统、非肾上腺素能非胆碱能神经系统均参与气道高反应性的调节。

支气管平滑肌本身的异常如平滑肌细胞敏感性增强、平滑肌细胞的增生与肥大、气道的重塑等也可能对气道高反应性的发生起一定作用。气道平滑肌增生是支气管哮喘的主要病理生理学改变之一,气道平滑肌增生与气道炎症及气道平滑肌痉挛一起形成了引起气道通气障碍的三大主要因素。

哮喘患者的气道通气功能障碍主要通过测定气道阻力的变化来评定,其主要病理生理特征表现为可逆性的气道阻力增高,以呼气相更为明显。支气管平滑肌收缩、黏膜水肿、腔内分泌物的增多可使气道内直径明显减小,使得每一次充分的呼吸之末气道提前关闭,导致患者的肺活量下降,肺残气量增加。

二、症状与体征

1. 症状

（1）前驱症状　在变应原引起的急性哮喘发作前往往有鼻和黏膜的卡他症状,比如打喷嚏、流鼻涕、眼睛痒、流泪、干咳、胸闷等。

（2）喘息和呼吸困难　是哮喘的典型症状,喘息的发作往往较突然。呼吸困难呈呼气性,表现为吸气时间短,呼气时间长,患者感到呼气费力,但有些患者感到呼气和吸气均费力。

（3）咳嗽、咳痰　咳嗽是哮喘的常见症状,由气道的炎症和支气管痉挛而引起。干咳常是哮喘的前兆,哮喘发作时,咳嗽、咳痰症状反而减轻,以喘息为主。

（4）胸闷和胸痛　哮喘发作时,患者可有胸闷和胸部发紧的感觉。如果哮喘发作较重,可能与呼吸肌过度疲劳和拉伤有关。突发的胸痛要考虑自发性气胸的可能。

2. 体征　哮喘的体征与哮喘的发作有密切关系,在哮喘缓解期可无任何阳性体征。在哮喘急性发作期,根据病情严重程度不同可有不同的体征。

（1）一般体征　哮喘患者在发作时,精神一般通常较紧张,呼吸加快、端坐呼吸,严重时可出现口唇和手指发绀。

（2）其他体征 呼气延长和双肺哮鸣音、肺过度膨胀特征（即肺气肿体质）、呼吸肌疲劳等。

（3）重症哮喘的体征 随着气流受限的加重，说话不连贯，皮肤潮湿，呼吸和心率加快，并出现奇脉和呼吸肌疲劳的表现。呼吸频率大于 25 次/分，心率大于 110 次/分，奇脉大于 25 mmHg 是重症哮喘的指征。

三、康复评定

1. 肺活量与用力肺活量检查 肺活量（VC）正常变异较大，但其测量值随限制性呼吸系统疾病的严重程度而下降。用力肺活量（FVC）指在深吸气后用最快速度强力呼气，气道阻塞患者 VC 明显高于 FVC。

2. 肺功能检查 哮喘发作时，1 秒用力呼气容量（FEV1）、1 秒率（FEV1/FVC%）、最大呼气中期流量（MMEF）、25%与50%肺活量时的最大呼气流量（MEF25%、MEF50%）、呼气峰值流量（PEF）等呼气流速指标均显著下降；残气量（RV）、功能残气量（FRC）及残气量（RV）/肺总量（TLC）比值增大。

3. 哮喘急性发作时病情严重程度的分级见表 7-3。

表 7-3 哮喘急性发作时病情严重程度的分级

临床特点	轻度	中度	重度	危重
气短	步行、上楼时	稍事活动	休息时	
体位	可平卧	喜坐位	端坐呼吸	
讲话方式	连续成句	单词	单字	不能讲话
精神状态	可有焦虑,尚安静	时有焦虑或烦躁	常有焦虑、烦躁	嗜睡或意识模糊
出汗	无	有	大汗淋漓	
呼吸频率	轻度增加	增加	常>30 次/分	
辅助呼吸肌活动及三凹征	常无	可有	常有	胸腹矛盾运动
哮鸣音	散在,呼吸末期	响亮,弥漫	响亮,弥漫	减弱,乃至无
脉率（次/分）	<100	100~120	>120	脉率变慢或不规则
奇脉	无,<10 mmHg	可有,10~25 mmHg	常有,>25 mmHg	无,提示呼吸肌疲劳
使用 β_2 受体激动剂后 PEF 预计值或个人最佳值百分比	>80%	60%~80%	<60% 或 < 100 L/min 或作用时间 < 2 小时	
PaO_2（吸空气,mmHg）	正常	≥60	<60	
$PaCO_2$（mmHg）	<45	≤45	>45	
SaO_2（吸空气,%）	>95	91~95	≤90	

4. 递增负荷运动试验（graded exercise testing，GXT） 又称心肺运动试验，是通过机体运动强度逐渐加大、机体需氧量逐渐增加时的各种反应（呼吸、血压、心率、气体代谢、临床症状和体征等），评定患者在不同做功水平上心、肺、肺/体循环、肌肉对氧的摄取、运输和利用以及二氧化碳的排出情况，判断心、肺、骨骼肌等的储备功能或实际负荷能力、机体对运动耐受的实际能力，从而评定患者的运动心肺功能。

5. 呼吸肌力测定　包括最大呼气压力(MEP)、最大吸气压力(MIP)以及跨膈压的测量。它反映呼气与吸气期间可产生的最大能力,代表全部吸气肌和呼气肌的最大功能,也可作为咳嗽与排痰能力的一个指标。

6. 日常生活活动能力(ADL)评定　哮喘发作时严重影响患者的日常生活活动等,日常生活活动能力评定主要侧重于一般体力活动、生活自理、家务劳动等。

7. 社会参与评定　急性发作期及控制效果不佳的哮喘患者,由于呼吸功能的限制常常对职业、社会活动、休闲娱乐及生活质量产生不同程度的影响。故评定哮喘患者的社会参与能力与程度亦非常重要。

四、运动康复

(一)哮喘康复治疗的原则与目标

1. 原则　综合治疗为基础,药物治疗为主,积极实施运动康复治疗。

2. 目标　控制症状发作,以改善心肺功能,提高运动和活动的耐力,增加日常生活活动能力,提高劳动力,提高生活质量为目标。

(二)运动康复方法

1. 专门呼吸训练　通过各种呼吸运动和治疗技术来重建正常的呼吸模式,增强呼吸肌功能,改善肺通气,减轻呼吸困难,提高肺功能。腹式呼吸训练与缩唇呼吸训练相结合,提高肺泡通气,降低呼吸功耗,协调呼吸,缓解呼气性呼吸困难;以及呼吸电刺激训练及体位引流、翻身拍背、排痰、气道廓清技术等综合运用。

(1)腹式呼吸训练　训练腹式呼吸,强调膈肌运动为主,减少辅助呼吸肌的使用,以改善异常呼吸模式,达到提高呼吸效率,降低呼吸能耗的目的。

(2)抗阻呼气训练　呼气时施加阻力的呼吸训练方法。呼气时适当增加气道阻力,以减轻或防止病变小气道在呼气时过早闭合,从而改善肺通气和换气,减少肺内残气量。

(3)深呼吸训练法　胸式呼吸训练方法,使胸腔充分扩张,目的是进一步增加肺容量。

(4)排痰训练　通过体位引流、胸部叩击、震颤以及咳嗽训练促进患者肺部痰液排出。

(5)呼吸肌训练　改善呼吸肌力量及耐力,从而缓解呼吸困难。可通过训练增强膈肌力量、耐力和增强腹肌肌力。

2. 全身性锻炼　由于疾病病理生理过程的多样性,哮喘患者的运动反应也差异明显。有的患者的运动能力堪比专业运动员,而有的患者简单的行走即可出现明显气短。患者个体的运动能力随病情控制程度的变化而变化。

在最佳的医疗控制下,可以最大化改善哮喘患者的有氧能力、肌肉力量、肌肉耐力。须针对患者运动能力的具体情况个体化地制订和实施运动处方。

针对心肺功能的锻炼每次应持续 20~30 分钟,每周 3~5 次。运动形式的选择应考虑患者的兴趣、运动史、运动能力等,尽量减少或避免在寒冷、干燥、有空气污染的环境中锻炼。通常在温暖、湿润、有清新空气的环境中进行的间歇或低强度的运动更易耐受。一般可选择户外步行、慢跑、游泳、骑自行车、爬山、上下楼梯、呼吸操、太极拳、气功等。

有关哮喘患者适宜的运动强度目前没有统一的建议,运动强度须根据患者的临床情况、运动试验结果及患者的运动能力确定。一般推荐哮喘患者的初始运动强度应为 50%~80% 的心率储备(最大心率-安静心率),即大多数人的无氧阈强度水平,而对于较多限制的哮喘患者,以自觉呼吸困难和疲劳量表(如 Borg 表)监测运动强度更为合适。

轻、中度哮喘儿童可以安全地进行常规的中等强度的有氧运动。在良好的医疗控制下,应鼓励患者进行规律的运动锻炼,运动方式为四肢大肌肉群周期性的动力性运动,以增强体质,减轻症状,改善有氧运动能力和生活质量。

为哮喘患者制订运动锻炼计划时须注意以下几方面:① 评定患者的呼吸功能及运动心肺功能;② 指导患者每次坚持 20~60 分钟的有氧运动;③ 每周运动 3~5 次;④ 每周增加 5% 的运动强度;⑤ 如果已经达到最大运动强度,每周延长 5% 的运动时间;⑥ 患者的初始运动以自觉舒适的运动强度持续 5 分钟。

（三）其他方面

指导性的综合康复有益于哮喘患者,在指导患者进行运动康复的同时,综合应用多种措施对控制疾病进程和疾病康复尤为重要。

1. 采用支持性心理治疗及认知疗法　对患者的鼓励、安慰与疏导使患者正视所患疾病,渡过心理危机。

2. 控制环境诱发因素　帮助患者了解并找出自身哮喘的促/诱发因素,控制哮喘发作。

3. 家庭康复护理　家庭成员指导患者进行呼吸肌功能锻炼,如缩唇呼吸、腹式呼吸、呼吸操、有效咳嗽等;指导患者控制诱发哮喘的各种因素;疏导缓解患者的精神紧张、焦虑、恐惧等情绪;指导患者正确使用吸入治疗方法等。

（四）运动康复效益

运动训练能显著提高患者的呼吸肌肌力和耐力,最大摄氧量、无氧阈等生理指标亦增长明显。

在相同负荷运动时,患者自觉呼吸困难程度也亦降低;哮喘患者的有氧能力、肌肉力量和耐力得到改善,运动能力提高。

运动训练能控制哮喘患者症状发作,减少哮喘发作频率,减轻发作程度,改善呼吸困难症状,减轻呼吸残疾,维持正常的肺功能,使患者恢复参加体力和社会活动的能力,从而改善患者的生活质量。

五、健康教育

1. 规范治疗,哮喘药物的合理使用　患者有轻度哮喘症状存在,峰流速值在个人最佳值的 60%~80%,变异率在 20%~30%,提示可能有哮喘急性发作,需要暂时增加用药,特别是为快速缓解症状,吸入 β_2 受体激动剂。有可能存在哮喘全面恶化时,需要在医生指导下进一步增加药量,直到症状减轻或缓解。

2. 控制哮喘促发因素　避免空气中的刺激物和变态反应激发物,居住环境须舒适、安静、室内空气清新流通,无灰尘、烟雾或其他刺激性的物质。卧室须有靠背支撑,便于患者不能平卧的时候使用。枕头内不宜填塞羽毛或陈旧棉絮,以免患者吸入敏感性的物质。适当调节室温,一般保持在湿度 50%~70%,温度 20~22℃,哮喘患者对温度非常敏感,大多数不耐寒,随气温的变化增加衣服,避免感冒受凉,预防上呼吸道感染而诱发哮喘发作。

3. 作好测定、记录、缓解哮喘的日记,预防哮喘突然发作　哮喘发作往往突然发生,但很多患者有前兆症状,如胸部发紧、呼吸不畅、咳嗽、疲劳、咽喉痒、流鼻涕或任何哮喘症状,一旦出现,要保持镇静,遵循药物治疗计划,及时联系医生。如症状加重,立即到医院就诊并提供用药记录。

4. 休息与活动　鼓励患者坚持记哮喘日记及使用峰流速仪测定肺呼吸出气量,最好的测定时间是早上和晚上。呼吸平稳,没有咳嗽或喘息,峰流速值在 80%~100% 时可工作和玩耍;有咳嗽、喘息、胸闷或夜间被扰醒,峰流速值在 60%~80% 时要尽量卧床休息,并且需要用药。

5. 加强体育锻炼　在病因不详的情况下,要积极寻找诱发因素,增加免疫力。根据患者的情况,适当加强体育锻炼,可散步、打太极拳、练气功等,避免剧烈运动,定时作息,劳逸结合。

6. 稳定情绪　情绪与哮喘发作有密切关系,患者长期情绪紧张、忧虑会促使哮喘的发作。哮喘患者总担心出院后复发,顾虑重重,对周围环境很敏感,并产生依赖心理,治愈后迟迟不愿出院。针对这种情况,护士应及时开导患者,减轻患者心理压力,转移其注意力,避免不良刺激,保持其稳定情绪,告诉患者学会自我解脱,树立其战胜疾病的信心,预防哮喘发作。

第四节　慢性阻塞性肺疾病

一、概述

慢性阻塞性肺疾病(chronic obstructive pulmonary disease,COPD)是以气流受限为特征的一组肺部疾病的总称,包括慢性支气管炎和肺气肿出现气流受限不可逆时,及其并发症——肺源性心脏病(肺心病)等,以慢性进行性肺组织破坏、持久性气道阻塞为共同特征。它可以引起不同程度的肺功能障碍,从而限制了患者的活动能力。

COPD 的病程往往长达 30~40 年,为慢性进展性疾病,缓解期常为患者所忽视,当出现并发症如呼吸衰竭、肺心病或严重感染方到医院就诊,此时对多数患者而言,使已造成的破坏性病理改变逆转或减慢病程的发展可能已为时过晚,预后恶劣。所以,如何在早期或缓解期进行康复治疗尤为重要。

COPD 的各种对症治疗,包括抑制无效咳嗽、祛痰、防止感染和缓解支气管痉挛等虽都有一定效果,但由于这些药物的效应时间较短,且不能彻底治疗,因此在进行康复治疗时必须同时考虑长期治疗,包括改善心肺功能,提高对体力活动的耐受性,增强体质。凡慢性支气管炎和肺气肿患者缓解期,均适宜进行康复治疗;对并发肺心病,心功能Ⅱ、Ⅲ级以上者,也可进行;对心功能Ⅳ级者,应积极进行临床治疗;慢性支气管炎急性发作者,应先控制感染,然后再参加康复训练。喘息性支气管炎并非康复治疗禁忌证,合并肺大疱者,康复治疗应审慎进行;并发支气管扩张症有大量咯血者为康复治疗禁忌证。

二、功能障碍

1. 通气与换气功能障碍　由于肺功能衰竭、呼吸肌疲劳、腹肌功能障碍、呼吸道阻力增加、呼吸道感染、气道分泌物增加、气体交换障碍等引起,临床上常表现为低氧血症、二氧化碳潴留等。

2. 活动能力障碍　由于能量摄入减少、消耗增加而引起的营养障碍、全身肌肉无力、肌力和耐力下降、低强度运动时的乳酸性酸中毒、呼吸困难和心功能减退等,临床上突出表现为患者主动活动能力降低,从而出现活动的范围、种类、强度减少,甚或不活动。

3. 心理状态障碍　除了忧虑、焦虑、孤独外,COPD 患者还表现出"亚适应状态",即患者因疾病的原因对生活、工作和自身疾病处于难以适应的状态。

三、康复目标

① 改善肺部的通气功能,提高呼吸的效率。② 缓解或控制 COPD 的急性症状及并发症。③ 消除疾病遗留的功能障碍和心理影响,开展积极的呼吸和运动训练,发掘呼吸功能潜能。④ 教育患者如何争取日常生活中的最大活动量,并提高其对运动和活动的耐力,增加日常生活自理能力,减少对住院的需要。

四、康复机制

运动疗法通过以下机制来改善运动耐受程度,减轻呼吸困难症状和肢体疲劳,提高健康相关生活质量。

1. 改善有氧代谢能力　中、重度 COPD 患者耐力运动训练后,肌肉活检发现柠檬酸合成酶、3-羟基辅酶 A 脱氢酶活性增加,而 3 种糖酵解酶活性不变(乳酸脱氢酶、己糖磷酸激酶、磷酸果糖激酶),运动期间动脉血乳酸浓度的下降与柠檬酸合成酶和 3-羟基辅酶 A 脱氢酶两种酶活性的改善相关。故耐力运动训练能减轻运动引起的乳酸性酸中毒,改善骨骼肌酶活性,提高有氧代谢能力。

2. 改善呼吸肌力量和呼吸肌功能 运动疗法通过减轻肺过度充气而提高运动耐力。运动期间一个固定的呼吸周期内,由于呼吸频率降低,使呼气时间延长,从而改善呼吸形态,减轻肺过度充气。对COPD患者而言,呼气末肺容量的大小是决定呼吸困难程度的重要因素。而且,部分患者呼吸肌训练后,呼吸肌力量和耐力得到改善,从而使运动耐力增加。

3. 肢体运动效率和协调性提高 运动训练使神经肌肉活动协调,机械技能提高。神经肌肉连接的协调和最佳的机械技能,能降低运动期间的氧气消耗,即减少通气的需要。

4. 减轻焦虑和恐惧 运动耐力改善和生活质量提高能减轻焦虑和恐惧心理。焦虑减轻又能改善呼吸形态,使动态肺过度充气减轻,呼吸困难感觉减退。

五、康复治疗

1. 运动疗法 完整的运动治疗措施应包括运动治疗方式、运动治疗处方、运动治疗监测等方面。

(1) 运动方式 通常将运动训练的模式分为下肢肌肉运动、上肢肌肉运动、呼吸肌运动训练、全身肌肉运动训练4种。其中下肢肌肉运动训练步行、登梯、踏板和踏车;上肢肌肉运动训练有很多,主要分为徒手、器械两大类,具体方法有上肢运动、提物、举物、橡皮筋与健身拉力器、握力器与推力器、手动功率自行车,通过上肢肌肉的运动训练可增强辅助呼吸肌的耐力与肌力,减少呼吸肌的负荷,减轻患者的呼吸困难症状,降低呼吸氧耗;呼吸肌运动训练有腹式呼吸、缩唇呼吸、阻力呼吸等;全身肌肉运动训练有划船、跑步、游泳、健身操等。

(2) 肌力训练方法 反复进行伸膝、屈膝、伸肘、屈肘的动作,每重复完成 10 次上述动作为一节,当患者能连续完成三节时,在腕、踝部各增加 2.5 kg 的负荷。当患者在负重情况下能连续完成上述三节动作时,以 2.5 kg 的梯度递增腕、踝部负荷进行训练。

(3) 肌肉耐力训练方法 首先测试患者的最大运动负荷(L_{max}),然后以 50% L_{max} 作为起始负荷量进行功率踏车训练,每次训练持续 20 分钟。在能完成规定训练持续时间的前提下,根据患者的耐受能力,以 10% L_{max} 的梯度逐渐增加运动负荷。

(4) 呼吸肌训练方法 各种原因引起的呼吸肌运动能力和功能的暂时性下降,经休息后可恢复,此种现象称为呼吸肌疲劳。呼吸肌疲劳在 COPD 患者中很常见,致使活动时易出现呼吸困难和运动耐量下降。目前呼吸肌训练的主要方式是缩唇呼吸、腹式呼吸等,即通过阈负荷、呼吸阻力和目标流速来锻炼呼吸肌的肌力和耐力,从而改善活动引起的呼吸困难症状,提高运动耐量。训练方法:测出最大吸气口腔压(PI_{max}),以 15%PI_{max} 作为起始呼吸训练负荷维持 1 周,然后以 5% ~ 10%PI_{max} 逐次递增直至 1 个月末呼吸训练负荷达到 60% PI_{max},然后以 60%PI_{max} 的负荷维持训练,每周根据 PI_{max} 的重新测定结果调整呼吸训练负荷。

COPD 患者耐力训练的适宜强度仍然不清楚,以症状受限作为运动目标也是常用办法。有研究表明:高强度(60%的最大功率)运动训练比低强度(30%最大功率)运动训练有效。COPD 患者以最大功率的 60% ~ 75%进行运动,可使最大运动能力增加,相同运动功率时,血乳酸水平降低,通气量减少。耐力训练运动一般 25 次/周,20 ~ 30 分钟/次,运动强度为最大功率的 60%,如不能耐受这个水平,可间歇训练,即用高强度(60% ~ 80%最大功率)训练 2 ~ 3 分钟,休息相同时间再锻炼。运动作用的可逆性是指停止运动一段时间后,只要运动继续进行,运动的作用就一直维持。

(5) 呼吸练习 焦虑和呼吸困难的患者常会出现浅快呼吸,致使通气死腔增大,加之气流通过狭窄气道,增加了呼吸气流功,慢性气流阻塞患者常由此而改变了呼吸肌使用方式,使最有效的通气压力产生于肋间吸气肌而非膈肌。控制性呼吸技术可帮助扭转这一趋势。

1) 腹式呼吸锻炼:患者取仰卧位或半卧位或坐位,一只手放在腹部,另一只手放在胸部,经鼻腔做深吸气,同时向上隆起腹部,使放在腹部上的手感到运动。而放在胸部的手使胸廓运动保持最小,可在腹部放一个小重物以进行抗阻力训练,并提高患者的注意力,呼气时腹肌和手同时下压腹腔,通过缩唇缓慢呼出气体。开始每日2次,每次10~15分钟,以后逐渐增加次数和时间,争取成为自然呼吸习惯。

2)缩唇呼吸:以缩唇呼气代替慢性阻塞性肺气肿患者呼气呻吟,可通过增加气道阻力来避免外周小气道提前塌陷闭合,有利于肺泡内气体排出,有助于下一次吸气时吸入更多的新鲜空气,在增加气量和增加肺泡换气的同时,使二氧化碳排出增多,缓解病情改善肺功能。由于患者患病时间较长、体质较差,在进行缩唇呼吸锻炼的时候,需掌握要领,坚持正确规范训练。

患者取端坐位,双手扶膝,舌尖放在下颌牙齿内底部,舌体略弓起靠近上颌硬腭、软腭交界处,以增加呼气气流的阻力,口唇缩成"吹口哨"状。吸气时让气体从鼻孔进入,这样吸入肺部的空气经鼻腔黏膜的吸附、过滤、湿润、加温可以减少对咽喉、气道的刺激,并有防止感染的作用。每次吸气后不要忙于呼出,宜稍屏气片刻再行缩唇呼气,呼气时缩拢口唇呈吹哨样,使气体通过缩窄的口形徐徐将肺内气体轻轻吹出,每次呼气持续4~6秒,然后用鼻子轻轻吸气。要求呼气时间要长一些,尽量多呼出气体,吸气和呼气时间比为1:2。按照以上方法每天练习3~4次,每次15~30分钟,吸气时默数1、2,呼气时默数1、2、3、4,就能逐渐延长呼气时间,降低呼吸频率。

（6）气道分泌物的排泄

1)体位引流:通过正当的体位摆放,使患者受累肺段内的支气管尽可能地垂直于地面,利用重力作用促使肺叶、特别是肺段气道内的分泌物引流,配合有效的咳嗽将分泌物排出。其原则是病变部位放在高处,引流支气管开口于低处。根据肺段不同的解剖部位而取不同的体位与角度,每天做2~3次,每次5~10分钟。应注意:不要让位于上位的病肺引流物污染了位于低位的正常肺和支气管。对于年老体弱、严重心脏病、心力衰竭、明显呼吸和发绀者应禁用此法。

2)胸部叩拍、振动:临床上体位引流时配合应用胸部叩拍技术,可松解分泌物在气道壁上的吸附,进一步提高分泌物引流的效率。叩拍频率约5 Hz,一般沿支气管走向拍,时间1~5分钟。振动是指用双手交叉重叠在引流区间断施加一定压力,其频率为10~15 Hz。

3)咳嗽练习:有效的咳嗽,气道内的黏液必须有一定的厚度。而无或仅有少量稀薄分泌物时,用咳嗽来廓清气道是无效的,有时还会导致疲倦、胸痛、呼吸困难及支气管痉挛加重,因此,控制无效咳嗽,学会和掌握有效咳嗽的方法与时机,是咳嗽练习的目的和任务。配合用力呼气技术进行有效咳嗽,可在深吸气之后采取"哈咳",更可减轻疲劳,减少诱发支气管痉挛,提高咳嗽咳痰的有效性。

（7）运动监测　所有COPD患者的康复治疗必须在康复治疗师和护士的指导下进行,在进行运动训练时应密切关注患者的症状变化,如有无呼吸困难加重、发绀、面色苍白等,有条件的还应监测患者的心率、血压、呼吸频率、血氧饱和度等。

运动受限是COPD的普遍表现,运动疗法能提高运动耐力,改善呼吸困难和生活质量。COPD患者除了药物治疗外,只要没有禁忌证,都应该进行运动治疗。下肢运动训练应在运动处方中列为常规内容。运动的强度和运动类型的选择,应该以患者个人的基础功能状态、患者症状和长期目标为依据。如果能耐受,高强度运动(持续或间歇)比低强度运动有效,并尽可能进行上肢运动。对于那些持续有运动受限和呼吸困难的患者,除了药物治疗和运动外,应该进行通气肌训练。运动疗法后运动耐受程度改善是由于有氧代谢或外周肌肉力量所致。此外,机械技巧和运动效率的提高、呼吸肌功能、呼吸形态或肺过度充气的改善都与运动耐力提高有关,当然,运动有关的焦虑、恐惧和呼吸困难减轻也有一定作用。运动耐受程度的改善作用能维持2年。

2. 其他物理因子治疗　主要是应用一些能产生电、声、光、磁、热、水、冰及生物反馈等作用的治疗仪器来进行治疗,具有消炎、止痛、促进呼吸道分泌物排出、提高机体免疫力等功能。

第五节　肺源性心脏病

慢性肺源性心脏病(chronic pulmonary heart disease)简称"肺心病",是因肺组织、肺动脉血管或胸廓的慢性病变而导致肺组织结构和功能异常,致肺血管阻力增加,肺动脉压力增高,使右心扩张、肥大,伴或不伴右心衰竭的心脏病。我国绝大多数肺心病患者是在慢性支气管炎或肺气肿基础上发生的。

肺心病按原发病的不同部位和病因分为4类:① 支气管、肺疾病——COPD、哮喘、支气管扩张、肺结核、间质性肺疾病、尘肺等;② 胸廓运动障碍性疾病——胸廓、脊柱畸形;③ 肺血管疾病——少见,多为结缔组织疾病或原因不明,如多发性肺小动脉栓塞及肺小动脉炎,原发性肺动脉高压症;④ 其他神经肌肉疾病——脊髓灰质炎、肌营养不良和肥胖通气不良综合征等。其中以慢性阻塞性肺疾病最为多见,占80%~90%。各种原因导致肺功能和结构的不可逆改变,发生反复的气道感染和低氧血症,导致一系列体液因子和肺血管的变化,使血管阻力增加,肺动脉血管的结构重塑,产生肺动脉高压,发展成慢性肺心病。

肺心病的发病机制:① 肺动脉高压的形成——肺动脉高压是肺心病发生、发展的最重要病理学基础。② 心脏病变和心力衰竭——肺循环阻力增加后,右心发挥其代偿功能而致右心室肥厚。③ 其他重要器官的损害——缺氧的高碳酸血症可损害其他重要器官,使脑、肝、肾、胃肠道等发生病变,引起功能障碍。

我国肺心病患病率在0.41%~0.47%,大于15岁人群约为0.7%。一般特征为寒冷地区较温暖地区患病率高,高原地区较平原地区患病率高,农村较城市患病率高,吸烟者较不吸烟者患病率高。患者年龄多在40岁以上,患病率随着年龄增长而增高,51~60岁的患病率较41~50岁者高2~3倍。肺心病在各种住院器质性心脏病的构成中占5%~35%,其中以东北地区最高,占15%~38%;西南地区次之,占10%~35%;中南地区最低,仅为5%左右。

一、病理生理

肺心病的病理变化主要表现为肺动脉高压(PAH)和心脏病变两方面。其中PAH的发生是肺心病发病机制的中心环节和先决条件,而心脏病变是肺心病的最终归宿和集中体现。

1. 肺循环的变化

(1)缺氧性肺血管收缩　一些刺激可导致毛细血管收缩,导致肺动脉高压。

(2)肺血管重建　慢性低氧血症和通气功能不全均会导致慢性呼吸系统疾病患者的肺血管重塑,特点是平滑肌增厚和肺小血管平滑肌增生并伴有轻度的内膜变化。缺氧性血管收缩会增加肺血流的阻力和血管壁的压力,导致肺血管重建过程中的细胞变化。

2. 右心室的变化　由于肺动脉高压,右心室代偿性地增生和肥大,同时心肌的耗氧量增加,呼吸性酸中毒使心肌细胞逐渐受损、失代偿,导致右心衰竭。

3. 神经体液调节的变化　肺心病患者神经激素分泌异常,儿茶酚胺水平明显上升,交感神经兴奋性增高,肾素-血管紧张素-醛固酮水平升高。各种刺激,包括血管拉伸、切应力、神经激素、细胞因子、生长因子和凝血酶都会导致内皮素-1(ET-1)的释放,从而导致血管收缩、增生、肥大、纤维化,血管通透性增加。

二、症状与体征

肺心病发展缓慢,临床上除原有肺、胸疾病的各种症状和体征外,主要是逐步出现肺、心功能衰竭以及其他器官损害的征象。

1. 肺、心功能代偿期　此期主要是慢阻肺的表现,咳嗽、咳痰、气促,活动后可有心悸、呼吸困难、乏力和运动耐力下降,急性感染可使上述症状加重,少有胸痛或咯血。

2. 肺、心功能失代偿期　本期临床主要表现以呼吸衰竭为主,伴或不伴有心力衰竭。

(1)呼吸衰竭　呼吸困难加重,夜间为甚,常有头痛、失眠、食欲下降,但白天嗜睡,甚至出现表情淡漠、神志恍惚、谵妄等肺性脑病的表现。

(2)心力衰竭　以右心衰竭为主,也可出现心律失常。常见症状:气促更明显,心悸、食欲缺乏、腹胀、恶心等。

3. 主要功能障碍

(1)呼吸功能障碍　主要表现为呼吸困难和病理性呼吸模式形成,最严重的呼吸功能障碍是呼吸衰竭。

肺心病患者的原发疾病导致小气道狭窄、肺泡弹性下降、肺动脉高压及肺血管受损、胸廓活动受限等,使患者在呼吸过程中的有效通气量与换气量降低、残气量增加,患者表现为运动后气促、气急、呼吸困难或出现缺氧症状等。

肺心病患者浅快的胸式呼吸模式膈肌运动少,有效通气量减少,使得辅助呼吸肌参与呼吸,导致病理性呼吸模式。这种模式不能进行有效的通气,耗氧量大,加重患者的缺氧状况。

(2)心功能障碍　主要以肺泡换气功能障碍或换气功能障碍加重右心衰为特征性表现。

(3)运动功能障碍　主要表现为肌力及运动耐力下降。患者劳力性呼吸困难,导致活动减少,肌力和肌耐力下降。

(4)心理障碍　主要表现为恐惧、焦虑、疑病、敏感、过度依赖及行为退化等。

三、康复评定

(一)肺功能评定

肺功能的评定包括通气功能和换气功能的评定。

1. 肺通气功能评定

(1)肺活量(VC)　指最大吸气后所能呼出的最大气量。成年男子的肺活量 3 500 ~ 4 000 ml,成年女子 2 500 ~ 3 000 ml,降低超过 20% 为异常。肺活量随年龄的增长而下降,每 10 年下降 9% ~ 27%。

(2)残气量(RV)　指最大呼气后剩余在肺内的气量,正常 RV 为 80% ~ 120%。

(3)肺总量(TLC)　指最大吸气后肺内所含的气体量,正常 TLC 为 80% ~ 120%。

(4)残总比值(RV/TLC)　指残气量与肺总量的比值,正常 RV/TLC<0.35。

(5)用力肺活量(FEV)　指最大吸气后以最大的努力和最快的速度呼气所得到的呼气肺活量。FEV1 是指做 FVC 时第一秒内所呼出的气量,实测值与预计值之比>80% 为正常。FEV1 与 FVC 之比为一秒率(FEV1%),FEV1% 是反映气道是否阻塞的指标,正常>70%。

(6)最大自主通气量(MVV)　在单位时间内以尽可能快的速度和尽可能深的幅度重复最大自主努力呼吸所得到的通气量。正常 MVV>80%,是反映肺通气功能的综合指标。

2. 肺换气功能评定

(1)肺弥散功能　弥散是指分子从高浓度区移向低浓度区的一种倾向。肺弥散指氧和二氧化碳通过肺泡毛细血管膜的过程。常用评价指标为:① DLCO,指单位时间内、单位压力差下通过肺泡毛细血管膜进入毛细血管血液中的一氧化碳量,实测值与预计值的百分比>80% 为正常。② 弥散系数(DLCO/VA),一氧化碳弥散量与肺泡气量之比,实测值与预计值的百分比>80% 为正常。

(2)通气血流比值　指肺通气量与肺血流量的比值,正常值为 0.8。临床上,一般通过生理无效腔和分流量的测定间接评价通气血流比值。

1）生理无效腔:指进入呼吸道和肺泡内但不能与肺毛细血管血液接触从而得不到气体交换的气量。一般用生理无效腔与潮气量之比(VD/VT)表示生理无效腔的大小,正常为 0.25~0.35。

2）生理分流:指静脉血中未经动脉化直接进入体循环动脉段的血流,一般以分流量与心输出量之比(Qs/Qt)表示,正常为 3.65±1.69%。

（二）呼吸功能障碍程度评定

1. 根据患者气短、气急情况对患者进行呼吸困难分级(表 7-4)。

表 7-4 肺心病患者呼吸困难分级

分级	特征
0	活动如正常人,对日常生活无影响,无气短
Ⅰ	一般劳动较正常人容易出现气短
Ⅱ	较快行走或登楼、上坡时气短
Ⅲ	慢走 100 m 以内即有气短
Ⅳ	讲话、穿衣等轻微活动时气短
Ⅴ	安静时也出现气短,不能平卧

2. 根据患者的体力活动能力状况对患者进行呼吸功能评分(表 7-5)。

表 7-5 肺心病患者呼吸功能评分

评分	功能评价	体力活动能力
1	正常	能进行正常体力活动
2-		能上楼梯从第 1 层到第 5 层
2	轻度	能上楼梯从第 1 层到第 4 层
2+		能上楼梯从第 1 层到第 3 层
3-		按自己的速度不休息能走 1 000 m
3	中度	按自己的速度不休息能走 500 m
3+		按自己的速度不休息能走 200 m
4-		走走歇歇能走 200 m
4	重度	走走歇歇能走 100 m
4+		走走歇歇能走 50 m
5-		起床、做身边的事就感到呼吸困难
5	极重度	卧床、做身边的事就感到呼吸困难
5+		卧床、说话也感到呼吸困难

（三）运动功能评定

1. 心肺运动试验（CPET） 使用功率自行车或运动平板进行运动试验,获得最大摄氧量(VO_{2max})、代谢当量（MET）、最大心率（HR_{max}）、运动最大通气量（MVV）等指标,从而评定患者的运动能力。也可通过功率自行车或运动平板进行运动试验中主观劳累程度评分等半定量指标来评定患者的运动能力。

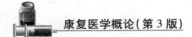

2. 6分钟步行试验(6MWT)　对于无法使用功率自行车或运动平板进行运动试验但可步行的患者,可进行6分钟步行试验评定运动功能。

(四)日常生活活动能力(ADL)评定

由于呼吸功能、心功能与运动功能受限,大多数患者日常生活活动能力减退。严重患者可能长期卧床,生活不能自理。可采用六级评分法评定患者的ADL。

1. 0级　虽存在不同程度的肺气肿,但是活动如常人,对日常生活无影响、无气短。

2. 1级　一般劳动时出现气短。

3. 2级　平地步行无气短,步行速度较快或上楼、上坡时,同行的同龄健康人不觉气短而患者感觉气短。

4. 3级　慢走不到百步即有气短。

5. 4级　讲话或穿衣等轻微活动时亦有气短。

6. 5级　安静时出现气短,无法平卧。

(五)社会参与评定

由于患者呼吸功能障碍,对其工作、社会活动、休闲娱乐等常产生不同程度的影响。患者社会参与、社会交往常常受到部分或全部限制,大多数患者职业参与能力受限,甚至完全不能参加工作。

四、运动康复

(一)原则和目标

1. 原则　以综合康复治疗为主,最大限度改善患者的呼吸功能。

2. 目标　① 尽可能恢复有效呼吸模式——腹式呼吸,改善呼吸功能;② 提高心功能和全身体力,尤其是要提高机体的有氧运动能力。

(二)适应证和禁忌证

1. 适应证　所有病情稳定的肺心病患者。

2. 禁忌证　心力衰竭、不稳定型心绞痛、明显肝功能异常、脊柱及胸背部创伤等。

(三)运动康复方法

1. 呼吸训练　是指保证呼吸道通畅、提高呼吸肌功能、促进排痰和痰液引流、改善肺和支气管组织血液代谢、加强气体交换效率的训练方法,包括膈肌呼吸训练、呼吸肌训练、缩唇呼吸训练等。

2. 咳嗽训练　有效地咳嗽是为了排除呼吸道阻塞物并保持肺部呼吸道清洁,是呼吸系统疾病康复治疗的一个组成部分。

3. 运动训练　是肺部疾病康复的基础,是提高肺心病患者日常生活能力最有效的手段。

(四)运动康复效益

1. 呼吸训练　能促进膈肌运动,减少呼吸频率、提高呼吸效率,减少呼吸肌及辅助呼吸肌耗氧量,改善气促症状,建立生理性呼吸模式,恢复有效的腹式呼吸。

2. 有氧运动　能提高肺泡弹性,减缓肺动脉高压及肺血管的受损,使患者在呼吸过程中的有效通气量与换气量提高、残气量下降,改善肺泡换气功能,从而改善患者的呼吸困难症状等。有氧运动能有效提高肌力及运动耐力,改善患者的呼吸功能、心功能与运动功能,从而提高其日常生活活动能力,提高生活质量。

五、健康教育

1. 饮食指导　饮食治疗对慢性肺源性心脏病的发展、预后起着重要的作用。肺心病患者多数有营养不良(占 60%~80%),营养疗法有利于增强呼吸肌力及改善免疫功能,提高机体抗病能力。每天热量摄入至少达到 125 kJ/kg(30 kcal/kg),其中蛋白质为 1.0~1.5 g,碳水化合物摄入不宜过多。

2. 休息与活动指导 在心肺功能失代偿期,患者须绝对卧床休息,可协助采取舒适的卧位,如半卧位或坐位,可减少机体的耗氧量,有利于促进心肺功能恢复,减慢心率和减轻呼吸困难。对于卧床的患者,应须定时协助翻身、变换姿势,保持舒适的体位,避免压疮的发生。代偿期根据循序渐进、量力而行的原则,鼓励患者适当地活动,活动量以患者不感觉疲劳、症状不加重为度。鼓励患者进行呼吸功能锻炼,提高活动耐力。

3. 用药指导

(1)利尿药 原则上宜选用作用轻的利尿药,小剂量使用。

(2)正性肌力药 有增强心肌收缩力的作用。由于肺心病患者伴有缺氧和感染,对此类药物的耐受性降低,易发生心律失常,应用正性肌力药的剂量宜小。

(3)血管扩张药 可减轻心脏前、后负荷,降低心肌耗氧量,增加心肌收缩力。

(4)抗生素 选择抗生素应参考痰菌培养及药敏试验结果。

4. 日常生活指导

(1)指导患者和家属了解疾病发生、发展过程及防止急性发作的重要性,减少反复发作的次数,避免和防治各种可能导致病情急性加重的诱因。

(2)坚持家庭合理氧疗,持续低流量、低浓度吸氧,氧流量 1~2 L/min,浓度在 25%~29%,吸氧时间每日在 15 小时以上。

(3)鼓励患者戒烟,吸烟可引起支气管黏膜上皮细胞纤毛运动障碍,使腺体增生,分泌物增多,肺巨噬细胞吞噬能力降低,导致气道净化功能减弱,易发生感染。

(4)病情缓解期,可根据肺、心功能及体力情况进行适当的体育锻炼和呼吸功能锻炼,比如散步、气功、太极拳、腹式呼吸、缩唇式呼吸等,改善呼吸功能,提高机体免疫功能。

第六节 心脏血管重建术后

一、冠状动脉介入治疗术后

经皮冠状动脉介入治疗(percutaneous coronary intervention,PCI)是指经心导管技术疏通狭窄甚至闭塞的冠状动脉管腔,从而改善心肌的血流灌注的治疗方法。

冠心病发病率逐年上升,随着经皮冠状动脉介入治疗(PCI)技术的不断发展和成熟,接受 PCI 术后的患者群逐渐增多。目前中国冠心病介入治疗进入高速发展期,已由 2015 年的 567 583 例上升到 2018 年的 915 256 例,仍呈现不断上升趋势。

PCI 包括经皮冠状动脉球囊血管成形术、冠状动脉支架植入术、冠状动脉旋磨术、冠状动脉内血栓抽吸术、切割球囊成形术等技术。

PCI 是冠心病的有效治疗手段,能有效降低急性心肌梗死和高危心绞痛患者死亡率,改善症状,提高生活质量。PCI 术后患者仍面临以下问题:PCI 不能逆转或减缓冠脉粥样硬化的生物学进程、支架术后再狭窄、支架术后血栓形成、不完全血运重建或微血管病变等导致的心绞痛、心力衰竭、心律失常、猝死等;不能消除冠心病危险因素,许多患者存在运动耐量下降、精神压力大、焦虑抑郁高发、二级预防不规范及不达标等。

PCI 无法逆转及减缓冠状动脉粥样硬化的进程,也不能消除其危险因素,术后再狭窄率仍然很

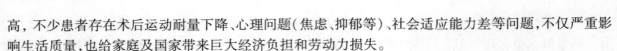

高,不少患者存在术后运动耐量下降、心理问题(焦虑、抑郁等)、社会适应能力差等问题,不仅严重影响生活质量,也给家庭及国家带来巨大经济负担和劳动力损失。

心绞痛症状与运动耐量降低形成恶性循环。运动耐量是死亡率较强的预测因子,运动耐量下降对患者生活的影响更广泛、更深远。研究显示,18%的患者步行 100 m 受限,28%的患者爬一层楼受限,38%的患者步行 1 000 m 受限,41%的患者活动时感觉肌肉无力,61%的患者活动时有疲劳感。

国内外研究证明,PCI 术后的患者是适合心脏康复的对象。PCI 术后康复治疗可显著降低总死亡率、心血管疾病相关死亡率、再住院率、再次血管重建发生率及减少相关功能障碍和情绪异常等的发生率,提高患者日常生活质量。

(一)症状与体征

原有基础心脏病的临床表现:冠状动脉血运重建不完全患者可出现心悸、心绞痛;伴发心力衰竭者可出现呼吸困难、咳嗽、咯血、水肿等症状。随着技术的发展,PCI 术后心血管风险进一步降低,但1/3 的患者仍存在心绞痛症状。

(二)康复评定

所有 PCI 术后患者在实施运动康复前都须进行一般功能评估、有氧运动能力评估,并对每位患者进行危险分层(表 7-6)。

1. 一般功能评估

(1)心功能评估　常规心电图 ECG、NYHA 心功能分级。

(2)运动功能评定　PCI 术后患者可因多种原因导致运动能力不足,出现肌力下降、平衡功能下降等,须根据患者的具体情况评定其肌力、关节活动度、平衡功能等。

(3)日常生活活动能力(ADL)评定　主要侧重于自我照顾、日常生活、家务劳动及购物等的评定,采用改良巴氏指数评定表进行评定。

2. 有氧运动能力评估　一般采用 6 分钟步行试验(6MWT)、心电图运动试验、心肺运动试验等进行评定。PCI 术后患者有发生再狭窄的可能性,所以心电图运动试验应在术后 6 个月时进行,以无创检查及时发现再狭窄的迹象。进行有氧运动能力评估须有充足的安全保障,严格掌握禁忌证,密切注意运动注意事项。

3. 心理评估　参见《在心血管科就诊患者的心理处方中国专家共识》。

表 7-6　PCI 术后康复评定内容及方法

项目	内容/方法
详尽的病史	心血管病史、相关合并症及治疗史
一般功能评估	1. 筛查心血管病危险因素 2. 常规心电图、NYHA 心功能分级和 CCS 心绞痛分级 3. 检查运动系统、神经系统影响运动的因素 4. 评估 ADL,了解日常运动习惯
有氧运动能力评估	1. 心肺运动试验 2. 心电运动试验 3.6MWT 4. 递增负荷步行试验
肌肉力量及耐力评估	握力、仰卧起坐、俯卧撑
心理评估	参见《在心血管科就诊患者的心理处方中国专家共识》

4. PCI 术后运动康复危险分层　PCI 术后血运重建不完全患者可出现心悸、心绞痛;伴发心力衰

竭者可出现呼吸困难、咳嗽、咯血、水肿等症状。按照冠心病的相应症状和体征就可较准确地评估 PCI 术后患者的危险等级。为便于临床实际应用,结合冠心病的相关症状与体征、代谢当量、心脏的射血分数等对 PCI 术后患者的运动康复危险性进行了量化,将患者分为低、中、高 3 个危险层(表 7-7),为制订运动康复方案提供参考。

表 7-7　PCI 术后运动康复危险分层

危险分层	运动或恢复期症状及心电图改变	心律失常	再血管化后并发症	心理障碍	LVEF	功能储备(METs)
低危	无心绞痛症状或心电图缺血改变	无休息或运动引起的复杂心律失常	血管再通且无合并症	无心理障碍(抑郁、焦虑等)	>50%	≥7.0
中危	中度运动(5.0~6.9 METs)或恢复期出现心绞痛或心肌缺血	休息或运动时未出现复杂室性心律失常	无心源性休克或 HF	无严重心理障碍(抑郁、焦虑等)	40%~49%	5.0~7.0
高危	低水平运动(<5.0 METs)或恢复期出现心绞痛或心肌缺血	休息或运动时出现复杂室性心律失常	合并心源性休克或 HF	严重心理障碍	<40%	≤5.0

注:低危指每一项都存在时为低危,中、高危指存在任何一项即为中、高危。

(三)运动康复

1. 目标　改善心功能,提高有氧耐力和日常生活活动能力,提高劳动能力、促进再就业、提高生活质量。

2. 心脏康复患者运动训练的安全性

(1)合适运动量的主要标志

1)运动后稍出汗,轻度呼吸加快,但不影响对话,全天感觉舒适,无持续的疲劳感。

2)无症状或原症状无加重,饮食、睡眠良好。

3)运动后脉搏、血压不能在 6~8 分钟内恢复者,提示运动量过大,须及时调整。

4)若脉搏不增加或增加较小,提示运动量不足,无法达到治疗目的,应逐量加以调整。

(2)具有警告性的症状及体征

1)出现胸痛、胸闷,休息或含服硝酸甘油 0.5 mg ,持续不缓解应须立即就医。

2)出现头晕、气短、极度疲乏、明显心悸者,及时就医。

3)心率过高或过低,特别是在短时间休息后仍不能恢复至正常心率时,及时就医。

3. 运动康复方案　PCI 术后患者通常在出院后即可开始运动训练,步行有益于 PCI 术后患者的心脏康复。经股动脉介入治疗的,需在腹股沟穿刺导管处伤口愈合后才能开始下肢运动。根据危险分层及 PCI 术后的特点,可将 PCI 术后患者的运动康复分为三个阶段。① Ⅰ 期:针对住院患者的早期运动,根据患者病变和介入特点制定明确的康复程序。② Ⅱ 期:出院后早期(2 周至数月内)运动康复,推荐每天训练 30~60 分钟,3~5 次/周。③ Ⅲ 期:居家或社区长期康复,维持已形成的健康生活方式和运动习惯,低危患者无须医学监护,中、高危患者仍需医学监护或指导。

(1)Ⅰ 期运动康复　根据急诊 PCI 和择期 PCI 不同特点,拟定不同的住院期早期康复具体程序。运动康复须在心电和血压监护下进行,运动心率宜控制在较静息心率增加 20 次/分左右,同时患者感觉不太费力(表 7-8、表 7-9)。

表7-8 择期 PCI 术后 1~3 天运动康复程序

项目	第1天	第2天	第3天
能量消耗	2~3 METs	3~5 METs	6~7 METs
日常生活	经桡动脉穿刺患者可下床上厕所、擦脸、自己吃饭等,但应避免使用该上肢;经股动脉穿刺患者需卧床12小时	生活完全自理	生活完全自理
康复运动	穿刺部位加压包扎12小时,经桡动脉穿刺患者术后可坐床边及在床边轻微活动	经股动脉穿刺患者下床站立及慢步行走;经桡动脉穿刺患者可床边站立、走动5~10分钟,2~3次/天。床边站立、走廊走动5~10分钟,3~4次/天,上1~2层楼梯。运动时间以10~30分钟为宜,运动强度为RPE11-13,安静心率增加20次/分左右	床边站立、走廊走动5~10分钟,3~4次/天,上1~2层楼梯。运动时间以15~30分钟为宜,运动强度为RPE11-14,安静心率增加20~30次/分
健康教育	介绍CCU,消除患者顾虑	介绍冠心病危险因素	纠正不良生活方式

注:由于穿刺伤口尚未痊愈,1周内应避免穿刺部位关节的大幅度运动,故本程序第2、3天的步行距离仅适用于经桡动脉入路患者,对于经股动脉入路患者1周内不宜进行下肢运动,代之以上肢运动。

表7-9 中、高危患者急诊 PCI、多支病变或血运未完全重建后的 1 周康复程序

项目	第1天	第2天	第3天	第4天	第5天	第6~7天
能量消耗	1~2 METs	1~2 METs	2~3 METs	3~4 METs	3~4 METs	4~5 METs
日常生活	绝对卧床,在护理人员帮助下进食	卧床,自己进食,在护理人员协助下洗脸、穿脱衣等	大部分生活自理、可坐椅子、坐轮椅至病房外、治疗室等	生活全部自理,在监护下,允许自行上下床,步行至病房外、治疗室等	生活全部自理,随时在病房外走廊散步	生活全部自理,病房外走廊散步,强度可增大。
康复运动	穿刺部位加压包扎12小时,被动在床上进行关节运动,踝背曲、趾曲1次/小时	床边坐位,用床边椅子,主被动在床上进行所有关节活动。每次活动后休息15~30分钟	可下床站立,热身活动,病房内慢速走动15~25 m,2次/天。每次活动后休息15~30分钟	在病房内活动和做简单体操,中速步行25~50 m,2次/天。每种活动都要在可耐受的情况下进行	中速步行100~150 m,可上下1层楼,2次/天。每种活动都要在可耐受的情况下进行	中速步行200~400 m,可上下2层楼,2次/天
健康教育	介绍CCU,解除顾虑	介绍康复程序	介绍冠心病发病机制	介绍冠心病危险因素	介绍饮食、运动及心率监测	纠正不良生活方式

注:本程序适用于 PCI 术后危险分层属于中、高危的患者。① 本程序应进行个体化实施,根据患者每一阶段的实施情况决定下一步的康复程序,每一阶段均可缩短或延长;② 康复须在心电监护下进行,应密切观察心血管各项指标的变化;③ 本程序第3天起的步行距离适用于经桡动脉入路患者,对于经股动脉入路患者要代之以上肢运动,1周内应避免下肢的大幅度运动;④ 活动中遇有下列情况时须立即停止,视情况延长康复程序:心率≥110次/分;出现心绞痛、胸闷、气短、心悸、眩晕、晕厥、面色苍白、大汗等症状;活动时 ST 段下移≥0.1 mV,或上移≥0.2 mV;收缩压上升20 mmHg 或以上,或收缩压不升高反而降低;出现严重心律失常。

（2）Ⅱ期运动康复

1）准备活动:即热身运动。多采用低水平的有氧运动,持续5~10分钟,目的是放松和伸展肌肉、提高关节活动度和心血管的适应性,预防运动诱发的不良心血管事件及运动性损伤。

2）运动训练:有氧训练是基础,抗阻训练、柔韧性训练等是补充。

3）放松运动:时间至少5分钟。推荐运动处方见表7-10。

表7-10 PCI术后Ⅱ期患者运动处方推荐

运动类型	运动方式	强度	频率	持续时间
有氧运动	行走、慢跑、骑自行车、游泳等	低风险患者:有氧运动50%~65%的HRR,RPE11-15 中、高风险患者:有氧运动40%~55%的HRR,RPE10-11	3~5次/周	最少30分钟,可间歇运动,依患者的承受力而定
抗阻练习	弹力带、哑铃、力量练习器	低风险患者:40%~80%的1RM,RPE11~15 中、高风险患者:20%~40%的1RM,RPE10~11	2~3次/周	重复8~10次
柔韧性练习	静态牵张大肌肉群及主要关节	以能耐受为宜	每天	每个动作15~30秒,持续5~10分钟

4）Ⅱ期患者的有氧运动强度:须根据Ⅱ期患者心肺运动能力评估结果确定有氧运动强度并制订和执行相应的有氧运动处方。常用的确定运动强度的方法如下。

Ⅰ:个体化高强度功率自行车运动法——以高于个体心肺运动试验（CPET）气体交换测定或血乳酸阈值测定的无氧阈值（AT）时,自行车功率强度制订运动处方。如选择功率低于AT,虽然安全性得以提高,但康复治疗效果却显著降低。心率、血压及血氧饱和度监测仅为确保安全。

Ⅱ:心率储备法——最常用的是正常人靶心率=（最大心率-静息心率）×靶强度%+静息心率。

Ⅲ:目标心率法——在静息心率基础上增加20~30次/分,相对比较粗略。

Ⅳ:自我感知劳累程度分级法——多采用Borg评分,建议10~14。

（3）Ⅲ期运动康复

1）在第二阶段康复运动的基础上逐渐增加运动强度,目的是改善心功能,为走向工作岗位、回归社会做好准备。运动方式为步行或骑自行车,逐步提高速度和距离,增加运动强度和时间,运动强度为3~6METs。

2）康复运动的主要形式为步行,亦可采取相当运动强度的其他训练形式,如慢跑、骑自行车等,可配合太极拳、跳舞、体操等运动,均为非监测下的康复训练。速度由慢逐渐加快,以自我感觉有点累为度,以最大心率的65%~80%作为靶心率,运动时间为20~40分钟,活动结束后进行5~10分钟的放松运动,使血压、心率恢复至运动前热身水平。运动频率每周至少3~5次,运动分为热身期、锻炼期、恢复期。患者运动中出现不适,随时进行药物调整和危险因素控制。

3）所有患者在术后2周及3个月观察6分钟步行试验、心绞痛发作情况、生活质量满意度评分等。

（4）PCI术后患者运动康复注意事项

1）运动康复训练和临床药物治疗在心脏病治疗中相辅相成,适时调整药物和运动处方。

2）从事心脏康复的医务人员须具有良好的临床诊断和抢救能力,了解患者临床特点,尤其是介入治疗的适应证、病变特点、介入相关信息、治疗效果和可能的并发症等。

3）PCI术后患者接受抗凝抗血小板治疗,运动康复中须注意有无出血倾向,避免意外伤害。

4）患者出院后须定期进行门诊随访和康复评定，运动康复中出现心绞痛、心力衰竭或心律失常须及时就诊，注意除外再狭窄、支架血栓或冠脉病变进展。

4. 运动康复效益　目前，心脏康复已成为PCI术后管理的重要内容，PCI术后进行运动康复训练是安全的，并成为趋势。研究证明，PCI术后运动康复患者预后显著优于未康复患者，运动训练可显著改善心绞痛症状，显著提高稳定性心绞痛患者运动耐量。

PCI术后管腔丢失，可造成血管内皮损伤并出现炎症反应。进行运动康复9个月后可改善支架管腔丢失，高强度运动6个月后炎症减轻，血管内皮功能得到改善。PCI术后运动康复训练可减少支架内再狭窄、促进内皮化、改善左心室重构、降低死亡率。

PCI术后的运动康复训练开始越早、持续越久，获益越大。

（四）健康教育

1. 认识冠心病及其危险因素　危险因素包括吸烟、超重及肥胖、高血压、血脂异常、糖尿病、持久的精神压力、久坐的生活方式等。

2. 正确认识冠状动脉介入治疗　目前应用最广泛的是经皮冠状动脉腔内成形术及冠脉支架术即介入治疗。在病变处置入支架，扩大因斑块而狭窄的血管腔，恢复血流，缺血心肌逐渐恢复正常。但1/3的患者仍存在心绞痛症状，血运重建后运动耐量普遍下降40%。

介入治疗的目的是恢复冠心病患者的正常生活，介入治疗可改善心脏的血液供应，提高身体机能，改善工作和生活能力。部分未及时做手术的患者，因心脏损伤较重，介入治疗虽可改善缺血区域的血供，但对已受损的心肌效果有限。

3. 术后坚持在医生的指导下正确用药　主要是抗血小板药物如氯吡格雷、阿司匹林；防止动脉粥样硬化进展的药物为他汀类药物，需长期服用。此类药物不仅降血脂，且可对抗炎症，对冠心病合并糖尿病、高血压等严重破坏血管壁的疾病，可有效防止动脉硬化进程。防治高血压、糖尿病，减轻心脏负担的药物，也需长期服用。

4. 养成良好生活习惯　戒烟限酒，控制体重。

5. 合理膳食　膳食总体原则是四少三多，即少吃糖、盐、脂肪及碳水化合物，多吃蔬菜、水果、优质蛋白质。蛋白质占总热量15%左右，动物蛋白占总蛋白质20%以下。控制食量，以少吃多餐为宜，晚间不宜进食过饱，避免吃含胆固醇高的食物，如动物油脂、动物内脏、蟹黄、肥肉等。

6. 进行适量的体力活动　体力活动对于心脏病康复作用很大，介入术后需保持中等强度体力活动，遵循循序渐进原则，即从小运动量开始，缓慢柔和，逐步增加运动量，须做到持之以恒。有氧耐力运动有利于心脏康复，例如散步、慢跑、游泳、快走、打太极拳、骑自行车等。运动量原则上以运动时不产生胸闷、心前区疼痛等症状为准。锻炼时应避开"清晨高峰"。

7. 保持良好心态　长期精神压力过大和心情抑郁是引起冠心病和其他一些慢性病的重要危险因素，应鼓励患者尽早恢复正常工作，积极参与社会和集体活动，保持心理平衡。掌握心理调节的方法，如自我放松训练：通过呼吸放松、意念放松、身体放松或通过气功、太极拳等活动，增强自身康复能力。对于术后心理障碍者，须早发现、早干预、早治疗。

8. 定期随访　介入术后患者出院后须定期复诊，目的是复查介入术后疗效，尽早发现、处理新发生的症状和新出现的疾病，调整药物剂量及处理药物不良反应，以免延误病情，导致不良后果。

二、冠状动脉搭桥术后

冠状动脉搭桥术（coronary artery bypass grafting，CABG）：当一条或多条冠状动脉阻塞严重或血供严重不足时，取患者自身血管（如胸廓内动脉、下肢的大隐静脉等）或血管替代品，将狭窄冠状动脉的远端和主动脉连接起来，让血液绕过狭窄的部分，到达缺血的部位，即在冠状动脉狭窄的近端和远端之间建立一条通道,使血液绕过狭窄部位而到达远端,也称为冠状动脉旁路移植术,是在充满动脉血的主动脉根部和缺血心肌之间建立起一条血液畅通的路径,因此,形象地将其称为在心脏上架起了"桥梁",俗称"搭桥术"。

1974年11月8日,中国医学科学院阜外心血管病医院郭加强教授为一位50多岁的冠心病患者成功施行了冠状动脉搭桥手术,开创了我国冠状动脉搭桥术的先河。

冠状动脉搭桥术是当今国际上公认的治疗冠心病最有效的方法之一,近年来在国内医院广泛开展并成为治疗冠心病的常规手术。通过搭桥,改善心肌血液供应,达到缓解心绞痛症状,改善心脏功能,提高患者生活质量及延长寿命的目的。许多患者在接受冠状动脉搭桥术后数天便可上下楼梯。若恢复良好,一周后便可逛街。60%～70%的患者术后血管畅通可保持10年,静脉血管桥10年通畅率70%,桡动脉桥10年通畅率80%,内乳动脉桥10年通畅率90%左右。搭桥术后1年内,94%的患者无心绞痛发作,5年内85%的患者无心绞痛发作,10年内70%的患者无心绞痛发作。

（一）症状与体征

1. 胸痛及骨擦感　术后早期胸痛但并非心绞痛。

2. 心绞痛　桥血管发生狭窄也可出现心绞痛。

3. 心肌梗死　CABG术后患者仍可发生心肌梗死,包括急性心肌梗死(AMI)和陈旧性心肌梗死(PMI)。

4. 冠脉综合征(ACS)　包括ST段抬高和非ST段抬高的冠状动脉综合征,后者可分为不稳定性心绞痛和非ST段抬高心肌梗死两类。

（二）康复评定

1. 心肺功能评估　主要通过心肺运动试验评估心肺功能,通常采用跑台试验或功率自行车进行评定。对于冠状动脉搭桥术后患者建议在半仰卧位踏车测试仪上进行,优点是对胸骨稳定性要求低,术后早期即可进行,并可获得较全面的心肺功能参数,如最大摄氧量(VO_{2max})、无氧阈值(AT)、VE/VCO_2等参数;其次可通过6分钟步行试验等评价心功能,采用纽约心脏病学会心功能分级(NYHA)进行心功能分级。

2. 运动功能评定　评定患者的肌力、关节活动度、平衡功能等。

3. 心电图运动试验　CABG术后的患者桥血管有发生狭窄的可能性,应在术后6个月时进行心电图运动试验,以无创检查及时发现狭窄的迹象。

4. 日常生活活动能力(ADL)评定　侧重于自我照顾、日常生活、家务劳动及购物等的评定,采用改良巴氏指数评定表(ADL)进行评定。

5. 心理评估　使用综合医院住院患者焦虑抑郁量表(HADS)等量表评估。

6. 生活质量评估　主要通过SF-36、明尼苏达心力衰竭生活质量调查表(MLHFQ)等进行生活质量方面的评估。

7. 生存质量评定　对CABG术后患者生存质量的评定包括了生理、心理、社会生活三方面,采用问卷形式进行,包括生存质量问卷、健康评价量表等。

（三）运动康复

1. 术前　冠状动脉搭桥术的运动康复应从术前开始,主要是为了增强体质和器官功能。具体的运动方法是:术前每天进行深呼吸练习、咳嗽训练以及简单的力量练习,如上肢握拳练习、卧床交替抬高下肢练习,促进肺活量增加,以及小强度的有氧运动如散步等,提高有氧能力。

2. 术后　冠状动脉搭桥术后运动康复一般分3个阶段。

（1）病房康复　一般术后一天即可撤除呼吸机,开始康复治疗。

1)ICU病房:进行腹式-缩唇呼吸训练,调整患者的呼吸模式,减少呼吸对伤口的牵拉,帮助患者恢复因手术而受损的肺功能;使用徒手或呼吸训练器对患者进行深呼吸及有效咳嗽训练,加快患者引流液排出,促进肺复张,改善肺活量并促进痰液排出。患者情况逐步稳定,可选择低强度运动训练,包括靠坐在床头或独立坐在床上,进行床上手腕部以及非取血管侧的足踝、脚趾的主动、被动屈伸活动,促进静脉回流,避免关节僵硬。

2)普通病房:患者转到普通病房后,为防止肌肉退化,应进一步实施运动康复,鼓励并指导患者尽早进行不引起不适的日常体力活动。

Ⅰ.上肢运动:上肢伸屈运动、握拳练习、上举及小强度抗阻练习,缓解关节僵硬和肌肉萎缩,减轻肩背部疼痛。但开胸术后患者须在医生指导下运动,注意运动量及运动方式,避免引起不良后果。

Ⅱ.下肢运动:可在帮助下抬高下肢,在医生的指导下进行床上活动,逐步由卧位、床上坐位、床边坐位、下床站立、床边活动以及室内、病房走廊行走过渡到日常行走。

(2)门诊康复　条件允许可选择心脏康复医院进行运动康复,无并发症或合并其他疾病的前提下,在心电及血压监护下进行运动。合理的运动康复方案是:

1)第1~2周:每天运动20分钟,前后各5分钟慢走,中间10分钟稍加快速度。

2)第3~6周:每天运动30~40分钟,前后各10分钟慢走,中间15~20分钟稍加快速度,若感觉吃力,中间可减慢速度。

3)6周后:根据体能及心脏功能选择中等强度运动训练,包括有氧运动、抗阻运动和柔韧性拉伸,每次运动时间30~60分钟,每周3次。

(3)社区康复　患者回归家庭以后,维持已养成的运动习惯,每周运动3~5天,感觉略有气短即可(表7-11),有明显不适时须减小运动强度和减少运动时间甚至停止运动。

表7-11　冠状动脉搭桥术后患者社区康复运动处方

运动类型	运动方式	强度	频率	持续时间
有氧运动	行走、慢跑、骑自行车、游泳、划船器等,上下肢结合运动	50%~65%的HRR%,RPE为11~14,感觉略有气短	3~5次/周	最少30分钟,可间歇运动,依患者的耐受力而定
抗阻练习	弹力带、哑铃、力量练习器,循序渐进	45%~60%的1RM,最后一次动作时感觉略费力,避免离心和憋气动作	2~3次/周	重复6~10次
柔韧性练习	主要肌群的静态拉伸,特别是下腰背和下肢肌肉	以能耐受、无不适感为宜	每天	每个动作15~30秒,共持续5~10分钟

注:每次有氧运动须有充分的准备活动(10分钟左右)和整理活动(5~10分钟)。遇有不适时,须随时咨询医生或相关专业人员。

3. 运动康复效益　冠状动脉搭桥术后患者住院期间进行运动康复,能有效维护手术治疗效果,避免体力活动缺乏导致患者体重和机能下降对预后造成的不良影响;运动康复在缩短住院时间的同时,还能大大降低患者合并症及并发症出现的概率。

相较于出院后才进行运动康复,住院期间就进行低强度床上、床旁及下床活动等,能更有效地提升交感神经心率变异性,为后续体能优化奠定基础。所以,冠状动脉搭桥术后患者有效的住院康复锻炼能提高心脏的自主律动水平和体能基础,确保应用效果和康复治疗水平更加优化。

冠状动脉搭桥术后患者坚持社区运动康复,能有效提高心脏静息和运动时的工作能力,改善神经体液调节功能,延缓运动时心肌缺血的时间和程度,提高运动能力。运动康复能有效控制心血管危险因素,降低重建血管硬化及再狭窄的概率,提高患者的心血管功能,显著改善患者的预后及生活质量,最终回归生活、工作及社会。

（四）健康教育

搭桥术仅解决了冠状动脉狭窄缺血问题,并未解决冠心病本身的问题,更无预防和阻止冠心病发生的作用。患有冠心病及冠心病基础疾病的患者,控制危险因素及长期规律服药是预防再次发生心血管事件的关键,因此健康教育及术后管理非常重要。

1. 充分认识冠心病及其危险因素　引起冠心病的危险因素如吸烟、过量饮酒、超重及肥胖、高血压、血脂异常、糖尿病、精神压力大、体力活动不足等。

2. 控制病因　搭桥术仅是针对冠状动脉狭窄的对症治疗手段,而冠状动脉粥样硬化病变本身未得到治疗。因此,需要控制引起冠心病的各种危险因素,阻止冠状动脉粥样硬化病变本身的发展。如果导致冠心病发病的危险因素得不到控制,无论是做支架还是搭桥手术,若干年后仍可能会出现新的血管病变和新的血管狭窄。

3. 加强运动锻炼,运动量须适度　每周进行 3~5 次中等强度的有氧运动是改善和提高心血管功能的最有效方法。运动须遵循个体化原则,制订适合自身的运动方案。运动须循序渐进、持之以恒。

4. 养成良好的生活习惯　生活要规律,避免熬夜,戒烟禁酒。

5. 调整饮食结构　减少对高脂肪、高胆固醇食物的摄入,须低盐低脂肪饮食,增加蔬菜、水果等富含维生素食物的摄入。

6. 保持良好心态　避免焦虑、抑郁等,生活要乐观豁达,学会减压,善于减压。

7. 合理用药　对合并有糖尿病、高血压病、高脂血症等的患者,须遵医嘱,坚持用药,将血糖、血压及血脂水平控制在合适范围。

8. 定期复查　每月定期到医院复查,6~9 个月复查冠状动脉造影。

（沈爱明　高凤明）

【复习思考题】

1. 名词解释:靶心率、慢性阻塞性肺疾病。
2. 简述冠心病的分期治疗目标。
3. 简述高血压病的诊断标准。
4. 简述慢性阻塞性肺疾病患者康复训练的方法。

第八章　内分泌与代谢性疾病的康复

第一节　糖　尿　病

糖尿病

一、概述

糖尿病(diabetes mellitus)是一组以能量代谢紊乱而致血浆葡萄糖(血糖)水平升高为特征的慢性代谢性疾病群。具体来说，是由于胰岛素分泌和(或)作用缺陷所引起的以慢性血糖水平增高为特征的代谢疾病。

胰岛素由胰岛细胞分泌，释放进入血液后如被肌肉、肝脏等全身细胞识别，可促进这些细胞对血液中葡萄糖的利用。高血糖是由于胰岛素分泌缺陷或其生物作用受损，或两者兼有而引起。糖尿病患者长期存在的高血糖，导致机体糖类、脂肪及蛋白质代谢紊乱，可引起各种器官和组织，特别是眼、肾、心脏、血管、神经的慢性损害和功能障碍。

二、临床分型

新的分类法建议将糖尿病分成四大类型。

1. 1型糖尿病　胰岛素依赖型糖尿病。发病急，常突然出现多尿、多饮、多食、消瘦明显。有明显的低胰岛素血症和高胰高糖素血症，临床易发生酮症酸中毒，合并各种急慢性感染。部分患者血糖波动大，经常发生高血糖和低血糖，治疗较困难，即过去所谓的脆性糖尿病。不少患者可突然出现症状缓解，部分患者也可恢复内源性胰岛素的分泌，不需要和仅需要很小剂量胰岛素治疗。缓解期可维持数月至2年。强化治疗可以促进缓解。复发后仍需胰岛素治疗。多发生于青少年，因胰岛素分泌缺乏，需依赖外源性胰岛素补充以维持生命。

2. 2型糖尿病　非胰岛素依赖型糖尿病。多尿和多饮较轻，没有显著的多食，但疲倦、乏力、体重下降。患者多以慢性合并症而就诊，如视力下降、失明、肢端麻木、疼痛、心前区疼、心力衰竭、肾功能衰竭等，更多的患者是在健康检查或因其他疾病就诊中被发现。

3. 其他特殊类型糖尿病　多以原发病临床表现为主。

4. 妊娠期糖尿病　系指在妊娠时才出现或发现的糖尿病，已有糖尿病的女患者以后妊娠不包括在内。妊娠期糖尿病患者分娩后的转归不尽相同，须重新检查确定。大部分患者(约70%)在分娩后糖耐量恢复正常，可列入"曾有糖耐量异常"类型，小部分患者分娩后仍有糖尿病或糖耐量异常。

三、康复评定

（一）胰岛功能评定

1. 血糖测定　空腹血糖≥7.0 mmol/L 或随机血糖≥11.1 mmol/L，可确诊糖尿病。

2. 糖化血红蛋白测定（Ghb）　目前，我国将糖尿病患者糖化血红蛋白的控制标准定为 6.5%以下；4%~6%为血糖控制正常；6%~7%为血糖控制比较理想；7%~8%为血糖控制一般；8%~9%为血糖控制不理想。

3. 口服糖耐量试验（OGTT）　口服葡萄糖 2 小时后血糖测定，如<7.8 mmol/L 者为正常；7.8~11.1 mmol/L 者为糖耐量减低；≥11.1 mmol/L 者可诊断为糖尿病。

（二）慢性并发症的评定

1. 糖尿病足　主要包括周围血管、神经功能和 X 线检查。糖尿病足按其病变程度可分为 0~5 级。

（1）0 级　皮肤完整，无开放性病灶。

（2）1 级　皮肤有开放性病灶，未累及深部组织。

（3）2 级　感染病灶已侵犯深部肌肉组织，脓性分泌物较多，但无肌腱韧带破坏。

（4）3 级　肌腱韧带受损，蜂窝织炎融合形成大脓腔，但无明显骨质破坏。

（5）4 级　严重感染导致骨质缺损、骨髓炎、骨关节破坏或假关节形成。

（6）5 级　足大部或全部感染或缺血，导致严重湿性或干性坏死。

2. 周围神经病变　常用的评定技术包括感觉神经、运动神经和自主神经功能的检查和电生理检查。

3. 视网膜病变　常用的评定技术包括眼压测定、屈光检查、眼底镜检查、裂隙灯检查、彩色眼底照相、眼底荧光素血管造影（FFA）和视网膜电图（ERG）等。

4. 心血管病变　常见的心血管病变为冠心病。

5. 脑血管病变　常见的脑血管病变为脑卒中。

6. 糖尿病肾病　常用的检测包括微量尿白蛋白、内生肌酐清除率、尿素氮等检测。

（三）康复疗效评定

糖尿病康复疗效的评定与临床上治疗疗效评价一致（表 8-1）。

表 8-1　糖尿病控制目标

	理想	良好	差
空腹血糖 mmol/L	4.4~6.1	≤7.0	>7.0
餐后两小时血糖 mmol/L	4.4~8.0	≤10.0	>10.0
糖化血红蛋白（HbAc%）	<6.5	6.5~7.5	>7.5
血压 mmHg	<130/80	130/80~140/90	≥140/90
BMI（男）	<25	<27	≥27
BMI（女）	<24	<26	≥26
血脂（mmol/L）			
TC	<4.5	≥4.5	≥6.0
TG	<1.5	1.5~2.2	>2.2
HDL-C	>1.1	1.1~0.9	<0.9
LDL-C	<2.6	2.6~3.3	>3.3

（四）日常生活活动能力评定

临床上常用的评定技术包括 Barthel 指数评定和功能独立性评定（FIM）。

（五）社会参与能力评定

糖尿病患者出现不同程度身体结构异常及生理功能障碍时,日常生活活动能力受限,导致生活质量下降,学习、工作和劳动能力受限。常用的评定技术包括生活质量评定和职业评定等。

四、康复治疗

（一）原则

坚持早期诊治、综合治疗、个体化方案及持之以恒(长期)的原则。不同类型的糖尿病由于发病机制不同,其康复治疗的步骤亦不同。

1.1型糖尿病康复治疗的原则　一旦诊断明确,即应开始胰岛素治疗;胰岛素治疗同时还可配合饮食疗法和适当运动;运动的目的是增加患者的活动能力,保持整体健康。

2.2型糖尿病康复治疗的原则　在改善患者的生活方式、实施饮食控制和运动治疗的基础上,同时给予合理药物治疗,以达到控制血糖、消除症状、减少并发症的目的。

（二）目标

消除高血糖等代谢紊乱所引起的各种症状;纠正糖代谢紊乱,控制高血糖,使血糖降到正常或接近正常水平;纠正脂代谢紊乱及其他代谢异常;防治各种急、慢性并发症的发生和发展,减少患者的致残率和病死率;通过糖尿病教育,使患者掌握糖尿病的防治知识、必要的自我监测技能和自我保健能力;改善糖尿病患者的生活质量。

（三）运动康复

运动康复是糖尿病管理的重要内容,是糖尿病综合康复治疗不可缺少的一部分,是糖尿病康复治疗的基石之一,是实现血糖达标的关键。运动可改善胰岛素抵抗,是2型糖尿病的有效治疗手段。

运动康复与饮食密切关联,两者相辅相成,互相配合才能收到事半功倍的效果。

1. 糖尿病运动康复的机制

（1）纠正异常血脂浓度,改善机体的脂代谢状态。降低过高的三酰甘油、低密度脂蛋白;增加对心血管有保护作用的高密度脂蛋白;促进脂肪分解及游离脂肪酸、胆固醇的利用。

（2）能够通过促进骨骼肌细胞葡萄糖运载体4(glucose transporter-4, GLUT-4)从细胞内转位到细胞膜上,以增加骨骼肌细胞膜上的GLUT-4数量,增加骨骼肌细胞对葡萄糖的摄取,减轻胰岛素抵抗,提高胰岛素敏感性。

（3）长期运动可作为一个生理性刺激,能够诱导骨骼肌细胞线粒体适应,从而修复糖尿病对肌肉线粒体构成的损伤。

（4）降低糖化血红蛋白含量。

（5）改善危险因素:运动降低血脂、血压和体重,提高机体有氧耐力。

2. 适应证与禁忌证

（1）适应证　病情控制稳定的2型糖尿病;体重超重的2型糖尿病——最佳适应证;稳定期的1型糖尿病;稳定期的妊娠糖尿病。

（2）禁忌证

1）血糖未很好控制,有严重慢性并发症:① 伴有心血管并发症者;② 伴有肾脏并发症者;③ 严重视网膜病变者;④ 糖尿病足患者。

2）急性并发症的患者:各种感染或发热时;心脑血管病变尚未稳定:心功能不全,冠心病,心肌梗死,严重心律失常(心房纤颤、心房扑动、期前收缩、Ⅱ～Ⅲ度房室传导阻滞)。

3）其他:服用大量降糖药物时;视力显著下降时;收缩压大于180 mmHg时。

（3）绝对禁忌证 急性代谢紊乱——糖尿病酮症酸中毒、糖尿病高渗性昏迷、糖尿病乳酸性酸中毒、急性脑血管意外（脑出血、脑梗死）、严重肺心病，换气功能障碍、肝肾功能不全或衰竭。

3. 糖尿病患者的运动原则 ① 不宜参加激烈的比赛和剧烈的运动，宜进行有一定耐力、持续缓慢消耗的运动。② 持之以恒，量力而行，循序渐进。③ 宜选择适量的、全身性的、有节奏的锻炼项目。④ 糖尿病运动疗法以有氧运动为主，不提倡无氧运动。

4. 运动处方

（1）1 型糖尿病 饮食和运动干预对血糖的控制无效，运动的基本目的是增进体适能及心血管健康水平。

1）运动的种类：根据患者的年龄、病情、兴趣爱好和运动能力而制订，如选择步行、慢跑、游泳、舞蹈等。

2）运动强度：以最高心率的 50%～60% 为宜。

3）运动时间：从 20 分钟开始，逐渐延长，每周运动 3～4 次。

因患者多为儿童或青少年，应多注意运动的兴趣性和直观性，不断变换运动的方法和内容，以提高患者对运动的积极性，长期坚持，达到促进生长发育的目的。

（2）2 型糖尿病 运动的基本目的是减低或保持体重、改善脂代谢和糖耐量。耐力运动、力量练习及伸展运动是适合于大多数糖尿病患者的运动方式。2 型糖尿病的运动处方推荐见表 8－2。

表 8－2 2 型糖尿病的运动处方推荐

类型	方式	频率	强度	持续时间	进度	注意事项
有氧运动	大肌肉群参与的有氧运动：行走、慢跑、骑自行车、游泳等	每周 3～7 天，相邻两次运动间隔不超过 2 天	40%～60% 的摄氧量储备或心率储备，RPE 为 11～13	30～60 分钟/天中等强度的运动，每周至少 150 分钟	遵从循序渐进的原则，运动时间和运动强度应逐渐增加	避免在胰岛素作用高峰时运动；注意血管及神经并发症，特别是无症状心肌缺血的发生；每日进行足部检查
抗阻运动	杠铃、哑铃、弹力带、力量练习器进行 5～10 组涉及主要肌肉群的练习	每周 2～3 次，两次间隔至少 1 天	50% 1RM 的中等强度	每个动作 1～2 组，每组重复 8～15 次	训练强度应以能忍受为原则，当某一运动强度练习完成后感觉较轻松时（RPE＜11），可尝试提高负荷 5%～10%	避免在炎热和酷暑环境下运动；运动前后进行准备活动和整理活动；运动中注意及时补水；进行糖尿病健康教育
柔韧性练习	主要肌群的静力性拉伸	与抗阻练习组合进行	以不产生明显的不适为准	每次拉伸维持 10～30 秒	随着训练进展，拉伸幅度可以逐渐增大，但不应引起不适	指导患者进行血糖自我监测，避免运动性高血糖和低血糖的发生

1）运动方式：根据患者的兴趣爱好和环境条件加以选择，有并发症的患者应根据并发症情况选择合适的运动。

2）运动强度：中等或中等偏低强度的有氧运动；感觉周身发热、出汗，但不是大汗淋漓。40%～60% 最大有氧能力，心率＝（220-年龄）×60%～70%，或心率＝170-年龄。自我疲劳量表（Borg 量表，1-20）达到 11～13。

强度决定效果，强度过低仅有安慰作用，但可改善主观感觉；强度过大，无氧代谢比重增加，治疗作用降低，且可引起心血管负荷过度或运动系统损伤，应予避免。

目前的数据尚不能明确推荐最小量，个体之间没有统一标准，然而毫无疑问增加体育运动可以减肥和预防肥胖的出现。

3）运动时间：达到靶心率的累计时间在20~30分钟方有效，每周最少进行150分钟中等强度以上的有氧运动。

4）运动频率：每周最少运动3次，相邻两次运动间隔不超过2天；若每次运动量较小，而身体条件又较好，每次运动后均不觉疲劳的患者，运动频率可为每天1次。运动锻炼不应间断，若运动间歇超过3~5天，则效果及蓄积作用将减弱。

5）运动训练的实施：包括准备活动、运动进行和最后的放松活动。① 准备活动：5~10分钟的轻微运动。② 运动进行：通常为低、中等强度的有氧运动，包括步行、慢跑、游泳、跳绳等。开始有氧运动时间短些，可运动3~5分钟，间歇1分钟，以后间隔次数渐减；总时间由10分钟开始，逐步延长至30~40分钟。③ 运动后的放松活动：5~10分钟的慢走、拉伸等。④ 选择运动时间：避开胰岛素分泌的高峰期，或降糖药物作用的高峰期。一般饭后1小时开始运动，此时血糖较高，运动时不易发生低血糖。

5. 慢性合并症者运动前应注意 ① 有潜在心血管疾病高风险的患者，应先做分级运动试验；② 外周动脉疾病的评估；③ 视网膜病变患者的运动限制；④ 糖尿病肾病患者的运动限制；⑤ 神经病变患者的运动限制；⑥ 糖尿病足时的运动选择。

6. 运动中出现低血糖的处理

（1）症状 在运动中或运动后出现饥饿感、心慌、出冷汗、头晕及四肢无力或颤抖的现象时，提示已出现低血糖。

（2）处理 立即停止运动，并服下随身携带的糖或碳水化合物。10分钟后未能缓解，应及时送医院。

7. 运动康复的效益 规律运动是糖尿病康复治疗的重要组成部分。1型糖尿病患者及2型糖尿病患者短时间大强度运动时均可导致血糖升高，但规律的长时间运动可改善糖耐量异常，提高糖耐受水平，提高胰岛素敏感性，使肌肉和脂肪组织对血糖的利用增加，对糖尿病患者具有良好的健身作用。运动训练改善胰岛素敏感性可能与身体成分、肌肉质量、毛细血管密度和骨骼肌GLUT4的改善有关。

长期的运动训练能够改善患者的代谢调节能力，从而降低血脂和血压。研究表明，长期的运动训练能有效地降低患者的三酰甘油、总胆固醇、低密度脂蛋白，提高高密度脂蛋白水平。健康人群长时间的有氧运动对预防糖尿病有一定的作用。

五、健康教育

（一）常规健康教育

糖尿病的康复治疗方案是饮食、运动、药物、糖尿病教育、自我血糖监测。因此，糖尿病患者的健康教育应包括知、信、行三方面。

1. 知 掌握糖尿病的相关知识，包括涉及饮食、运动、用药等方面，提高对疾病的认识。
2. 信 增强信心，坚信糖尿病通过科学合理的治疗是可以控制的。
3. 行 通过认知行为治疗将健康的生活方式（合理饮食、适量运动、科学用药等）落实到患者的日常生活活动中去。

（二）糖尿病足的健康教育

下列患者应行相应的检查：① 病程5年以上者；② 血糖控制不佳者；③ 以往有足部溃疡史；④ 当发现足背动脉搏动减弱，或具有下肢缺血、感觉迟钝、麻木、疼痛、间歇性跛行等症状时，即使无糖尿病足，也应坚持每年1次足部检查。

对拟诊或已确诊糖尿病足者，应选择合适的鞋袜，避免赤足；注意保持足的清洁、温暖、润滑，洗脚水的温度应低于37℃,取暖、物理治疗时要防止烫伤;小心修剪指甲,不要自行修剪胼胝;积极治疗足部皮肤破损;每天坚持直腿抬高、提脚跟、足趾的背伸跖屈运动等小腿及足部运动,改善下肢血液循环。

第二节　肥　胖　症

肥胖症

一、概述

随着我国经济的发展,特别是城市居民生活水平的不断提高,饮食结构和生活习惯发生了许多变化。人们从膳食中摄入的能量和脂肪日渐增加,体力消耗却日渐减少,于是体内的脂肪积蓄明显增加,引起了肥胖症,使肥胖者队伍日趋扩大。肥胖临床表现不仅体态臃肿,有失健美,同时对健康也带来一系列不良影响。首先肥胖增加了心肺及下肢负荷,产生相对的心、肺机能不全,限制体力活动,髋、膝关节退行性改变及平足的发生率增加,损害运动能力。其次肥胖者多种疾病的发病率明显增加,大量流行病学研究表明,肥胖与胰岛素抵抗、高脂血症、高血压病、心血管疾病、脑血管意外、糖尿病以及某些肿瘤等20多种疾病的发生有重要的关系。有资料表明,肥胖者的高血压发病率增高3~4.6倍,心肌梗死发病率增加1倍,中风死亡率增高3倍,糖尿病发病率增加1.4倍。

肥胖不仅严重影响人类健康,而且由于社会的偏见和歧视,给肥胖者造成了极大的心理障碍。肥胖对健康的危害日益得到人们的重视,因此,对于肥胖症的康复治疗已经是社会各界所面临的一个迫在眉睫的问题,并且必须加强康复宣教,提高肥胖者的认识,使其自愿采纳有利于健康的行为和生活方式,减轻或消除影响健康的危险因素,预防肥胖,促进健康,提高生活质量。

（一）肥胖症产生的机制

肥胖发生的原因从根本上讲,是由于人体摄入的热量超过了机体所消耗的热量,多余的热量在体内转变为脂肪大量储存。人体消耗的热量主要来自于糖和脂肪的分解代谢供能。肥胖者更多地依赖于糖氧化供能而不是脂肪,这有可能是因为肥胖者脂类氧化能力降低及与脂肪储存过多有密切关系。

【知识拓展】 ··

调定点假说

肥胖形成的中枢机制中,有一个重要的"调定点假说"。该假说认为神经中枢有体重"调定点"。正常情况下,当体重增加高于"调定点"时,食物摄入量减少,整个机体代谢水平升高;当体重低于"调定点"时,能量消耗急剧下降,食物摄入量增加。

肥胖发生的机制相当复杂,是一个整体的、连锁的反应,不是单一因素可以决定的,是几种因素综合作用的结果,如:① 遗传因素;② 神经内分泌因素;③ 能量的摄入过多,消耗减少;④ 生活及饮食习惯;⑤ 其他因素,如性别、年龄、职业、环境等。

（二）定义

肥胖是由各种原因引起的机体能量供需失调,饮食中能量的摄入多于机体能量的消耗,以致多余的能量以脂肪的形式贮存于体内,而脂肪又不能被充分利用,造成体内脂肪组织的过量蓄积,形成体态臃肿,体重明显增加的一种状态。

肥胖症是一种代谢失调症,是由肥胖原因导致健康障碍或可以预测在不远的将来出现肥胖并发症的临床症状,是必须接受治疗的病理改变。

（三）分类

按照发病机制及病因,肥胖症可分为单纯性和继发性两大类。无明显内分泌、代谢病病因者称为

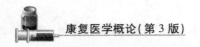

单纯性肥胖。单纯性肥胖的原因很多,一般与遗传因素、体质因素和饮食因素有着密切关系。继发性肥胖常继发于神经、内分泌和代谢性疾病,或与遗传、药物有关。康复的主要对象是无明显内分泌障碍的单纯性肥胖症患者。

1. 单纯性肥胖症 根据发病年龄及脂肪组织病理又可为分两型。

(1) 体质性肥胖症 其特点为有肥胖家族史,自幼肥胖,一般出生后半岁左右开始,由于营养过度而肥胖直至成年,脂肪呈全身性分布,脂肪细胞肥大且数目增多,限制饮食和加强运动疗效差,对胰岛素不敏感。

(2) 获得性肥胖症 其特点为成年起病,起病于 20~25 岁,由于营养过度、体力活动减少和遗传因素而肥胖,脂肪分布于躯干,脂肪细胞以肥大为主,无明显的增生,饮食控制及运动的效果较好,对胰岛素敏感,经治疗可恢复正常。

2. 继发性肥胖症 继发于神经-内分泌-代谢紊乱基础上的肥胖症,患者在原发病的基础上,表现为肥胖,而此时的肥胖症则是原发病的并发症,主要由以下几种病因造成。

(1) 内分泌性 库欣综合征、甲状腺功能减退症、性腺功能减退症、胰岛病、肾上腺皮质功能亢进症等。

(2) 中枢性 额叶综合征、下丘脑综合征。

(3) 遗传性 Alstrom 综合征、PraderWilli 综合征、Morgagni 综合征。

(4) 药物性 有些药物在有效治疗某些疾病的同时,还有导致身体肥胖的不良反应,形成继发性肥胖,如皮质激素、雌激素、胰岛素等药物,这类肥胖患者约占肥胖症人群的 2%左右。

二、康复评定

(一)临床检查

由于肥胖发生的原因可能是不同的因素引起的,所以为了确诊肥胖者是单纯性肥胖还是继发性肥胖,肥胖者是否患有其他慢性疾病,除肥胖患者的自诉外,还要进行一些必要的检查。

主要的检查有:① 测量身高、体重、皮下脂肪,计算是否属于肥胖与肥胖程度。也可以用体成分分析仪来测量体脂百分比确定其肥胖度。② 测量血压,判断是否患有高血压。③ 进行血脂分析,检查指标有胆固醇、三酰甘油(甘油三酯)、高密度脂蛋白等,判断是否有高脂血症。④ 进行心电图、心功能、眼底及微循环检查,判断是否有冠心病及血管硬化。⑤ 测定空腹血糖、葡萄糖耐量、血清胰岛素等,判断是否患有糖尿病。⑥ 进行肝功和肝脏 B 超检查,判断是否患有脂肪肝。⑦ 测定尿 17-酮类固醇与尿 17-羟皮类固醇排出量,如果这两项指标超出正常值范围,并伴有向心性肥胖、高血压、皮肤紫纹、性障碍等,是皮质醇增多症的继发性肥胖。⑧ 测定雌二醇、睾酮、卵泡雌激素、黄体生成素,确定是否属于性腺功能减退的继发性肥胖。⑨ 进行颅骨 X 线片与 CT 扫描。若显示有额骨或其他颅骨内增生,并伴有剧烈头痛,则是颅骨内板增生的继发性肥胖。⑩ 进行基础代谢率测量、检查血清蛋白结合碘、甲状腺吸碘率、血三碘甲状腺原氨酸、血甲状腺素。如果上述检查指标低于正常值,且伴有皮肤苍白、心率减慢、血脂高等,则属于甲状腺功能减退的继发性肥胖。

(二)肥胖程度评定

对于肥胖程度的判断,目前应用较多的是体重指数法和体脂测定法。正常男性成人脂肪组织重量占体重的 15%~18%,女性占 20%~25%。随年龄增长,体脂所占比例相应增加。因体脂增加使体重超过标准体重 20%或体重指数(BMI)大于 28 者为肥胖。

1. 根据体重指数(BMI)和标准体重判断

(1) BMI 的计算

$$BMI(kg/m^2) = 体重(kg) \div 身高(m) \div 身高(m)$$

中国成年人群 BMI 的标准是:BMI 在 18.5~23.9 为体重正常,在 24.0~27.9 为超重,≥28 为肥胖。

（2）标准体重的计算

$$成人标准体重（kg）=[身高（cm）-100]×0.9$$

在标准体重上下 10% 以内为正常体重,超过标准体重 10%~19% 为超重,超过 20% 以上者为肥胖。肥胖根据超过标准体重的程度而分为轻度肥胖（超重 20%）、中度肥胖（超重 30%）和重度肥胖（超过 50%）。

（3）肥胖度的判断

$$肥胖度（\%）=[实测体重（kg）-标准体重（kg）]÷标准体重（kg）×100\%$$

肥胖度小于 -10% 为消瘦,-10%~10% 为正常,10%~20% 为超重,大于 20% 为肥胖。

2. 体脂测定

（1）水下称重法　是传统的、经典的体成分估算方法。是通过人体在水中和陆上的体重变化来测量人体体积、身体密度,从而推算出体脂重和去脂体重的方法。先测量陆上和水下的体重差值,求得人体体积,减去肺内和肠内残气量,然后从体重和体积算出身体密度。

身体密度（kg/ml）=陆地体重 kg÷{[（陆地体重 kg-水下体重 kg）÷水密度 kg/ml]-余气量 ml}

将身体密度代入 Brozek 公式或 Siri 公式可得出体脂含量。

Brozek 公式：　　　　　体脂（%）=[（4.570/身体密度）-4.142]×100

Siri 公式：　　　　　　体脂（%）=[（4.95/身体密度）-4.50]×100

另外,体脂重和瘦体重分别如下：

$$体脂重=体脂\%×体重$$

$$瘦体重=体重-体脂重$$

（2）皮褶测定法　Durnin 法:于右上臂背侧中点处、右肩胛下角处、脐旁右侧 5 cm 处分别测量皮褶厚度,三者之和的对数为 x,然后计算人体密度 y。男：$y=1.1536-0.0605x$；女：$y=1.1532-0.0720x$。将计算出的 y,代入 Siri 公式,推算体脂百分比。

男性体脂 >25%,女性体脂 >30% 为肥胖。

3. 腰围的肥胖标准　男性腰围 ≥85 cm、女性腰围 ≥80 cm。目前公认腰围是衡量脂肪在腹部蓄积（中心性肥胖）程度的最简单最实用的指标。

4. 根据机体脂肪的分布状态来判断

（1）腰臀围比（WHR）　腰围（cm）/臀围（cm）。相对正常范围应在 0.6~0.7,0.8 以上为腹部局部肥胖。

（2）腹腔内脂肪（visceral fat）和皮下脂肪（subcutaneous fat）面积比（V/S）　通过腹腔 CT 横断扫描计算。结果：① V/S>0.4,为内脏型肥胖；② V/S<0.4,为皮下型肥胖。

在肥胖症的康复评定中确定是单纯性肥胖症还是继发性肥胖症至关重要,涉及是按一般原则进行治疗还是针对病因及时治疗,因两者解决途径完全不同,若一律按单纯性肥胖对待,将贻误病情。另外,评定肥胖程度的同时了解是否患有其他慢性病,也是为了对患者进行全面康复。继发性肥胖症应针对病因进行治疗,各种并发症及伴随病也应给予相应的临床处理,本节主要讲授单纯性肥胖症的康复治疗方法。

三、康复治疗

（一）肥胖症的康复治疗原则

肥胖是体内脂肪过度蓄积的状态,因此肥胖症康复治疗的原则就在于持续保持能量摄取和消耗的负平衡,使脂肪组织减少,以防过多的脂肪在体内堆积。也就是说,必须通过身体锻炼使机体因饮食限制而降低的基础代谢提高,同时使脂肪组织发生脂肪分解,将产生的游离脂肪酸在骨骼肌中有效地利用。

目前针对肥胖症采用的方法主要有饮食疗法、运动疗法、药物治疗、中医针灸等。其中减肥药物应视为一种辅助治疗,只适用于由于肥胖而有内科疾病显著危险并且非药物治疗未能使体重满意下降的患者。虽然一些与肥胖相关的疾病的危险因素随着减肥药物的使用而得到改善,但这些药物对并发症和病死率的远期影响尚未得到确定。针灸减肥虽有一定效果,但容易反弹,而且作用机制也不清楚。

因此,肥胖的康复治疗主要依靠科学的运动与合理的饮食控制相结合,以纠正不良饮食行为,降低某些营养成分的吸收,减少人体能量的摄取,增加能量消耗,从而达到康复的目的。只有合理营养、适当的运动与行为疗法(矫正不良的生活习惯和饮食习惯),才是科学减肥的有效途径,盲目瘦身的后果只会适得其反。

(二)康复治疗措施

1. 饮食疗法

(1)节制饮食 单纯通过限制饮食来减肥而能长久控制体重者一般不到 20%,而且过分饥饿可引起乏力、嗜睡,使减肥效果递减,同时摄入能量过少引起糖及组织蛋白的消耗,可导致肌肉萎缩、贫血及低血糖、酮症酸中毒、低血压等反应。进食过少还可引起胃肠症状、胃炎、神经性厌食、精神抑郁等不良后果。因此,应视患者肥胖程度节制饮食。

1)轻度肥胖者:仅需限制脂肪、糖类和总热量。平时适当限制零食、糕点和啤酒等,使总热量稍低于消耗量。每半月至一月称重一次,如能使体重每月减轻 0.5~1 kg,至逐渐达到正常标准为度,不必采用药物治疗。

2)中度以上肥胖者:如食欲旺盛不能自制,同时因肥胖不易坚持运动者,应严格限制进食量,每日约在 5 016 kJ(1 200 kcal)以下,如高于 6 270 kJ(1 500 kcal)者一般不易见效,具体进食量可视肥胖程度而定。如希望每周减轻 0.5~1 kg 时,则食物中蛋白质不宜少于每千克标准体重 1 g/d,糖类为 150~200 g/d,其余热量为脂肪。同时还宜控制动物脂肪与饱和脂肪酸含量较高的油类;给以低钠饮食,以免体重减轻时发生水钠潴留,对降低血压和减少食欲也有好处;限制甜食、啤酒等。如经上述控制数周体重仍不能降低者,可将每日总热量减到 3 344 kJ(800 kcal)以下,但热量过少,患者易感疲乏软弱、畏寒无力、抑郁消沉、精神委顿等,必须严格观察。

3)重度肥胖者:有人主张间歇饥饿疗法,且辅以 T_3 治疗和给予利尿剂;每日总热量控制在 4 118 kJ(1 000 kcal)以下,但长期饥饿易发生酮症酸中毒、脱水及电解质紊乱、氮负平衡等,需密切观察。

(2)饮食的调理 以减肥为目的的正确饮食要遵循以下原则:① 减少饮食热量。② 充分摄取蛋白质、维生素、无机盐。③ 设法以少量的饮食满足需要。

1)饮食减肥:应保证饮食中有足够的蛋白质、维生素和无机盐,以满足身体代谢的需要,但应限制脂肪的摄入。每天的饮食应有鱼、肉(肉类应选瘦肉,最好是牛肉或去皮鸡肉)100~150 g,鸡蛋 1 个(蛋最好是水煮蛋或荷包蛋),牛奶(脱脂奶或酸奶)1 杯,豆制品 25~50 g,蔬菜 500 g(其中 250 g 是绿叶菜),水果 100 g 左右(水果中柿子、苹果、香蕉等热量均高,宜少食),主食量 200~400 g。不吃肥肉、动物油,烹调油每日 20~25 g。

2)改变不合理的进餐习惯:保持每日三餐的正常进食,避免少餐、多餐或一餐进食大量食物(多食),因为少餐、多餐或多食会增加脂肪的积蓄而增加体重,同时还容易升高血清胆固醇。尽量少使用糖作为调味品,忌酒,忌零食,饮食宜清淡,忌暴饮暴食、狼吞虎咽。

3)晚餐只吃八分饱:临睡前 2 小时内不得再进食任何食物,由于夜间自主神经系统中副交感神经系统处于优势,消化功能好,食物中的能量吸收比较彻底,摄入的食物容易贮存于体内,因此应停止吃夜宵的习惯。

4）运动治疗：主张在饮食疗法的基础上合并运动治疗，来减少饮食控制带来的不良反应。

5）注意行为治疗：通过宣传教育使患者及其家属对肥胖症及其危害性有正确的认识，从而配合治疗，采取健康的生活方式、改变饮食和运动习惯，自觉地长期坚持是肥胖症治疗首位及最重要的措施。

2. 运动疗法　科学的运动治疗是预防肥胖的有效措施。适当的运动是能量消耗的最好方法，不仅能改善心、肺功能，促进人体脂肪分解，降低许多代谢性疾病的发生率，而且使人感到精神振奋，还可改善心理状态，提高人体免疫功能，增强抗病能力。肥胖症的运动处方内容如下。

（1）运动方式　根据肥胖者的爱好、原有的运动基础、肥胖程度、居住环境及年龄来选择适当的运动项目。选择以大肌肉群参与的节律性有氧运动为主，如步行、慢跑、跳舞、跳绳、健身操、骑自行车、打太极拳、球类运动、爬楼梯、爬山和游泳等，有助于维持能量平衡，长期保持肥胖者体重不反弹，提高心肺功能。其中，骑自行车和游泳尤其适合肥胖者减肥之用。对于年纪较大、体质弱或有并发心脑血管疾病者不宜作中等强度以上运动，宜进行散步、慢体操、太极拳等低运动强度的活动。

（2）运动强度　中、低强度长时间的运动消耗热量多，因此运动强度一般为最大心率的 $60\% \sim 85\%$，或 $35\% \sim 70\% V_{O_2}max$，或 $3 \sim 6$ METs。能量代谢当量在开始进行运动治疗时，运动强度应稍低，可从 60% 最大心率开始，逐步增加。

（3）运动时间　配合运动强度调节运动时间，运动强度大时，时间应稍短；运动强度小时，时间应稍长。根据不同年龄和体质配合运动强度调节运动量，中老年、体质较差的肥胖者可进行运动强度较低、持续时间相对较长的运动项目；年轻、体质较好的肥胖者可进行强度较大、时间相对较短的运动。由于机体存在生物节律周期，参加同样的运动，下午与晚上比上午多消耗 20% 的能量，因此，运动减肥活动宜安排在下午或晚上。进行减肥运动时，每次应持续 $30 \sim 60$ 分钟。每次运动锻炼的内容分准备活动、基本部分和结束部分 3 个部分。一般情况下，准备活动需要 $5 \sim 10$ 分钟，基本部分需要 20 分钟以上，结束部分 $5 \sim 10$ 分钟。

（4）运动频率　每周运动 $5 \sim 7$ 次较为理想。若肥胖者情况允许，有氧运动也可每天早晚各一次，以增加热量的消耗，提高减肥效果。

（5）运动治疗的注意事项

1）运动减肥是一个长期的过程，需要有目的、有计划地进行：在具体设计运动处方时应参考肥胖者每天日常生活活动的能量消耗，将其总量的 10% 作为日运动量，再转换成具体运动种类及时间，实施后再根据疗效及反应进行调整。

2）运动疗法与饮食疗法须要同时进行：在实施运动减肥计划的过程中，应注意饮食调整，在满足机体营养需要的基础上，应尽量减少热量的过多摄入。肥胖者应养成步行和站立的习惯，不要食后即卧，必须坚持每天散步。

3）减肥的运动方式以有氧运动为主：但也要结合抗阻力量练习。运动实施前后要有准备运动和放松运动。肥胖者易导致膝踝关节损伤，运动时要穿轻便软底鞋。

4）运动量应由小到大，循序渐进：开始时运动强度较低，时间较短，缓慢增加强度和时间。防止过度疲劳，做到持之以恒。以活动时脉搏最高达 $120 \sim 140$ 次/分，活动后疲劳感于 $10 \sim 20$ 分钟逐渐消失为宜。

5）应做常规检查：在实施减肥运动处方前，应让肥胖者进行一般的常规检查，了解心功能及有无心血管系统综合征；运动强度可在几天内逐渐达到，最好不要在一开始就达到既定的运动强度；在运动处方实施过程中，若出现意外情况，应立即停止运动，并去医院就诊。

3. 针灸治疗

(1) 治疗原则　祛湿化痰,通经活络。

(2) 主穴　曲池、天枢、阴陵泉、丰隆、太冲。

(3) 配穴　腹部肥胖者,配归来、下脘、中极;便秘者,配支沟;性功能减退者,配关元、肾俞;下肢水肿者配三阴交、水分。

(4) 操作　毫针刺,用泻法。嘱患者适当控制饮食,增加运动。

4. 物理因子治疗　减肥超声波、感应电、中频电、经络导平仪等都有减肥作用,疗效显著的是电脑中频治疗仪。其主要原理是通过中频电流刺激腹部肌肉,使腹肌被动运动,能有效地增加肌肉收缩能力,通过腹肌运动将脂肪变为热能而消耗。本方法引起腹肌的电体操运动,可以在短时治疗中有相对大的运动量,而不增加心肺负担。由于采用微电脑控制的多程序变换的中低频率、调制波形、调制方式等各种参数,从而构成一种独特的电刺激按摩效应。

5. 药物治疗　对严重肥胖患者当饮食及运动疗法未能奏效时,可采用药物辅助治疗,但临床上如何更好地应用这类药物仍有待探讨,用药可能产生药物不良反应及耐药性,因而选择药物治疗的适应证必须十分慎重。有以下情况时可考虑药物治疗:① 明显的饥饿感或食欲亢进导致体重增加。② 存在相关疾病或危险因素,如 IGT、血脂异常、高血压等。③ 存在肥胖相关性疾病,如严重的骨性关节炎、睡眠阻塞性通气障碍、反流性食管炎等。

以下情况不宜使用减肥药物:① 儿童。② 原先有过该类药物不良反应者。③ 孕妇及乳母。④ 正在服用其他选择性血清素再摄取抑制剂的患者。

药物主要分为 6 类:① 食欲抑制剂:中枢性食欲抑制剂、肽类激素、短链有机酸。② 消化吸收阻滞剂:糖类吸收阻滞剂、脂类吸收阻滞剂。③ 脂肪合成阻滞剂。④ 胰岛素分泌抑制剂。⑤ 代谢刺激剂。⑥ 脂肪细胞增殖抑制剂。上述多类药物有的已较成熟,有的尚处研究开发阶段。目前获准临床应用的减肥药物有奥利司他和西布曲明,但仍需长期追踪及临床评估。

【知识拓展】

奥利司他和西布曲明

奥利司他(orlistat)是胃肠道脂肪酶抑制剂,使食物中脂肪吸收减少30%,促进能量负平衡从而达到减肥效果。推荐剂量为 120 mg,3 次/天,进餐时服药。该药不被胃肠道吸收,可见轻度消化系统不良反应,如肠胃胀气、大便次数增多和脂肪便等。

西布曲明(sibutramine,β-苯乙胺)是中枢神经作用药物,抑制下丘脑去甲肾上腺素和血清素的再摄取,减少摄食,降低体重;还具有产热作用,可能与其间接刺激中枢交感传出神经、激活褐色脂肪组织中的 β_3 受体,导致其中葡萄糖利用增高有关。剂量为 10~30 mg,1 次/天,早餐时服药。本药的副作用包括食欲降低、便秘、口干、失眠、轻中度血压增高和心率增快等,需给予监测,有心血管并发症者慎用或不用。

第三节　高脂血症与血脂异常

一、概述

高脂血症(hyperlipidemia)是由于脂肪代谢或运转异常导致血浆中血脂水平过高,可表现为高胆固醇血症(hypercholesterolemia)、高三酰甘油血症(hypertriglyceridemia)或两者皆有(混合性高脂血症)。另外,高密度脂蛋白降低也是一种病理状态,与上述血脂代谢紊乱统称为血脂异常(dyslipidemia)。

高脂血症是引发脑卒中、冠心病、心肌梗死、猝死等独立而重要的危险因素,也是高血压、糖耐量异常、糖尿病的一个重要危险因素。此外,高脂血症还可导致脂肪肝、肝硬化、胆石症、胰腺炎、眼底出血、失明、周围血管疾病、跛行、高尿酸血症等,所以必须高度重视高脂血症的危害,积极预防和治疗。

高脂血症可分为原发性和继发性两类,原发性与先天和遗传有关,是由于单基因或多基因缺陷,使参与脂蛋白转运和代谢的受体、酶或载脂蛋白异常所致,或由环境因素(饮食、营养、药物)和通过未知的机制而致。继发性多发生于代谢紊乱疾病(糖尿病、高血压、黏液性水肿、甲状腺功能低下、肥胖、肝肾疾病、肾上腺皮质功能亢进等),或与其他因素如年龄、性别、季节、饮酒、吸烟、饮食、体力活动、精神紧张、情绪活动等有关。

二、症状与体征

轻度高脂血症通常无任何不适的感觉,但无症状不等于血脂不高,定期检查血脂至关重要。

一般高脂血症的症状多表现为头晕、乏力、失眠健忘、肢体麻木、胸闷、心悸等,还会与其他疾病的临床症状相混淆。有的患者血脂高但无症状,常常是在进行血液生化检验(测定血胆固醇和三酰甘油)时被发现的。另外,高脂血症常常伴随着体重超重与肥胖。

高脂血症较重时会出现头晕目眩、头痛、胸闷、气短、心慌、胸痛、乏力、肢体麻木等症状,最终会导致冠心病、脑中风等严重疾病,并出现相应表现。

长期血脂高,脂质在血管内皮沉积所引起的动脉粥样硬化,会引起冠心病和周围动脉疾病等,表现为心绞痛、心肌梗死、脑卒中和间歇性跛行(肢体活动后疼痛)。

少数高脂血症还可出现角膜弓和高脂血症眼底改变。角膜弓又称老年环,若发生在 40 岁以下,则多伴有高脂血症,以家族性高胆固醇血症多见,但特异性不强。高脂血症眼底改变是由于富含三酰甘油的大颗粒脂蛋白沉积在眼底小动脉上引起光折射所致,常常是严重的高三酰甘油血症并伴有乳糜微粒血症的特征表现。

三、康复评定

1. 血脂水平分层(表 8－3)及血脂异常的危险分层(2016 年中国成人血脂异常防治指南)(表 8－4)。

表 8－3　血脂四项指标正常参考值范围

指标	指标值 mmol/L	结论
TC(总胆固醇)	<5.20	合适范围
	5.23~5.69	边缘升高
	>5.72	升高
LDL－C(低密度脂蛋白)	<3.12	合适范围
	3.15~3.61	边缘升高
	>3.64	升高
TG(三酰甘油)	<1.70	合适范围
	>1.70	升高
HDL－C(高密度脂蛋白)	>1.04	合适范围
	<0.91	减低

(1)高胆固醇血症　总胆固醇含量增高,超过 5.20 mmol/L,而三酰甘油含量正常,即三酰甘油<1.70 mmol/L。

(2)高三酰甘油血症　血清三酰甘油含量增高,超过 1.70 mmol/L,而总胆固醇含量正常,即总胆固醇<5.20 mmol/L。

（3）混合型高脂血症　血清总胆固醇和三酰甘油含量均增高，即总胆固醇超过5.20 mmol/L，三酰甘油超过1.70 mmol/L。

（4）低高密度脂蛋白血症　血清高密度脂蛋白-胆固醇（HDL-C）含量降低，<0.91 mmol/L。

血脂异常及心血管病的其他危险因素主要是通过临床日常工作来检出，一般人群的常规健康体检也是血脂异常检出的重要途径。为了及时发现和检出血脂异常，建议20岁以上的成人至少每5年测量1次空腹血脂，包括TC、LDL-C、HDL-C和TG测定。对于缺血性心血管病及其高危人群，则应每3~6个月测定1次血脂。对于因缺血性心血管病住院治疗的患者应在入院时或24小时内检测血脂。

表8-4　血脂异常危险分层方案（mmol/L）

危险因素△	胆固醇（5.18~6.19） LDL-C（3.74~4.12）	胆固醇≥6.20 LDL-C≥4.13
无高血压 其他因素数<3	低危	低危
高血压 或其他因素数≥3	低危	中危
高血压 且其他因素数≥1	中危	高危
冠心病等危症☆ 缺血性心血管疾病危险因素≥3项	高危	极高危▲

注：△危险因素——包括年龄（男≥45岁，女≥55岁）、吸烟、低密度脂蛋白胆固醇、高密度脂蛋白胆固醇、肥胖；▲极高危——急性冠状动脉综合征、冠心病合并糖尿病；☆冠心病等危症——有临床表现的冠状动脉以外动脉的粥样硬化、糖尿病、BP≥140/90 mmHg或正在接受降压药治疗。

血脂检查的重点对象：① 已有冠心病、脑血管病或周围动脉粥样硬化病者。② 有高血压、糖尿病、肥胖、吸烟者。③ 有冠心病或动脉粥样硬化病家族史者，尤其是直系亲属中有早发冠心病或其他动脉粥样硬化性疾病者。④ 有皮肤黄色瘤者。⑤ 有家族性高脂血症者。建议40岁以上男性和绝经期后女性应每年进行血脂检查。

2. 心功能评定　若患者出现了心血管疾病，须进行心功能评定。

3. 运动心肺功能评定　高脂血症患者往往由于缺乏运动导致血脂升高，而缺乏运动的直接后果是运动心肺功能严重下降。可采用踏车运动试验、平板运动试验或者台阶试验评定患者的运动心肺功能。

4. 身体成分评定　肥胖是高脂血症的一个重要影响因素，采用身体成分检测仪对患者的体脂率进行测评，尤其要测评患者的内脏脂肪面积，对康复治疗高血脂有重要意义。

四、运动康复

（一）血脂异常的康复治疗原则

1. 血脂异常治疗最主要目标　是为了防治冠心病，所以须根据患者是否已有冠心病或冠心病等危症以及有无心血管危险因素，结合血脂水平进行全面评价，以决定治疗措施及血脂的目标水平。

2. 控制饮食和改善生活方式　由于血脂异常与饮食和生活方式密切相关，所以饮食治疗和改善生活方式是血脂异常治疗的基础措施，无论是否进行药物调脂治疗均须坚持控制饮食和改善生活方式（表8-5）。

表 8 - 5　不同分层血脂异常患者康复治疗的 TC 和 LDL - C 值及其目标值(mmol/L)

危险等级		改变生活方式	给予药物治疗	目标值
低危	TC	≥6.22	≥6.99	<6.22
	LDL - C	≥4.14	≥4.92	<4.14
中危	TC	≥5.18	≥6.22	<5.18
	LDL - C	≥3.37	≥4.14	<4.14
高危	TC	≥4.14	≥4.14	<4.14
	LDL - C	≥2.59	≥2.59	<2.59
极高危	TC	≥3.11	≥4.14	<3.11
	LDL - C	≥2.07	≥2.07	<2.07

3. 治疗性生活方式改变(therapeutic life-style change,TLC)　是个体康复治疗策略的一部分,是控制血脂异常的基本和首要措施。近年的临床干预试验表明,恰当的生活方式改变对多数血脂异常者能起到与降脂药相近似的治疗效果,在有效控制血脂的同时可有效减少心血管事件的发生。TLC 是针对已明确的可改变的危险因素如饮食、缺乏体力活动和肥胖等,采取积极的生活方式改善措施,其对象和内容与一般保健不同,主要内容如下。

(1)减少饱和脂肪酸和胆固醇的摄入,遵从低热量、低脂肪、低胆固醇、低糖和高纤维素的"四低一高"的饮食结构,并长期坚持。

(2)选择能够降低 LDL - C 的食物如植物甾醇、可溶性纤维等。

(3)减轻体重。

(4)增加有规律的体力活动。

(5)采取针对其他心血管病危险因素的措施如戒烟、限盐以降低血压等。

(二)运动处方

1. 有氧运动

(1)运动形式——行走、慢跑、骑自行车、游泳等　走跑锻炼是一种有效康复治疗血脂异常的运动,可作为首选的调脂运动方式。走跑锻炼的形式包括走或跑,其动作要求为:抬头挺胸收腹、双眼平视、肩部放松、肘部弯曲约 90°,并随走跑节奏前后摆动。

(2)运动强度——40%~70%的最大摄氧量　血脂异常人群要通过锻炼获得较好的调脂效果,必须采用合适的运动强度。运动强度过小,达不到锻炼效果;运动强度过大,可能会诱发心脏病,甚至出现意外事故。所以在制订运动处方时,一定要确定合理的运动强度。根据研究,走跑锻炼的运动强度为最大心率的 50%~60%。

进行走跑锻炼时,运动强度不是影响血脂异常改善效果的主要因素,低强度的走跑锻炼即可收到较好的改善血脂异常的作用,而中等强度的走跑锻炼并不能带来更多的有益性改变。

(3)持续时间——40~60 分钟　每次锻炼的持续时间比运动强度更为重要,较为全面的血脂状况改善要在较长的锻炼周期(6 个月)后才能出现。因此,锻炼要持之以恒。

每次锻炼的有效运动时间达到 30 分钟,即可起到有效改善血脂异常的作用,达到 60 分钟则效果更好更佳。故建议血脂异常患者在按上述运动处方锻炼时,在身体能够承受的情况下,适当加长运动时间,以获得更好的血脂改善效果。锻炼前应有 5~10 分钟的准备活动,锻炼后应有 5~10 分钟的整理活动。准备活动可以改善关节的活动幅度,降低肌肉韧带的黏滞性,提高心肺功能以适应将要开始的运动,整理活动则有助于调整心率和血压恢复到接近安静时的水平,促进疲劳的消除。

(4)频率　为了尽量增加能量消耗,每周应运动 3~5 次,并且间隔不超过 1 天,每周至少运动

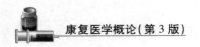

5天。

（5）体育锻炼应采取循序渐进的方式　不应操之过急，如超出患者的适应能力，则加重心脏负担。运动量的大小以不发生主观症状（如心悸、呼吸困难或心绞痛等）为原则。建议程序：1~4周，40%~50%HRR，每周3天，每天10~20分钟；5~12周，50%~60%HRR，每周3天，每天20~40分钟；3个月后，55%~70%HRR，每周5天，每天40~60分钟。

运动康复须有足够的运动量并持之以恒，轻微而短暂的运动对高脂血症、低HDL-C血症以及肥胖患者达不到治疗的目的，只有达到一定运动量，对降低血脂才能产生有益的作用并减轻肥胖患者的体重。

（6）注意事项　有引发心血管疾病风险。

2. 抗阻练习

（1）运动形式　力量练习器、弹力带，自由调节重量。

（2）运动强度　1组8~15次，重复至疲劳。

（3）频率　每周2~3天。

（4）持续时间　针对不同大肌肉群的8~10个练习。

（5）程序　1~4周，每周1天，每组12~15次，1组，8~10个练习；5~12周，每周2天，每组8~12次，1组或2组，8~10个练习；3个月后，每周2~3天，每组8~12次至疲劳，1~3组，8~10个练习。

（6）注意避免屏气。

3. 柔韧性练习

（1）运动形式　静力拉伸。

（2）运动强度　伸展到无痛的最大活动范围。

（3）频率　每周4~7天。

（4）持续时间　伸展2~4次，每次15~30秒。

（5）程序　1~4周，每周2~3天；5~12周，每周3~5天；3个月后，每周4~7天。

（三）运动康复的效益

有氧运动是改善高血脂的有效康复治疗手段，横向研究已经证实了有氧运动与降低血脂水平之间存在明确的正相关，有氧运动对多项血脂指标都有较强的调节作用。研究表明相比无运动习惯的人群，经常参与体育锻炼的人群的血脂特征是三酰甘油低水平和HDL-C高水平，而且，即使无体重和身体质量指数的变化，血脂水平均有不同程度的下降，有助于降低心血管疾病的危险。

短期的有氧运动对TC、LDL-C的浓度影响不大，而长期的有氧运动则会引起TG、HDL-C水平变化，即TG水平的下降和HDL-C水平的提高。

长时间中、小强度的运动能降低LDL-C水平，并且每次锻炼的持续时间比运动强度更为重要，较为全面的血脂状况改善需在较长的锻炼周期后(6周)才能出现，中、小强度的有氧运动在预防动脉粥样硬化和冠心病方面起重要作用。长期体育锻炼促进脂代谢，能有效降低肥胖者的体重和BMI，从而改善其血脂水平。

运动对血脂影响最显著的指标是HDL-C，研究表明，运动后HDL-C水平可升高5%~10%。运动后HDL-C升高主要是HDL_2亚组，HDL_2可能有更强的动脉硬化保护作用。运动改变总胆固醇和LDL-C的作用虽然不如对HDL-C的影响明显，但长期的运动能有效降低体重，降低体脂率，从而显著降低LDL-C水平。

另外，抗阻运动同样能改善血脂代谢，在某些方面甚至优于有氧耐力运动。

五、健康教育

1. 生活要有规律　合理安排休息与活动，避免过劳，保持充足睡眠。规律的生活和充足的睡眠是保障机体脂代谢正常的重要条件。

2. 调整饮食结构　减少脂肪和碳水化合物的摄入，增加膳食纤维的摄入，使摄入热量低于机体消耗的热量。宜低碳水化合物、低饱和脂肪酸、低胆固醇、低钠、高纤维、适量蛋白质饮食；中晚餐应七八分饱，饮食中注意多摄入植物甾醇，多吃新鲜水果蔬菜。

3. 忌烟忌酒　饮食应有节制，控制体重。

4. 坚持适量的运动　走跑锻炼是一种有效康复治疗血脂异常的运动，运动强度为心率储备的50%～60%，一般每周5次，最好每天1次，每次持续30～60分钟。适量运动能降低血压和血脂水平，提高胰岛素对血糖的调节作用，从而降低高血脂对机体的危害。

5. 定期门诊随访　监测血脂、血糖、体重、血压等情况。

6. 用药指导

（1）他汀类主要不良反应　少数患者服用大剂量时可引起转氨酶升高、肌肉疼痛，严重者可引起横纹肌溶解、急性肾衰竭等，用药期间须定期监测肝功能。

（2）贝特类药物主要不良反应　一般较轻微，主要有恶心、腹胀、腹泻等胃肠道反应，有时有一过性血清转氨酶升高。此类药可加强抗凝药作用，合用时抗凝药剂量宜减少。

（3）烟酸类药物主要不良反应　面部潮红、瘙痒、胃肠道症状，可饭后服用。

第四节　痛风及高尿酸血症

痛风（Gout）是长期嘌呤代谢紊乱和（或）尿酸排泄减少所致的一组异质性、代谢性疾病。痛风的临床特点为高尿酸血症（Hyperuricimia，HUA）、反复发作的急慢性关节炎、慢性结节肿、累及肾脏引起慢性间质性肾炎和肾结石等，常并发心脑血管疾病而危及生命。

高尿酸血症是指人体体温 37℃ 时血清中尿酸含量，男性超过 420 μmol/L（7.0 mg/dl）、女性超过 360 μmol/L（6.0 mg/dl）。此浓度为尿酸在血液中的饱和浓度，超过此浓度时尿酸盐即可沉积在组织中，造成痛风组织学改变。痛风发生率与血尿酸水平显著正相关，5%～18.8% 的高尿酸血症发展为痛风。嘌呤代谢紊乱使尿酸产生过多和（或）尿酸排泄减少，导致高尿酸血症。持续、显著的高尿酸血症在多种因素影响下，过饱和状态的单水尿酸钠（MSU）微小结晶析出，尿酸结晶形成尿酸盐，尿酸盐晶体沉积于关节内、关节周围、皮下、肾脏等部位，引发急、慢性炎症和组织损伤，出现临床症状和体征。

高尿酸血症与多个靶器官危害密切相关：① 尿酸盐沉积在关节滑膜、软骨、骨、周围软组织，可引起痛风性关节炎（Gouty arthritis）、痛风石，导致关节畸形和剧烈疼痛，严重者出现关节破坏；② 尿酸盐沉积于肾脏，引起痛风性肾病、尿酸性肾结石，可引起急、慢性肾衰竭，发生尿毒症时危及生命；③ 血尿酸刺激血管壁，导致动脉粥样硬化，是冠心病、高血压、脑卒中的高危因素；④ 尿酸盐结晶沉积于胰岛细胞，胰岛 β 细胞受损引起胰岛素分泌减少，尿酸盐沉积于外周组织及肌肉组织，导致靶细胞对胰岛素的敏感性降低，产生胰岛素抵抗，引起糖尿病。

痛风根据其病因可分为原发性和继发性两大类，其中以原发性痛风占绝大多数。原发性痛风属遗传性疾病，与肥胖、原发性高血压、血脂异常、糖尿病、胰岛素抵抗关系密切。大多数原发性痛风患者有阳性家族史，属多基因遗传缺陷，其确切的发病机制未明。继发性痛风可由肾病、血液病、药物及高嘌呤食物等多种原因引起。

痛风的病程分为 4 期：无症状高尿酸血症期、急性关节炎期、痛风石及慢性关节炎期、肾病变期。

痛风、高尿酸血症的高危因素有：① 遗传与肥胖——有家族遗传史及肥胖者。② 疾病——高血压、高血脂、动脉硬化、冠心病、糖尿病等。③ 药物诱发——维生素 B_{12}、胰岛素、青霉素、噻嗪类利尿剂、抗结核药、环孢素 A 等。④ 创伤与手术——外伤、烧伤、外科手术等。⑤ 饮食习惯：饮食无度、酗酒和高嘌呤饮食等。

痛风见于世界各地区、各民族,患病率有所差异,目前我国痛风的发病率介于1%~3%,已接近欧美发达国家水平,其中男性为0.83%~1.98%;女性为0.07%~0.72%。高尿酸血症发病率男性为16.85%~18.32%;女性为7.88%~9.3%。

一、病理生理

1. 尿酸生成过多　人体尿酸的主要来源为内源性,由体内氨基酸、核苷酸及其他小分子化合物合成的核酸分解代谢而来,大约占总尿酸的80%。高尿酸血症的发生,内源性嘌呤代谢紊乱较外源性更重要。在嘌呤代谢过程中,各环节都有酶参与调控,当嘌呤核苷酸代谢酶缺陷或功能异常时,则引起嘌呤合成增加而导致血尿酸水平升高。

2. 尿酸排泄减少　尿酸排泄障碍是引起高尿酸血症的重要因素,包括肾小球尿酸滤过减少,肾小管尿酸分泌减少、重吸收增加以及尿酸盐结晶在泌尿系统沉积。原发性痛风患者80%~90%的个体具有尿酸排泄障碍,且上述异常不同程度地存在,但以肾小管尿酸的分泌减少最为重要。

二、症状与体征

1. 急性痛风性关节炎期　这个时期患者会突然出现关节的剧烈疼痛,常在夜间发作,急性单关节或多关节疼痛通常是首发症状。关节周围皮肤发红、明显肿胀、皮肤温度增高、有光泽,外观呈暗红色或紫红色,疼痛剧烈难忍,常常有关节活动障碍。大趾的跖趾关节累及最常见,足弓、踝关节、膝关节、腕关节和肘关节等也是常见发病部位。

2. 间歇发作期　间歇期是上一次痛风发作缓解到下一次痛风发作之间的阶段。在此期有些患者受侵犯的关节周围皮肤可出现脱屑和瘙痒,这也是痛风特有的表现。

3. 痛风石及慢性痛风性关节炎期　随着病程的进展,尿酸盐在关节内外和其他组织中的沉积逐渐加重,受侵犯的关节也逐渐增多,关节炎症逐渐发展成为慢性,引起骨质缺损及周围组织纤维化,结节又由软变硬,长大增多,使关节发生僵直畸形。皮下痛风石的出现,是慢性期的标志。典型部位是耳轮,也常见于拇趾、指腕、膝肘等处。

4. 慢性高尿酸血症肾病

(1)慢性尿酸盐肾病　夜尿增多、低比重尿、蛋白尿、轻度血尿。

(2)尿酸性尿路结石　20%~25%并发尿酸性尿路结石,患者可有肾绞痛、血尿及尿路感染症状。结石可阻塞尿路,引起肾绞痛、血尿、排尿困难、泌尿系感染、肾盂扩张、积水等。

(3)急性尿酸性肾病　尿中有结晶、血尿、白细胞尿,最终出现少尿、无尿,急性肾功能衰竭。

三、康复评定

(一)疼痛评定

从疼痛持续时间、严重程度、缓解方式等方面进行评定。

1. 视觉模拟评分法(VAS)　痛风引起的疼痛都表现为关节的疼痛。疼痛的评定可采用视觉模拟评分法(VAS)进行(表8-6)。患者根据疼痛的强度在相应的位置做标记,根据标记的位置可以直接确定疼痛程度指数。

表8-6　视觉模拟评分法

无痛	0	| — | — | — | — | — | — | — | — | — | — |	10 最剧烈的痛
0分	无痛	□ 1~3分 轻微痛　　□ 4~6分 比较痛　　□ 7~9分 非常痛　　□ 10分 剧痛	

2. 5级评分法　痛风引起的关节疼痛均进行性加重,有时疼痛剧烈,难以忍受,也经常采用5级

评分法评定:分别为 1 级:轻度痛;2 级:比较痛;3 级:中度痛;4 级:严重痛;5 级:剧烈痛。

（二）关节周径的测量

主要了解趾、踝、膝等关节周围的肌肉有无萎缩,患病关节有无肿胀或膨大。

（三）关节活动度测量

主要了解受累关节的关节活动受限程度,进而判断是否对日常生活活动产生影响。痛风性关节炎常累及趾、踝、膝等关节,腕关节和肘关节等也是常见发病部位,所以一般评定以上关节的活动度。

1. 肘关节活动范围　肘关节中立位为前臂伸直。关节活动度:屈曲在 135°～150°,过度伸直在 10°,旋前在 80°～90°,旋后在 80°～90°。

2. 腕关节活动范围　腕关节中立位为手与前臂成直线,手掌向下。关节活动度:背屈在 30°～60°,掌屈在 50°～60°,桡侧倾斜在 25°～30°,尺侧倾斜在 30°～40°。

3. 膝关节活动范围　膝关节中立位为膝关节伸直。关节活动度:屈曲在 120°～150°,过伸在 5°～10°。旋转:屈膝时内旋约 10°、外旋 20°。

4. 踝关节及足部关节活动范围　踝关节中立位为足与小腿呈 90°角,无足内翻或外翻,足的中立位不易确定。关节活动度:踝关节背屈应于屈膝及伸膝位分别测量,以除去小腿后侧肌群紧张的影响,正常 20°～30°。踝关节跖屈约 40°～50°,距下关节之内翻 30°、外翻 30°～35°。跗骨间关节(足前部外展或内收)之活动度,采用被动活动,跟骨保持中立位,正常各约 25°。跖趾关节运动活动度:跖屈和背屈活动,尤以拇趾为重要,正常背屈约 45°,跖屈为 30°～40°。

（四）心功能评定

尿酸盐可在心脏内膜、外膜、瓣膜、心肌、心肌间质中沉积,甚至形成结石,引起心肌损害、冠状动脉供血不足、心律失常及心功能不全等,所以须对患者心功能进行评定。

（五）日常生活活动能力（ADL）评定

痛风导致的疼痛及运动功能障碍等给患者的日常生活活动带来严重的影响,一般按照下列分级方法来进行 ADL 评定。

1. Ⅰ级　能正常进行日常生活和各项工作。

2. Ⅱ级　可进行一般的日常生活和一些轻便的工作。

3. Ⅲ级　仅能进行一般的日常生活,参与某些工作或其他活动均受限。

4. Ⅳ级　日常生活的自理和工作均受限,需长期卧床或依靠轮椅。

四、运动康复

（一）运动康复目标

1. 减缓关节疼痛。

2. 改善关节活动范围、防止关节挛缩及肌肉失用性萎缩,增强肌力和全身有氧耐力。

3. 降低血糖、血脂,控制体重,防止糖尿病和动脉硬化。

4. 改善心脏功能,促使血压平稳,减少心血管系统并发症。

5. 改善日常生活活动能力,提高生活质量。

（二）运动康复原则

总的原则是循序渐进、持之以恒、局部运动与全身运动相结合、避免有氧运动强度过大和时间过久。

1. 痛风急性发作期　应避免运动,休息为主,局部制动,休息会使炎症减轻,疼痛缓解,可进行非

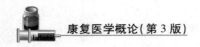

疼痛关节的锻炼。

2. 缓解期及发作前的高尿酸血症期　可进行功能锻炼和适量的有氧运动。

3. 慢性期　患者大多有关节畸形、功能障碍，为避免损伤，运动方式应该选择柔和的低强度运动，比如太极拳、八段锦等。

4. 肾病期　患者体力与精力都会大大下降，因此运动强度和运动量须进一步减小。

（三）运动康复方案

1. 功能锻炼　休息太久会导致肌肉无力、关节挛缩、骨质疏松、心肺功能降低等，所以受累关节及下肢要及早进行功能锻炼。早期的功能锻炼，可促进患肢血液循环，减少肌肉萎缩，保持肌肉力量，防止关节僵硬。功能锻炼主要以主动运动的形式为主，被动运动为辅，根据患者的活动能力，在能耐受和舒适的前提下，进行肌肉的主动收缩、放松运动及关节的各向运动。功能锻炼应自始至终贯穿在整个运动康复过程中。

对于少数因关节挛缩、惧怕疼痛不敢做主动锻炼的患者，宜在专业人员的帮助下进行辅助性活动，促使患者更好地做主动锻炼，对防止肌肉萎缩粘连、关节囊挛缩有一定作用，但操作时须轻柔，不可引起患者疼痛或不适。

2. 有氧运动

（1）运动方式　步行、骑自行车及水中运动。步行速度不宜快，否则会增加关节的应力，导致不适或疼痛。水的浮力可减轻关节的承重，但水温低于29℃时患者的适应性降低，受凉容易诱发痛风发作，而水温过高心血管应激性增加。

（2）运动强度　中低强度的有氧运动有助于控制尿酸，同时可改善痛风患者机体代谢能力，改善身体脂代谢，降低血糖、血脂、血压，改善胰岛素抵抗，从而减少抑制尿酸排泄因素。运动可加速血液循环，从而促进肌肉对尿酸的摄取，加速沉积在关节中的尿酸盐结晶的溶解，有助于痛风康复。有研究发现，步行数量越多，尿酸水平越低。运动还可增加人体的心肺耐力，并改善痛风患者运动障碍。

但强度过大的耐力运动，尤其是无氧运动却升高尿酸，诱发痛风发作：① 剧烈运动时会大量消耗ATP，从而使尿酸合成原料增加；② 剧烈运动多出现肌肉组织无氧酵解，会产生大量乳酸，从而大大抑制尿酸的排泄，并易导致疲劳；③ 过度或剧烈运动常伴随大量出汗，出现血液浓缩，并使有效循环血量减少，尿量减少，尿酸排泄也减少；④ 过度或剧烈运动常加重关节组织磨损、损伤，从而激发痛风发作。剧烈运动是痛风患者发作的第三位诱因。

痛风患者的运动应以低强度为宜，一般为40%~50%的HRR%或RPE等级为10~13。

（3）运动频率　患者刚开始运动时每周1~2天，逐渐过渡到每周2~3天，最后增至每周5~7天。

（4）持续时间　建议痛风患者每次的运动时间不宜过长，否则会加重关节的负担，产生的乳酸会影响尿酸的排泄。一般以20~50分钟为宜。

具体运动处方推荐见表8-7。

表8-7　痛风性关节炎缓解期运动处方推荐

运动类型	运动方式	运动强度	运动频率	持续时间	运动进展
有氧运动	步行、骑自行车、游泳、太极拳等	40%~50%HRR%或RPE 10~13，低强度	每周2~3天，逐渐增至每周5天	20~50分钟	先增加运动时间，再增加运动频率，最后再增加运动强度
抗阻训练	等张练习	50%~80% 1RM	每周2~3天	每次重复8~12次，1~3组	先增加训练量，再增加训练强度

运动类型	运动方式	运动强度	运动频率	持续时间	运动进展
关节活动范围练习	静力性拉伸	轻微不适,能耐受	每天	10～30 秒,3～5 次重复	先增加每次拉伸时间,再增加每次拉伸范围

3. 注意事项

（1）痛风患者不宜进行长时间的剧烈运动,否则会产生大量乳酸,影响尿酸排泄。另外,运动后大量出汗,可导致血流量、肾血流量减低,尿酸和肌酸等排泄降低,呈现一过性高尿酸血症。

（2）痛风患者在进行运动时,即使一些轻微的创伤,哪怕是不被察觉的伤害,如走路扭伤、穿鞋不适等,也可导致痛风性关节炎急性发作。

（3）运动后不宜大量吃糖,运动后过多吃甜食会使体内的维生素 B_1 大量消耗,人体会感到倦怠、食欲缺乏等,影响体力的恢复。

（4）每次运动前要做好充足的准备活动,尤其是受累关节的准备活动,以减轻运动障碍对运动的影响。

（四）运动康复效益

1. 运动能减少尿酸的生成,促进尿酸的排泄　痛风是一种嘌呤代谢紊乱造成的疾病,运动可促进和改善人体新陈代谢,从而减少尿酸的生成。运动加速了血液循环,将体内的代谢产物及时排出体外。

2. 运动可缓解关节和肌肉的疼痛　运动能改善关节活动范围、防止关节挛缩及肌肉失用性萎缩,增强肌力,从而对关节和肌肉的疼痛具有一定的缓解功效,并可控制痛风的急性发作。

3. 运动有助于痛风患者减轻体重　可降低血糖、血脂,防止糖尿病和动脉硬化;有助于改善心脏功能,提高心肺耐力,减少心血管并发症。

4. 运动可提高患者日常生活活动能力,从而提高其生活质量　生活质量的提高又能促进患者进行体力活动,从而有效预防痛风的发作及并发症的发生。

五、健康教育

1. 合理用药　在医师指导下坚持服药,避免擅自停药或减量。如果因痛风不再发作而停药,血中尿酸会再度升高,从而诱使痛风复发。痛风患者平时应禁用或少用影响尿酸排泄的药物,如:青霉素、四环素、阿司匹林、烟酸、磺胺、免疫抑制剂、氢氯噻嗪、呋塞米等。定期检测血尿酸值,1～3 个月检测 1 次,以便调整用药和防治心、肾尿酸性结石。

2. 饮食指导

（1）低嘌呤饮食　患者禁食内脏、骨髓、海味、发酵食物、豆类等。

（2）碳水化合物　可促进尿酸排出,可适量摄入碳水化合物如米饭、馒头、面食等,多吃新鲜水果蔬菜。

（3）减少脂肪的摄入　因脂肪可减少尿酸排出。痛风并发高脂血症者,脂肪摄取应控制在总热量的 20%～25% 以内。

（4）大量喝水　每日应该喝水 2 000～3 000 ml,促进尿酸排除。

（5）禁酒　酒精容易使体内乳酸堆积,对尿酸排出有抑制作用,易诱发痛风。

3. 生活指导

（1）生活应有规律,按时起居　注意劳逸结合,避免过度劳累、紧张与激动,保持心情舒畅。

（2）注意气候变化对痛风的影响　及时采取保暖、防寒、防湿等措施,注意防止受累关节突然受凉。

4. 锻炼指导

（1）急性发作期或局部疼痛剧烈时　须严格卧床休息，并适当抬高患肢，以利血液回流，避免受累关节负重。

（2）适当运动可预防痛风发作　缓解期运动量一般以中小运动强度、少量出汗为宜。锻炼应循序渐进，每天 20~50 分钟，每周 3~5 次，以步行、游泳、太极拳、八段锦等有氧运动为宜，避免剧烈运动。

第五节　甲状腺功能亢进症

甲状腺功能亢进症(hyperthyroidism)是指多种原因引起甲状腺腺体功能亢进，合成和分泌过多的甲状腺激素(thyroid hormone, TH)，作用于全身组织和器官，造成机体的神经、循环、消化等系统兴奋性增高，引起机体以氧化过程加快、代谢率增高为主要表现的一组临床综合征，简称"甲亢"。

甲状腺功能亢进症按病因可分为毒性弥漫性甲状腺肿大伴甲亢、多结节性甲状腺肿大伴甲亢、自主高功能性甲状腺瘤。临床上可分为原发性（自体免疫性疾病）和继发性（垂体腺瘤分泌过多的促甲状腺激素所致）甲亢。

临床上 90% 左右的甲亢是弥漫性甲状腺肿大伴甲亢和多结节性甲状腺肿大伴甲亢。甲亢带有明显的家族性，80% 以上的甲亢是 Graves 病引起的，Graves 病是甲状腺自身免疫性疾病，Graves 病的病因目前并不清楚，可能和发热、睡眠不足、精神压力大等因素有关。

甲亢是内分泌系统的多发病和常见病，我国总发病率约 3%，男性 1.6%，女性 4.1%，青年女性多见，男：女为 1：4~6。

一、病因与发病机制

甲亢的确切病因，目前尚未明了，其发病机制复杂，迄今，研究提出甲亢的发病原因可能与下列因素相关。

1. 自身免疫因素　特异性自身抗体的存在：① 长效甲状腺刺激素，能刺激甲状腺功能，作用与促甲状腺激素(TSH)相似，但作用时间较 TSH 持久；② 甲状腺刺激免疫球蛋白。这两种物质都属于 G 类免疫球蛋白，来源于淋巴细胞，都能抑制 TSH，而与 TSH 受体结合，从而加强甲状腺细胞功能，刺激甲状腺滤泡增生，分泌大量 T_3、T_4。

2. 遗传因素　甲亢有遗传倾向，目前发现其与 MHC 基因相关。

3. 精神刺激因素　不少患者在发病前往往有过某种精神创伤，如忧虑、悲伤、惊恐和痛苦等，或者因此而病情加重。有学者认为，精神创伤导致本病的发生机制与肾上腺皮质有关，剧烈的精神刺激使肾上腺发生不同程度的功能不全，缺乏足量的肾上腺皮质激素，由于得不到抑制，甲状腺持续而不受约束地分泌，导致循环中 T_3、T_4 的增加。

4. 其他因素　细菌感染等可能是本病发生和病情恶化的重要诱因。

二、症状与体征

1. 代谢增加及交感神经高度兴奋的表现　主要是高代谢症候群（多食、乏力、多汗、体重锐减、低热）、精神神经系统症状（紧张忧虑、多言好动、急躁易怒、失眠不安、记忆力减退、思想不集中，可有精神症状，手、眼、舌震颤，肌腱反射亢进）和心血管系统症状（心动过速、第一心音亢进、心律失常、心脏增大、脉压增大）。

2. 甲状腺为程度不等的弥漫性对称肿大　肿大程度与病情不一定平行，由于腺体中血管扩张和血流加快,在肿大的甲状腺上可听到杂音,或可以摸到如猫喘一样的颤动。

3. 眼部改变　由于交感神经过度兴奋,可表现眼裂变大、眼睑后缩、眨眼减少,呈现凝视状态或惊吓表情。患者常有眼球突出,眼部病变严重的可有视神经乳头和(或)视网膜水肿、出血,视神经受到损害可引起视力减退,甚至失明。

三、康复评定

(一)体格评定

由于分解代谢增强,患者过多地消耗导致消瘦,体重锐减。主要测量患者的体重、腰围、上臂围、皮脂厚度等指标。

(二)运动功能评定

甲亢可引起肌无力、肌病和周围性瘫痪,从而导致运动功能障碍。主要采用 MMT 和 ROM 方法分别评定患者的肌力和关节活动度。

(三)心功能评定

由于代谢亢进,甲状腺激素过多的毒副作用,以及儿茶酚胺对心脏和血管的影响,患者会感到心悸、气急,活动后加剧,严重的会导致甲亢性心脏病。

1. 心率测量　心率与甲亢病情的轻重呈正相关,是判断甲亢病情的重要指标。病情分度:轻度——HR<100 bpm,中度——HR 为 100~120 bpm,重度——HR>120 bpm。

2. 心功能分级

(1)Ⅰ级　平时无症状,可适应一般体力活动,仅在剧烈运动或过度疲劳时才有心悸和呼吸困难,代谢当量≥7 METs。

(2)Ⅱ级　轻度活动无不适,中度活动时出现心悸、疲劳感和呼吸困难,5 METs≤代谢当量<7 METs。

(3)Ⅲ级　轻度活动时即出现心悸、疲劳感和呼吸困难,常出现下肢水肿,2 METs≤代谢当量<5 METs。

(4)Ⅳ级　安静时出现心悸和呼吸困难,下肢水肿明显,代谢当量<2 METs。

(四)呼吸困难与主观疲劳评分(RPE)

呼吸困难与主观疲劳评分具体方法见表8-8。

表 8-8　Borg 疲劳量表

0 分	一点也不觉得呼吸困难或疲劳
0.5 分	非常非常轻微的呼吸困难或疲劳,几乎难以察觉
1 分	非常轻微的呼吸困难或疲劳
2 分	轻度的呼吸困难或疲劳
3 分	中度的呼吸困难或疲劳
4 分	略严重的呼吸困难或疲劳
5 分	严重的呼吸困难或疲劳
6~8 分	非常严重的呼吸困难或疲劳
9 分	非常非常严重的呼吸困难或疲劳
10 分	极度的呼吸困难或疲劳,达到极限

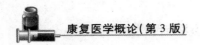

自认疲劳程度 RPE

1 无	7 极 轻	8	9 很 轻	10	11 轻	12	13 有 点 重	14	15 重	16	17 很 重	18	19 极 重	20

（五）日常生活活动能力评定

ADL 评定采用改良 Barthel 指数评定表进行评定。

四、运动康复

（一）康复治疗目标

改善甲亢患者的身体机能及身心、社会、职业功能障碍，使患者能回归社会，劳动就业，提高生活质量。

（二）运动康复方案

制动与运动是对立统一的矛盾体，两者都是临床和康复治疗必要的手段，过分强调任何一方均会导致临床问题，合理处理两者关系是临床和康复治疗的艺术体现。甲亢患者代谢旺盛，在甲亢治疗的早期阶段，患者应尽量减少活动，以休息为主。因为活动量增加将造成组织需氧量的增加，从而加重甲亢的高代谢状态，使物质代谢和氧的消耗均增加。患者常表现为易疲劳，周身无力，工作效率低下，甚至发生肌无力。同时，运动量增加还可加重心脏负担和引起血压明显异常，这些均不利于甲亢病情的控制。反之，充分休息可使全身各部分放松，新陈代谢减缓，改善机体高代谢状态。充分休息还能较好地降低大脑皮层的兴奋性，并使机体乏氧状态明显改善，减轻甲亢患者的疲劳感和乏力症状。

但制动的结果必然导致肌肉失用性萎缩，关节软组织挛缩、僵硬、关节活动度下降，心肺耐力严重下降等问题，反而对患者的病情不利。所以，适量的运动对提高体质、康复治疗疾病还是很重要的。当病情得到较好控制，症状明显改善后，可在每晚保证睡眠 6~8 小时、白天休息 2~3 小时的基础上，参加一些轻微的体力活动，如外出散步 30 分钟，干些家务劳动及做些力所能及的日常工作。随着病情的进一步控制和好转，方可逐渐增加活动量及参加社会活动、工作和学习。

1. 病情好转期的甲亢患者的运动处方（表 8-9） 甲亢患者心率较高，所以采用心率作为运动训练强度的指征不完全可靠，应联合采用代谢当量（METs）和主观疲劳感觉（RPE）的方法比较合理。

表 8-9 甲亢患者运动处方推荐

类型	方式	频率	强度	持续时间	进度	注意事项
有氧运动	大肌肉群参与的有氧运动：步行、骑自行车、游泳等	每周 3~5 次	METs:3~5，RPE:11~13	30~50 分钟	循序渐进，运动时间和运动强度须逐渐增加	日常以休息为主，运动的目的是改善肌力和有氧耐力，提高体力活动能力。运动时心率不宜超过最大心率的 80%
抗阻运动	杠铃、哑铃、弹力带，主要肌肉群的练习	每周 2~3 次，至少间隔 48 小时	40%~60% 1RM 的中等强度	每个动作 1~2 组，每组重复 8~12 次	训练强度应以能忍受为原则	
柔韧性练习	主要肌群的静力性拉伸	与抗阻练习组合进行	以不产生不适为准	每次拉伸维持 10~30 秒	随着训练进展，拉伸幅度可逐渐增大，但不应引起不适	

2. 甲亢性心脏病患者的运动康复方案　甲亢性心脏病患者应根据其心功能的评定决定运动的方式和强度,针对心功能水平不同,患者的运动康复原则如下:

(1) Ⅰ级　最大 METS 为 6.5,主观疲劳感觉为 13~15。采用步行、骑自行车、游泳、医疗体操、太极拳、健身气功等运动方式。

(2) Ⅱ级　最大 METS 为 4.5,主观疲劳感觉为 9~11。采用步行、骑自行车、游泳、医疗体操等方式,但强度应该减小,运动时间相应缩短。还可采用放松疗法、太极拳、健身气功、不抗阻的四肢简单活动等,活动时心率增加不超过 20 次/分。

(3) Ⅲ级　最大 METS 为 3.0,主观疲劳感觉为 7~8。以放松疗法、太极拳、静气功、腹式呼吸练习为宜,可做不抗阻的简单四肢活动,活动时间一般为数分钟。活动时心率增加不超过 15 次/分。每次运动的累计时间可以达到 30 分钟,每周 3~4 次。

(4) Ⅳ级　最大 METS 为 1.5,放松疗法、四肢被动活动,活动时心率不增加。

(三) 运动康复效益

1. 防止骨骼肌因制动出现失用性萎缩,增强骨骼肌和呼吸肌肌力及肌耐力。

2. 提高关节周围组织的伸展性,防止关节挛缩及僵硬,扩大关节活动的幅度。

3. 改善动脉血管的弹性和顺应性,降低心脏做功。

4. 改善患者的运动功能和有氧耐力水平。

5. 提高患者的生活质量和社会参与能力。

五、健康教育

1. 饮食指导　甲亢患者因 T_3、T_4 分泌过多,机体的代谢率较高,营养物质的需求量相对增多,所以饮食须遵从三高一忌一适量原则:宜高热量、高蛋白、高维生素饮食,以补充机体代谢亢进的消耗;忌碘饮食,如海带、海苔、紫菜、海鱼等海产品,避免使用含碘盐;适量补充钙、磷等。避免吸烟,避免喝浓茶、咖啡、酒等,避免吃辛辣食品,特别是辣椒、葱、姜、蒜等。

2. 避免不良精神刺激　不良精神刺激是甲亢的病因之一,临床上,患者病情加重前常有不良刺激。因此,患者须学会控制自身情绪,积极避免精神刺激。

3. 起居有常,注意休息　患者应学会合理安排学习、工作和生活,避免过度疲劳、过度紧张和过大压力;注意休息,保证睡眠质量。

4. 积极进行适当的体力活动　缺乏体力活动会导致患者肌肉萎缩、体力下降、心肺有氧耐力水平下降,所以在病情好转时要进行适当的体力活动。

5. 正确用药　患病后尽早就医,应遵医嘱按时按量规律服药,定期到医院复查调整药物剂量,不可自行减量或停药。

6. 学会自我观察　自测脉搏、体重。若出现脉搏减慢及体重增加,是治疗有效的重要标志;若出现严重乏力、烦躁、高热、大汗、心悸,伴恶心、呕吐及腹痛、腹泻、体重锐减等应警惕甲亢危象,须及时就诊。

第六节　甲状腺功能减退症

甲状腺功能减退症(hypothyroidism)是由于多种原因引起的甲状腺激素的合成、分泌或生物效应不足而引起的全身性低代谢综合征,简称"甲减"。

甲减是常见的甲状腺疾病之一,根据病变发生的部位分为:① 原发性甲减,占甲减的 90% 以上,是指由于甲状腺本身疾病导致甲状腺激素合成、储存和分泌障碍引起的甲减。② 中枢性甲减,由下丘脑和垂体病变引起的促甲状腺激素释放激素(TRH)或者促甲状腺激素(TSH)合成和分泌减少所致的甲减。③ 甲状腺激素抵抗综合征(resistancetothyroidhormones,RTH),由于甲状腺激素在外周组织实现生物效应障碍引起的综合征。成人原发性甲减依据发病原因可分为自身免疫性、手术后或¹³¹I治疗后、药物性和特发性甲减;依据甲状腺功能减退程度可分为临床和亚临床甲减。本节只介绍成人原发性甲减。

不同地域的甲减患病率有所差异,我国学者报告的临床甲减患病率为1.0%,发病率为2.9‰。甲减的成人患病率较高,女性患病率较男性高,老年人以及某些种族和区域的患病率也较高。

一、病理生理

甲减的病理特征是机体代谢率降低,黏多糖在组织和皮肤堆积,表现为黏液性水肿(myxedema)。

甲状腺激素对全身有广泛作用,因此甲状腺激素缺乏的病理生理变化非常复杂,主要是:① 基础代谢率降低;② 黏多糖在皮下、黏膜下和内皮下间隙聚积;③ 血清胆固醇水平升高,其发生与胆固醇代谢降低有关。

由于黏多糖在血管内皮下沉积,以及毛细血管壁屏障功能降低,通透性增加,血浆蛋白和血清漏出,从而引起水肿和循环障碍。淋巴管也有同样的病理改变,导致体液和蛋白回流异常。白蛋白和黏液蛋白从毛细血管漏出的速度超过了淋巴管对其消除的速度,于是大量黏蛋白积聚于皮下组织间隙,并吸收一部分水和钠,阻碍组织液回流而发生黏液性水肿,因此,黏液性水肿又称为淋巴性水肿。甲减时黏多糖沉积同甲状腺激素降低有着密切相关性。T_3缺乏所致的血浆蛋白和血清渗入到间质中是黏液性水肿发生的主要机制。

这种水肿以非凹陷性为主,水肿处皮肤苍白或呈蜡黄色,典型黏液水肿时表情淡漠,面色苍白,眼睑浮肿,唇厚舌大,皮肤蜡黄、干燥、脱屑,毛发稀疏脱落,指甲脆而厚,手脚掌呈姜黄色,足部非凹陷性浮肿。

二、症状与体征

1. 一般表现　易疲劳、怕冷、体重增加、记忆力减退、反应迟钝、嗜睡、精神抑郁、表情淡漠、面色苍白、皮肤干燥发凉、粗糙脱屑,颜面、眼睑和手部皮肤浮肿。

2. 肌肉与关节　肌肉乏力、暂时性肌强直、痉挛、疼痛,嚼肌、胸锁乳突肌、股四头肌和手部肌肉进行性肌萎缩。腱反射的弛缓期特征性延长,跟腱反射的半弛缓时间明显延长。

3. 心血管系统　心肌黏液性水肿导致心肌收缩力损伤、心动过缓、心排血量下降,ECG提示低电压。心肌间质水肿、非特异性心肌纤维肿胀、左心室扩张和心包积液——心脏增大。

4. 血液系统　贫血。

5. 消化系统　厌食、腹胀、便秘,严重时出现麻痹性肠梗阻或黏液水肿性巨结肠。

6. 内分泌系统　女性月经紊乱,或月经过多、闭经。

7. 黏液性水肿昏迷　是甲减病情加重的严重状态,也称甲减危象,多为感染及使用镇静剂等诱发。

三、康复评定

1. 运动功能评定　主要采用MMT、改良版的Ashworth痉挛量表和ROM方法分别评定患者的肌力、肌张力和关节活动度

2. 心功能评定　按照体力活动时自我疲劳感觉、心悸和呼吸困难程度等对心功能进行分级。

3. 呼吸困难与主观疲劳评分(RPE)。

4. 疼痛评定　甲减患者疼痛的评定可采用视觉模拟评分法(VAS)进行评定。患者根据疼痛的强度在相应的位置做标记,根据标记的位置可以直接确定疼痛程度指数。

5. 日常生活活动能力评定（ADL）　ADL 评定采用改良 Barthel 指数评定表进行评定。

6. 精神心理评定　采用汉密顿抑郁量表（HAMD）评定患者的抑郁状况。

四、运动康复

（一）运动康复目标

1. 增强肌肉力量、肌肉耐力和肌肉协调性，保持及恢复关节的活动度，促进运动系统的血液和淋巴循环，使患者能够生活自理，提高生活质量，回归社会。

2. 对于不能实现基本目标的患者，增进患者的自理程度，保持现有功能或延缓功能衰退。

3. 临床基础治疗的基础上，辅以对症治疗，早期介入运动康复。

（二）运动康复方案

甲减患者由于甲状腺功能低下，组织器官新陈代谢水平较低，导致体力差、疲劳、水肿、怕冷、皮肤干燥少汗、嗜睡、记忆力差、智力减退、反应迟钝、轻度贫血、体重增加等。日常全身乏力，懒言少动，所以患者的肌力、肌耐力、关节功能、有氧能力等均较差。为避免体质水平的下降和辅助康复病情，患者应进行适宜的体力活动。但甲减患者运动不应过于激烈，因为高强度运动做功需要消耗人体储备的肝糖原，甲减患者肝脏内无糖原储备。另外，强度偏大，甲状腺会停止 T_3 的分泌，导致病情加重。所以甲减患者须根据医生的指导，参加一些适量的低强度运动。

减少运动做功是甲减患者运动康复的关键，甲减的运动方式应以相对强度较低的散步、呼吸训练、太极拳等为主。

1. 呼吸训练

（1）缩唇呼吸　指的是吸气时用鼻子，呼气时嘴呈缩唇状施加一些阻力，慢慢呼气的方法。

（2）腹式呼吸　目的是使横膈的活动变大，胸锁乳突肌、斜角肌等呼吸辅助肌的活动减少，从而使每次通气量、呼吸效率、动脉氧分压上升，使呼吸频率、分钟通气量减少。

1）仰卧位的腹式呼吸：患者髋关节、膝关节轻度屈曲，全身处于舒适的肢位。患者把一手置于腹部上，另一只置于上胸部，进行缩唇呼吸：吸气时用鼻子，呼气时嘴呈缩唇状施加一些阻力，慢慢呼气。

2）坐位的腹式呼吸：患者坐在床或椅子上足跟着地，脊柱伸展并保持前倾坐位。患者一手置于膝外侧支撑体重，另一手置于腹部，感受横膈的收缩。

3）立位的腹式呼吸：患者用单手扶床栏或扶手支撑体重，上半身取前倾位，进行腹式呼吸。

2. 散步　患者在感觉体能状态较好时可进行较低强度的有氧运动——散步，散步可促进血液循环和淋巴循环，促进新陈代谢，增加能量消耗，有助于防治糖尿病和肥胖症。

散步时要掌握正确的方法：身体直立，臀和腹内收，双肩放松。散步的姿势以自然为主，应为两眼目视前方，肘关节前屈平行置于体侧，双手松握空拳，略抬头挺胸，上体略向前倾与地平面成 85° 左右，双脚交替蹬地，脚掌离地约 10 cm。全身肌肉放松，用轻而略带弹跳的步伐前进，上肢屈肘在身体左右侧平行地自然摆动，呼吸自然。步频一般以每分钟 60~80 步为宜。因甲减患者心率较低，所以一般不用心率监测运动强度，只要患者自我感觉良好，稍有吃力但无呼吸困难即可。患者体力较差，可采用间歇法，即散步—歇息—再散步的方式，总时间一般为 30~50 分钟。

散步时应注意：① 要全身自然放松、步伐从容和缓，不宜匆忙；② 要根据体力循序渐进，量力而行；③ 散步过程中如遇胸部有紧束感、心悸、气促及头晕等情况，要减慢速度，慢慢停止。

另外，甩手、捶背、简易广场舞等锻炼方法，也较适合中老年甲减患者。

3. 注意事项　甲减患者由于缺少甲状腺素，体温偏低，免疫力及抵抗力较差，在清晨和傍晚以及寒冷的季节不宜外出活动，平时注意防寒保暖。应当尽量推迟早起锻炼时间，避免受寒。活动锻炼可促进血液循环和新陈代谢，提高甲减患者的抵抗力和产热量，但要注意避免运动过于剧烈。对于甲减

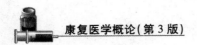

患者,中等以上强度的运动不仅无益于疾病的康复,还可能诱发心血管疾病。

(三) 运动康复效益

1. 恰当的呼吸训练可促进和帮助患者的有氧氧化系统产生热量,通过副交感神经系统进一步诱导机体的自然修复。

2. 低强度的有氧运动(散步)能增强肌肉力量、肌肉耐力和肌肉协调性,保持及恢复关节的活动度,促进运动系统的血液和淋巴循环。

3. 适当的运动既能调节精神、舒畅情怀,有效对抗焦虑和抑郁,对精神、心理有良好的作用,又能调节大脑皮质的功能。

4. 适当的运动能消除肿胀和疼痛,同时还能增进食欲,促进胃肠蠕动,防止便秘的发生。

五、健康教育

1. 饮食指导

(1) 补充适量碘(海带、紫菜,可用碘盐、碘酱油、碘蛋和面包加碘等),但对于甲亢同位素治疗后的甲减,TRAb 阳性,就须忌用碘;桥本甲状腺炎患者在服用高碘食品后会出现抗体的增多,不忌碘,但也不鼓励多吃。忌用生甲状腺肿物质(如卷心菜、白菜、油菜、木薯、核桃等)。

(2) 供给足量蛋白质(蛋类、乳类、各种肉类、鱼类以及各种豆制品等植物蛋白)和丰富的维生素。

(3) 限制脂肪和富含胆固醇食物摄入,多吃含纤维素高的食物。

2. 积极进行自我运动锻炼 缺乏体力活动会导致患者肌肉萎缩、体力下降、心肺有氧耐力水平下降,所以在病情好转时要进行适当的体力活动,但应避免强度过大,呼吸训练、散步、太极拳等是较好的运动锻炼方式。

3. 生活规律,注意休息,日常注意防寒保暖 患者应学会合理安排生活,避免过度疲劳、过度紧张和过大压力;注意休息,保证睡眠质量,避免受凉。

4. 正确用药 遵医嘱坚持服药,定期到医院复查。

(高凤明)

【复习思考题】

1. 名词解释:糖尿病、肥胖症。

2. 简述糖尿病的运动疗法。

3. 简述肥胖程度的评定方法,肥胖症的康复治疗原则。

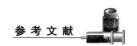

参 考 文 献

［1］南登崑.康复医学［M］.北京:人民卫生出版社,2008.

［2］姜贵云.康复护理学［M］.北京:北京大学医学出版社,2009.

［3］王宁华.康复医学概论［M］.北京:人民卫生出版社,2008.

［4］王俊华.康复医学概论［M］.北京:人民卫生出版社,2010.

［5］叶超群.康复医学概论［M］.北京:北京体育大学出版社,2010.

［6］关骅.临床康复学［M］.北京:华夏出版社,2005.

［7］周士枋.运动学［M］.北京:华夏出版社,2005.

［8］章稼.康复功能评定［M］.北京:人民卫生出版社,2009.

［9］章稼.运动治疗技术［M］.北京:人民卫生出版社,2010.

［10］燕铁斌.物理治疗学［M］.北京:人民卫生出版社,2008.

［11］朱红华.康复心理学［M］.上海:复旦大学出版社,2009.

［12］李胜利.语言治疗学［M］.北京:人民卫生出版社,2008.

［13］申惠鹏.中医学基础［M］.北京:科学出版社,2008.

［14］何成奇.康复医学［M］.北京:人民卫生出版社,2010.

［15］舒彬.创伤康复学［M］.北京:人民卫生出版社,2010.

［16］励建安.康复医学［M］.北京:科学出版社,2008.

［17］American College of Sports Medicine.ACSMs Guideline for exercise testing and prescription［M］.6th Ed.Philadelphia:Lippinott Williams & Wilkions,2000:145-149.

［18］谭思洁,杨风英.冠心病患者康复Ⅲ期运动处方的研制及效果观察［J］.中国康复医学杂志,2008,23(2):150-152.

［19］袁道英.糖尿病患者运动处方的制订与实施[J].社区医学杂志,2008,6(4):58-59.

［20］陈朝晖,张梅.糖尿病运动疗法的机制研究进展[J].中医药临床杂志,2010,22(6):280-283.

［21］李奕.2型糖尿病力量运动处方研究进展[J].江汉大学学报(自然科学版),2010,38(3):86-90.

［22］张净,闫汝蕴.COPD患者肺康复运动处方研究进展[J].中国康复医学杂志,2010,25(12):1220-1224.